Gilles Diederichs

UN AÑO SIN ESTRÉS

Actividades para relajarte
y sentirte mejor

**PALM BEACH COUNTY
LIBRARY SYSTEM**
3650 Summit Boulevard
West Palm Beach, FL 33406-4198

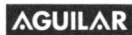

Introducción

Un *año sin estrés* es un cuaderno de actividades que combina arteterapia y *autocoaching* de bienestar: 52 sesiones muy sencillas, lúdicas y eficaces, que te ayudarán a organizar momentos de desarrollo personal distribuidos a lo largo del año y te permitirán afianzar progresivamente conocimientos prácticos aplicables a todos los acontecimientos de la vida cotidiana, o preverlos y poder así actuar y reaccionar. También podrás relajarte haciendo un mandala, aliviar las tensiones musculares gracias al coaching-yoga y al automasaje, incidir en los estados de ánimo mediante la luminoterapia y las influencias positivas de los diferentes minerales, o quizá optes por actuar en el terreno alimentario probando recetas dietéticas y tisanas apropiadas para la noche, o incluso por descansar aplicándote en la cara una crema que hayas preparado tú mismo. El abanico de posibilidades es muy amplio y creativo, y te permite establecer rápidamente tus propios programas según lo que más te apetezca.

◎ **Arteterapia:** es una manera muy sencilla de expulsar las tensiones mentales y emocionales fuera del cuerpo gracias a un proceso creativo. Es, pues, un medio excelente para asentar las bases del desarrollo personal y ampliarlas, utilizando diversas formas artísticas al alcance de todos.

◎ **Autocoaching bienestar:** consiste en gestionar en la vida cotidiana los recursos propios y aprendidos, con la vista puesta en la realización de uno mismo y la apertura al mundo.

Cada sesión propuesta representa una posible semana de actividades. Todas están concebidas como un momento de ocio, con su dosis de descubrimientos en arteterapia y sus partes de *coaching* progresivo. No se impone nada: si quieres, puedes empezar por la mitad del libro; lo importante es anclar con regularidad en el fondo del cerebro esas nuevas maneras de hacer, de descubrir, de utilizar. El cerebro construye nuevas cadenas neuronales cuando lo enriqueces mediante la regularidad y la repetición. Eso es lo que produce el «reflejo natural bienestar» en respuesta a situaciones delicadas de gestionar en la vida cotidiana. La única sesión indispensable es la primera, y hay que practicarla a fondo al principio, pues contiene los «mecanismos» básicos, el hilo conductor que debe seguirse y que se repetirá en todas las sesiones a fin de reforzar su impacto. Hay dos conjuntos de actividades de esta primera sesión que deben incluirse en el resto de las semanas: *Mi momento antiestrés* y *Mi camino del bienestar*.

Cuatro de estas 52 semanas se centran especialmente en las actividades solidarias. El hecho de tomar iniciativas con los demás y dirigidas a los demás te provocará sensaciones que favorecerán tu sosiego emocional y mental; dar y compartir te libera de los miedos del mundo y del estrés provocado por la soledad y el aislamiento. La semana 52 está dedicada a un test de nivel de estrés: utilízalo regularmente para saber en qué punto te encuentras y cómo actuar para perfeccionar el equilibrio alcanzado.

El estrés: ¿aliado o enemigo?

El estrés es natural, pues consiste en un conjunto de reacciones corporales y psicológicas frente a situaciones que pueden ser de impacto «agradable» o muy difíciles de

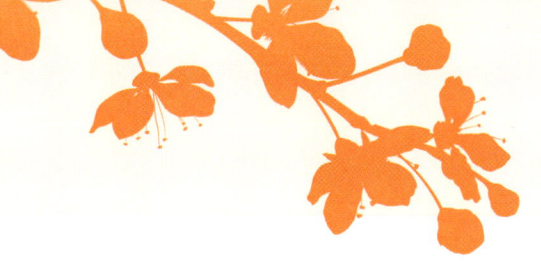

gestionar. Se vuelve «oxidante» cuando lo padecemos con regularidad (el estrés llamado «crónico»). Cuando no aportamos respuestas que reduzcan sus consecuencias o ayuden a eliminarlo, dejamos la puerta abierta a secuelas que luego resultan difíciles de eliminar (insomnio, *burn out*). Olvida la noción de estrés positivo o negativo: ¡un estrés causado por la competitividad puede volverse dinamizador y motivador si a uno le gustan los retos, y angustioso cuando los resultados no son los esperados!

Es preciso comprender que no todos nos comportamos igual ante el estrés y que lo importante es conocer los propios límites y desarrollar los campos de acción de cada uno y de cómo reaccionamos frente a él. La buena noticia es que eres TÚ quien crea esa reacción de estrés y nadie más, así que forzosamente estás en condiciones de transformarlo en caja de herramientas creativa y, por consiguiente, en virtudes que alimenten tu desarrollo personal. ¡Para lo cual, la combinación arteterapia y autocoaching bienestar es perfecta!

El desarrollo de una sesión

Se avanza a lo largo de cuatro grandes etapas.

1. Mi momento antiestrés: un momento basado en la relajación mental y en el equilibrio emocional gracias a actividades creativas originales descritas mediante sencillos esquemas. Te iniciarás en la creación de una pelota antiestrés, en el estudio de las propiedades de los minerales, en el ejercicio muscular e incluso en el taller de escritura o de reflexión poética.

2. Mi momento arteterapia: un momento centrado en la expresión creativa, en el que (re)descubrirás el placer de colorear, hacer *collages,* pintar..., con objeto de reducir y expulsar el estrés mediante un proceso artístico. Te aconsejamos fotocopiar o escanear los dibujos para poder reutilizarlos cuando lo desees. ¡Los trucos de salud propuestos son para integrarlos también en la actividad!

3. Mi camino del bienestar: un camino paso a paso compuesto de ejercicios sencillos (yoga, automasaje, respiración) que podrás distribuir a lo largo del día, desde la mañana hasta la noche. Es, asimismo, la caja de herramientas «acción-reacción» que necesitarás en casa o en tu lugar de trabajo.

4. Mi espacio cocooning: ¡es el momento taller de vida! Aprende a mimarte con cremas, a crear mezclas de tisanas relajantes, recetas culinarias antiestrés..., ¡a apreciar la fabulosa riqueza que pone a nuestra disposición la madre naturaleza!

Expresa y practica sin ningún tipo de inhibición quién eres realmente.

«Todos los hombres piensan que la felicidad reside en la cima de la montaña, mientras que se encuentra en la forma de subirla.»
Confucio

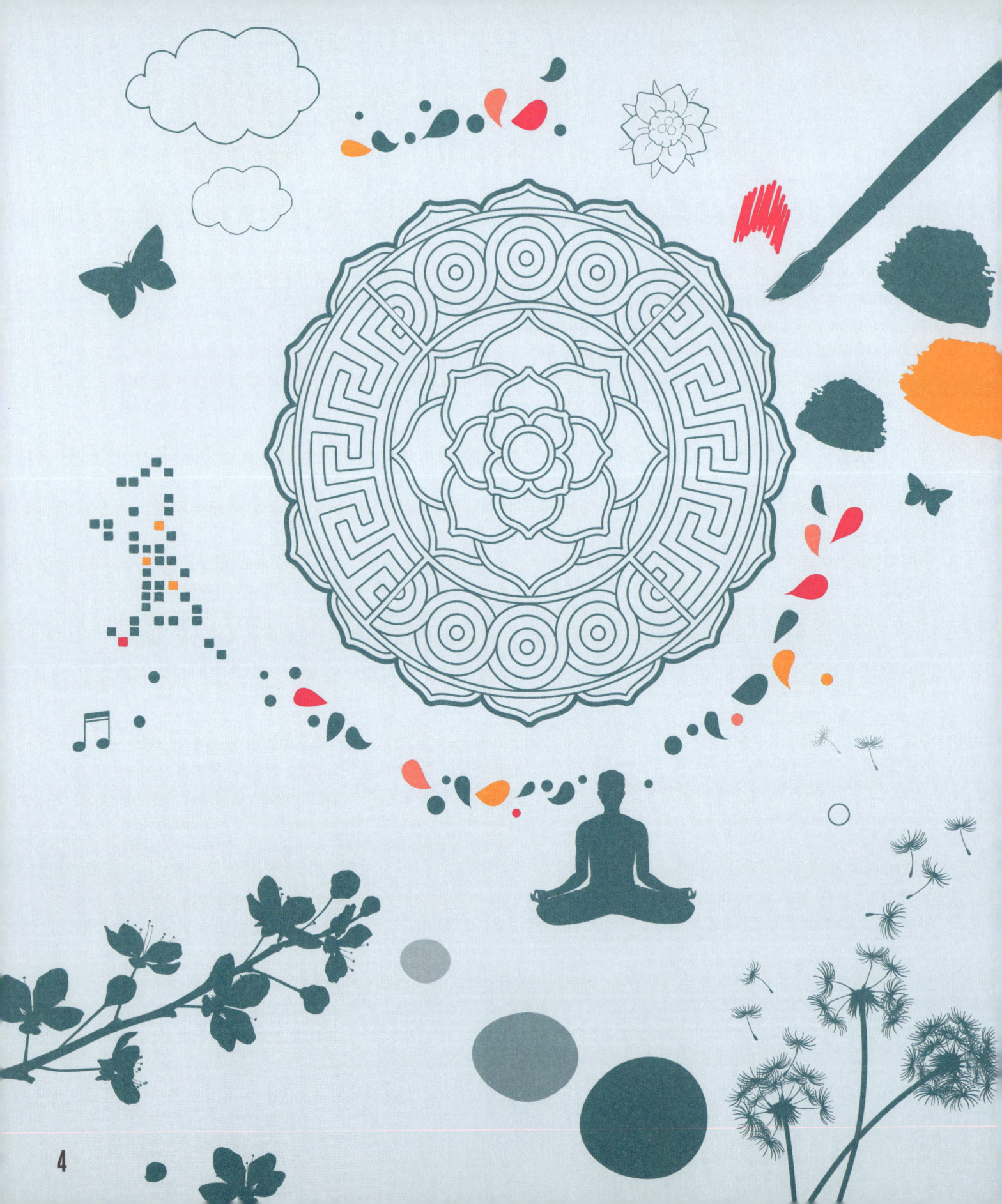

Índice

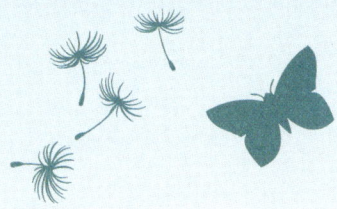
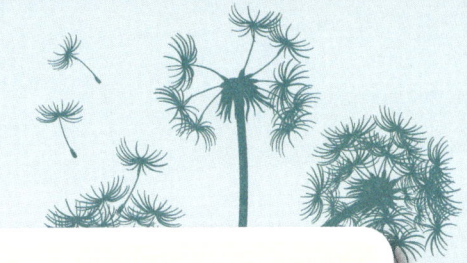

Semana 1 4	Semana 33 129
Semana 2 8	Semana 34 133
Semana 3 12	Semana 35 137
Semana 4 16	Semana 36 141
Semana 5 20	Semana 37 145
Semana 6 24	Semana 38 149
Semana 7 28	Semana 39 153
Semana 8 32	Semana 40 157
Semana 9 36	Semana 41 161
Semana 10 40	Semana 42 164
Semana 11 44	Semana 43 168
Semana 12 47	Semana 44 172
Semana 13 51	Semana 45 176
Semana 14 55	Semana 46 180
Semana 15 59	Semana 47 184
Semana 16 63	Semana 48 188
Semana 17 67	Semana 49 192
Semana 18 71	Semana 50 196
Semana 19 75	Semana 51 200
Semana 20 79	Semana 52 204
Semana 21 83	
Semana 22 86	
Semana 23 90	
Semana 24 94	
Semana 25 98	
Semana 26 102	
Semana 27 106	
Semana 28 110	
Semana 29 114	
Semana 30 118	
Semana 31 122	
Semana 32 125	

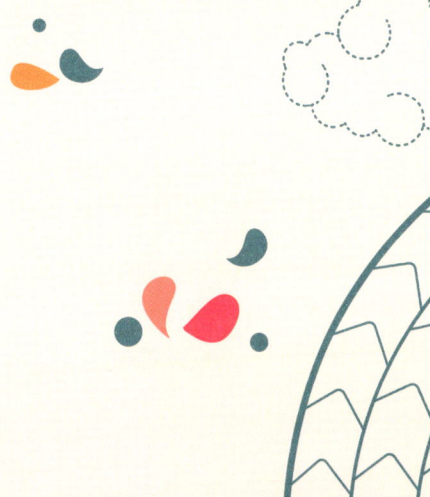

SEMANA 1 — Mi momento antiestrés

Tus objetivos de la semana

Escribe dos objetivos antiestrés fácilmente realizables y un tercero que te exija actuar de manera progresiva.

1. ....
2. ....
3. ....

◎ Comprométete mentalmente a llevar esas decisiones a la práctica y a hacer balance durante el fin de semana.

◎ Analiza sin juzgarte, considera tu actitud de forma positiva. Estos objetivos pueden ser reconducidos a fin de alcanzarlos del todo la semana siguiente.

La coherencia cardíaca

◎ Inspirar acelera el corazón, espirar lo ralentiza; en el adulto, la frecuencia respiratoria está comprendida entre 4 y 7 ciclos por minuto. Aquí, vas a intentar situarte en 6 ciclos por minuto para empezar, a fin de actuar en la respiración con plena conciencia y encontrar una armonía suave. Poco a poco hallarás tu frecuencia exacta, la de tu equilibrio, entre 4 y 7 ciclos.

◎ La respiración es abdominal: inspira por la nariz durante 5 segundos y espira por la boca otros 5 segundos. La actividad dura 5 minutos; practícala por la mañana, después de comer y por la noche. Alarga o acorta la duración del ciclo, pero siempre a partes iguales: tiempo de inspiración = tiempo de espiración.

Pelota antiestrés

◎ Empieza por hacer una pelota antiestrés: coge un globo, llénalo de arroz con ayuda de un embudo y ciérralo haciendo un nudo.

◎ Corta el extremo de otro globo y envuelve con él el primero para protegerlo. Coge esta pelota antiestrés con la palma de la mano abierta.

◎ Inspira por la nariz concentrándote en la acción de apretar la pelota y espira lentamente por la boca (con los labios fruncidos) aflojando la presión de la mano.

◎ Haz este ejercicio durante 1 minuto y cambia de mano. Repítelo 7 veces al día.

Relajación de la cascada

◎ Prepara los lápices de colores junto a este cuaderno. Pon las manos con las palmas apoyadas en la mesa. Respira pausadamente. Vas a dibujar en esta página el perfil de una cascada. Despacio, sin ninguna tensión mental, deja que tu mano elija un color y empieza a hacer trazos solo de arriba abajo.

◎ Intenta apretar lo menos posible, utiliza tantos colores como quieras y, sobre todo, siente cómo el agua que fluye te relaja.

◎ ¡Termina con mariposas que echan a volar, símbolo de la ligereza recuperada!

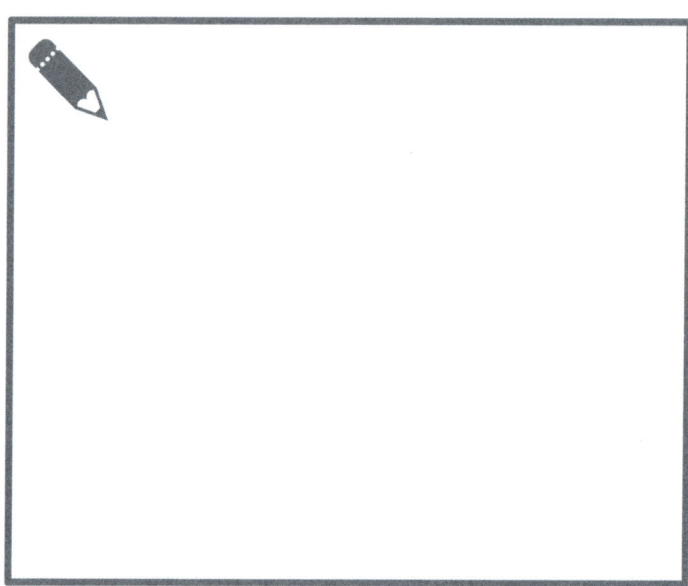

IMPORTANTE: HABRÁ QUE REPETIR Y PRACTICAR ESTAS CUATRO ACTIVIDADES TODAS LAS SEMANAS, ADEMÁS DE LAS PROPUESTAS EN CADA UNA DE ELLAS.

Mi momento arteterapia

✏️ Mandala de relajación

◎ Empieza por el centro y avanza, de motivo en motivo, hacia el exterior.
◎ Elige preferentemente colores cálidos: rojo, naranja, amarillo... No sobrepases los límites del dibujo.
◎ Respira despacio y ve relajándote poco a poco; deja que tus pensamientos se clarifiquen...

◎ Escribe lo que sientes relacionado con las emociones, los sentimientos:

....
....
....
....
....
....
....
....
....
....
....
....
....
....
....
....

Medita sobre esta frase:
No hay árbol que el viento no haya sacudido.
Proverbio hindú

Truco coaching

Masajea con los dedos la línea que va del plexo solar al inicio del cuello. Aprieta y afloja mientras avanzas para que los beneficios de esos instantes se asienten en tu cuerpo.

Mi camino del bienestar

Todas las mañanas, repite mentalmente al tiempo que haces los movimientos: me levanto de la cama poniéndome primero de lado, apoyo bien las bóvedas plantares en el suelo, elevo las manos hacia el techo inspirando por la nariz, espiro por la boca con los labios fruncidos al tiempo que inclino el torso hacia delante y coloco las manos sobre las rodillas (hazlo 3 veces). Sonríe mientras piensas: «¡Hoy será un día magnífico!» Levántate y da diez saltitos sin desplazarte, moviendo los brazos caídos a ambos costados del cuerpo. ¡Eres positivo!

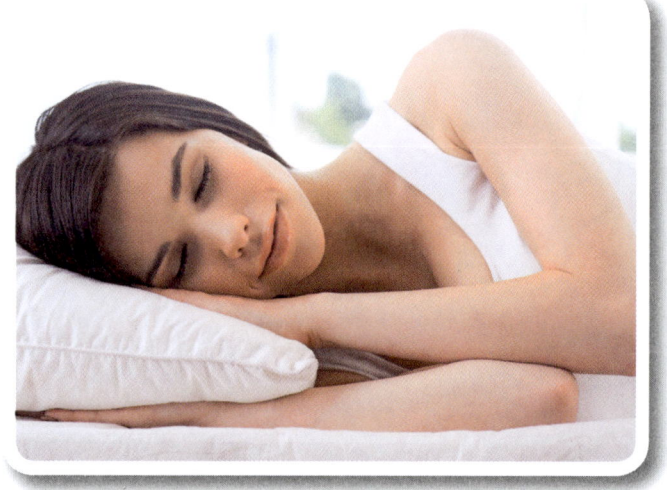

La distensión inmediata de la mañana

◎ Junta las palmas de las manos una contra otra (en posición de oración), inspira por la nariz separando los codos (mantén solo las yemas de los diez dedos en contacto) y espira muy lentamente apretando con fuerza las palmas de las manos (como si quisieras aplastar un libro). Repítelo 3 veces como método preventivo o curativo. Mantén la espalda bien erguida.

La relajación exprés de la tarde

◎ Con los codos apoyados en la mesa, masajéate las sienes con los dedos en un movimiento circular, al tiempo que inspiras y espiras profundamente.

◎ Cierra los ojos y siente cómo en cada ciclo respiratorio te invade la calma y el sosiego. Para ello, centra la atención en el diafragma que se distiende y libera los intestinos de todo signo de tensión.

◎ Sacude las manos y regresa a tus actividades.

Bajo la ducha

◎ Con el chorro de agua tibia sobre la cabeza, parte del centro del cráneo y dirige el agua hacia los lados. Después vuelve al centro, como si te peinaras, e insiste sobre todo en el plexo solar y cardíaco trazando pequeños círculos, al tiempo que respiras despacio.

La compuerta del inicio del día

◎ Mientras caminas o vas en transporte público, decides mentalmente cerrar la puerta de tu vida privada. Visualiza cómo se cierra la puerta de tu casa y piensa con convicción: «¡Mi vida privada no debe intervenir en mi espacio profesional!».

Es importante crear una compuerta, dejar momentáneamente a un lado la vida privada para evitar que colisione con la vida profesional y, sobre todo, que se «mezcle» con tus otros centros de acción.

Mi espacio cocooning

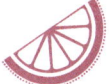 ## Recetas de la semana

Entrante

◎ Tritura con la batidora 300 g de remolacha, 100 g de queso de oveja (tipo feta) y medio aguacate. Aliña la mezcla con vinagre balsámico y cebollino o perifollo.
◎ Sírvelo fresco.

Plato vegetariano

◎ Extiende y pincha con un tenedor una lámina de masa brisa en un molde de tarta. Precalienta el horno a 180 °C (termostato 6).
◎ Extiende queso de cabra sobre la masa.
◎ Pica 3 higos en trocitos pequeños y distribúyelos sobre el queso. Espolvorea con canela.
◎ Corta 3 calabacines en láminas finas y ponlas encima formando varias capas.
◎ Cuece en el horno 30 minutos.

Postre

◎ Mezcla 250 g de mascarpone con 200 g de queso fresco y 200 g de compota de manzana, añade canela, azúcar glas y azúcar vainillado.
◎ Corta 2 manzanas grandes en daditos, mézclalas con un poco de zumo de limón y 150 g de compota de manzana, y desmigaja por encima unas galletas tipo Spéculoos.
◎ Llena unos vasitos y métalos en el frigorífico como mínimo una hora antes de servir.

 ## Mi crema de belleza

Receta de mascarilla natural para limpiar la piel del rostro

◎ Disuelve en un vaso 25 g de levadura con un poco de agua.
◎ Déjala 30 minutos en un lugar caliente para que se hinche. Luego añade una cucharada de miel líquida, otra de arcilla verde y medio yogur natural.
◎ Mézclalo todo y aplica la mascarilla sobre el rostro con los dedos.
◎ Túmbate para que las facciones se distiendan.
◎ Déjatela puesta unos 10 minutos, retírala con agua templada y aplica agua de rosas en la piel para cerrar los poros.

 ## Mi tisana fría para una buena circulación

◎ Echa 3 cucharadas de la siguiente mezcla: 2/3 de vino tinto + 1/3 de hojas de menta en 1 litro de agua hirviendo.
◎ Deja en infusión 5 minutos y cuela.
◎ Añade una cucharadita de miel y 3 gotas de aceite esencial de limón. Hay que beberlo bien fresco.

No olvides las manzanas. Después de una tisana, incrementan los efectos de esta; antes de las comidas, favorecen la digestión (pectina). Un 85 % de la manzana es jugo y su aporte calórico es muy bajo.

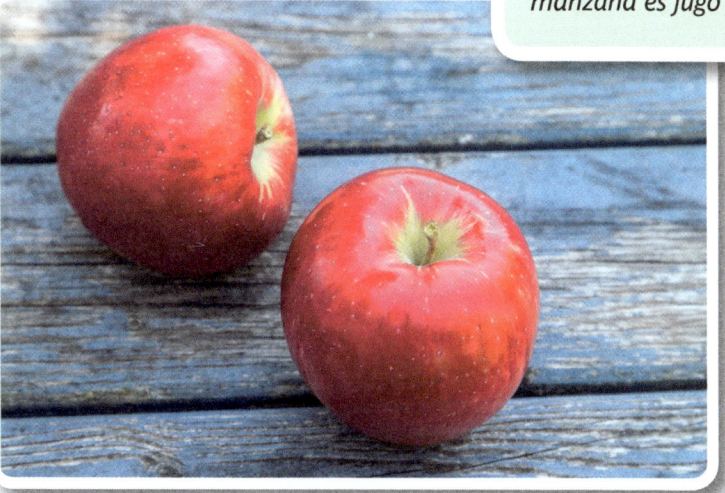

SEMANA 2 — Mi momento antiestrés

La base de la meditación

◎ La meditación es el arte de saber estar presente en todo momento. Parece fácil, pero solo suspendiendo nuestra noción de tiempo nos damos cuenta de la frecuencia con que los pensamientos nos invaden, del enorme espacio que ocupan y de hasta qué punto se interponen en el camino de la sencillez. El autocondicionamiento, debido entre otras cosas a la educación y al entorno sociocultural en el que vivimos, hace que la mayor parte del tiempo el cerebro influya en nuestro comportamiento y reaccione en función de esquemas difíciles de desmontar y eliminar debido a nuestra gran dependencia de ellos.

Aquí tienes un primer acercamiento a la meditación; dedícale, si es posible, 10 minutos al día a fin de clarificar y disminuir el flujo de pensamientos parásitos (los que no son realmente necesarios). Por supuesto, un lugar tranquilo es ideal para empezar. Más adelante, utiliza esta técnica en tu vida cotidiana para estar bien presente en todo lo que vivas. A lo largo del libro, te ofreceremos más clases de meditación.

◎ Ponte en una postura cómoda que te permita mantener la espalda erguida, pero relajada. Empieza dejando que la mirada recorra el suelo sin fijarte en nada en particular. Eso obliga a la agudeza visual a relajarse; es una manera de distender el sistema visual.

◎ Al cabo de un momento, efectúa varias rotaciones lentas en un sentido con los dos ojos a la vez, relájate y haz lo mismo en el otro sentido.

◎ A continuación, deja que la mirada se pose en el suelo; lo hará por sí sola fijándose en un sitio preciso, libremente...

◎ Centra la atención en el aire que entra y sale por tu nariz. No te contraigas cuando sientas una tensión física o que un pensamiento te perturba; vuelve a centrarte en el aire que va y viene. Establece un código, por ejemplo un pestañeo, que te devuelva de inmediato a la concentración. Baja la mirada de nuevo, respira profundamente, afloja el cuello... No dudes en rectificar la postura si notas dolor en la espalda o en las rodillas. Prueba primero con 3 minutos, luego con 5, luego con 7, etc.

Al principio, este ejercicio puede vivirse como un esfuerzo, ¡pero debes recuperar el control de tu cerebro! La meditación hará que disminuyan los pensamientos molestos, a la vez que te permitirá distanciarte de las emociones y engrasar los mecanismos mentales. Entonces, el espacio de la libertad interior se abrirá, los momentos de calma y serenidad se multiplicarán... Para ello, centrarte en la respiración es tu primer hito.

> En el momento de la meditación, no prestes atención a los ruidos que te rodean, al sol que juguetea en los cristales... Piensa únicamente en el ciclo respiratorio. ¡Acuérdate también de realizar esta pausa «concentración y distanciamiento» en el trabajo!

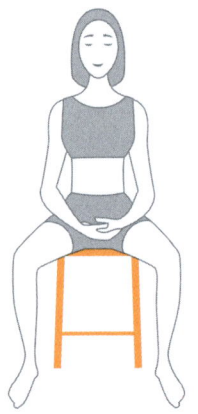
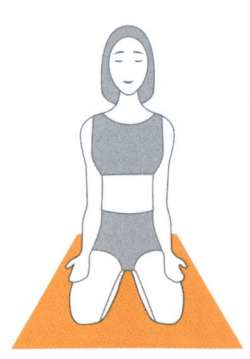
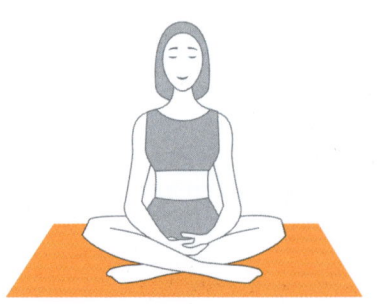
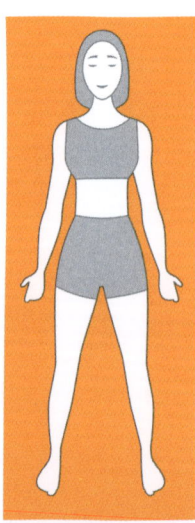

Mi momento arteterapia

✏️ Mandala de concentración

◎ Empieza por el exterior del círculo y continúa hacia el interior, coloreando bien cada círculo antes de pasar al siguiente. Ve de los colores cálidos (rojo, naranja, amarillo) a los fríos (verde, azul, violeta).

◎ No estés en tensión, mantente relajado. Para conseguirlo, respira profundamente y con fluidez.

◎ Escribe las actividades que te gustaría realizar para tomar conciencia de tu día a día:

....
....
....
....
....
....
....
....
....
....
....
....

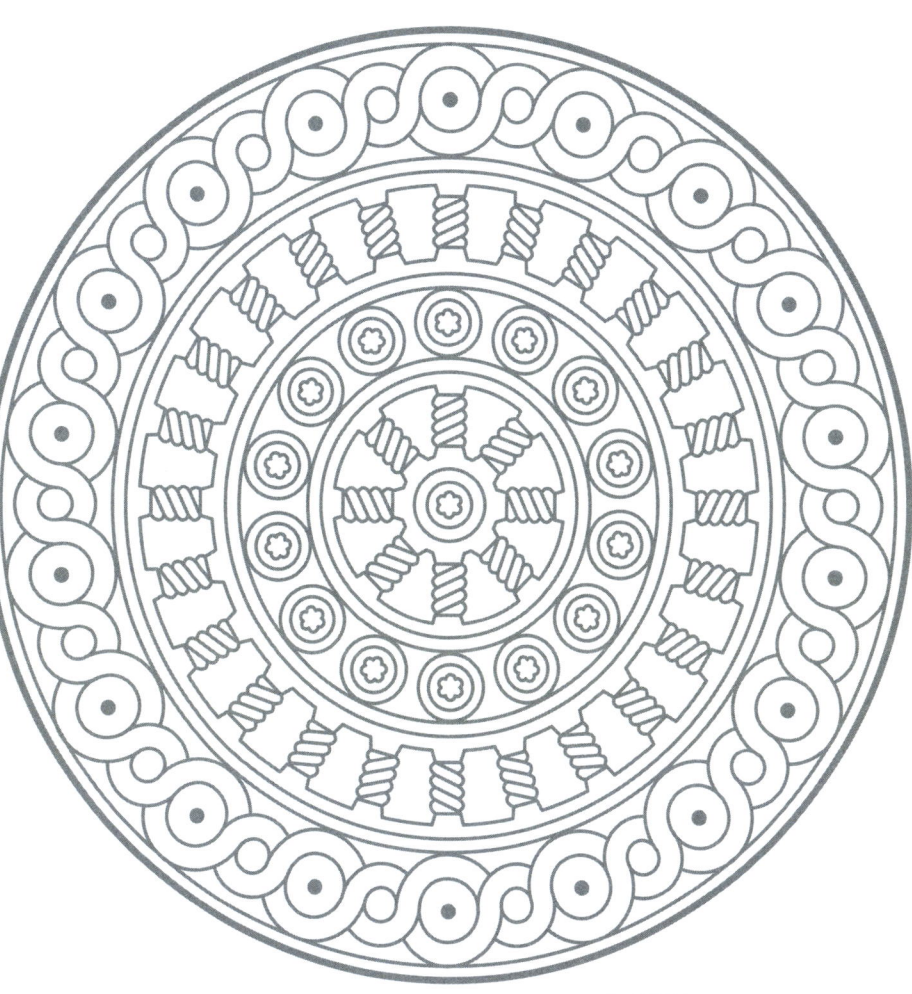

Medita sobre esta frase:
Las tierras sagradas habitan nuestros corazones.
Díaz Terrones, México

Truco de salud

Masajéate el centro de la frente trazando círculos con el dedo índice; luego, el cuero cabelludo hacia atrás, al tiempo que presionas con los cinco dedos todo el cráneo. Tu concentración mejorará. ¡Hazlo suavemente, pero con firmeza!

Mi camino del bienestar

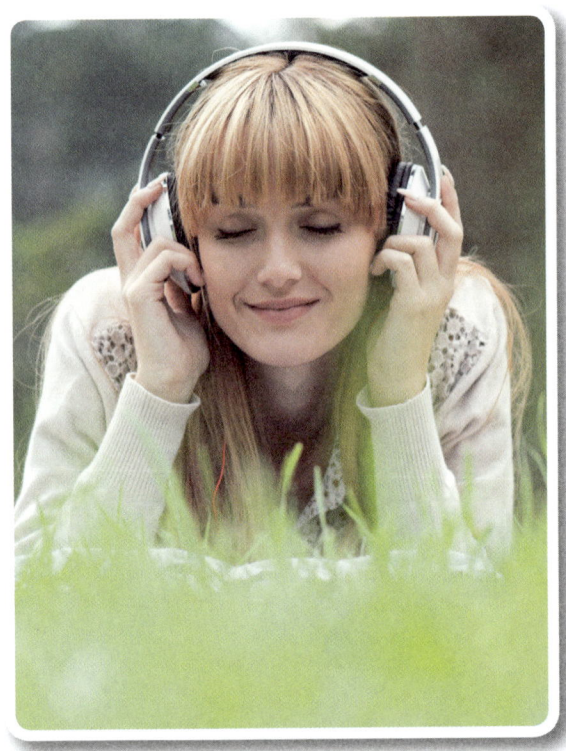

Pausa musicoterapia de la mañana

◎ Utilizando una grabadora, un lector de MP3, un Smartphone, un PC o un Mac, acostúmbrate a relajarte con un montaje de tres músicas:

La primera, bastante dinámica, es decir, con cierto ritmo, agradable y ruidosa. Es la que representa la actividad cotidiana.

La segunda, suave, más larga, que te lleve a relajarte o a evadirte. Es el momento cocooning sonoro.

La tercera, más corta, alegre, positiva, es tu regreso a lo cotidiano, ¡con la mente puesta en la pesca y el sol!

Pausa antiestrés de la tarde

◎ Échate una gota de aceite esencial de lavanda en el hueco de una mano y frota las palmas para extenderlo. Luego cierra los ojos y cúbrete la cara con las manos. Sumérgete en esa fragancia y deja que tu mente se ausente de lo cotidiano. Déjate llevar siguiendo esta cadencia: «inspiro, relajo la mente, espiro, dejo que el nerviosismo abandone todo mi ser». Imagina paisajes espaciosos y llenos de luz.

◎ Frota de nuevo las manos, abre los ojos, masajéate el cuello y el escote, y vuelve al presente en armonía contigo mismo.

Bajo la ducha por la mañana

◎ A fin de limpiar bien la zona intestinal, con frecuencia responsable de las deficiencias inmunitarias, además de portadora de emociones como la ansiedad, vas a utilizar el agua de la ducha para darte un masaje. Traza círculos con el chorro de agua templada sobre un triángulo que va del hígado hacia el bazo y luego bajo el ombligo, durante al menos 1 minuto.

◎ En un segundo paso, parte del plexo solar y desciende hacia el centro pélvico. Repite el recorrido en el mismo sentido durante al menos 1 minuto.

Pausa para dormir

◎ Tumbado en la cama, medita centrándote en la respiración y abandónate al sueño, sin oponer resistencia.

También puedes preparar un frasquito de aceite de almendras dulces con cinco gotas de aceite esencial de lavanda. Es una excelente mezcla para darte un masaje calmante que te relajará. El aceite de ravensara es más apropiado para prevenir la gripe y las anginas.

Mi espacio cocooning

La monodieta

◎ Es recomendable dar un descanso al cuerpo una vez a la semana con una monodieta. El principio de esta consiste en comer durante un día un solo tipo de alimento. Eso permite descansar a todo el aparato digestivo.

◎ Puede ser un día dedicado a la fruta (en el que solo comes fruta), a las verduras, a las manzanas (manzanas a voluntad, asadas, crudas, en compota). ¡Evita a toda costa los días dedicados a las proteínas o a las patatas!

◎ Acuérdate de beber, pero evita todos los excitantes (café, té). Si es posible, programa esta monodieta un día de descanso en el que puedas leer, ver un DVD, pasear...

El alegre frescor de la mañana

◎ Una vez a la semana, por la mañana, chafa una fruta tipo fresa o kiwi para cepillarte los dientes. La acidez de la fruta limpiará el esmalte y refrescará de forma natural la boca; después date una pasada con dentífrico y enjuágate bien. Así aportas una sonrisa luminosa y alegre a la mañana.

Un pequeño piscolabis dinámico

◎ Pasa unas almendras y unas avellanas por la batidora sin que queden trituradas del todo, añade unas pasas previamente sumergidas en agua durante unas horas.

◎ Mézclalo con pan de dátiles o de higos y haz bolitas para comerlas a media mañana o a media tarde, sin abusar (¡es muy calórico!).

Cuidarse las uñas

◎ Prepara una infusión de eneldo muy cargada y sumerge en ella los dedos como mínimo 10 minutos, moviéndolos despacio.

◎ Luego masajéate las uñas una a una con un poco de aceite de oliva o de almendras para nutrirlas y darles flexibilidad. Aprovecha para masajear también las yemas de los dedos.

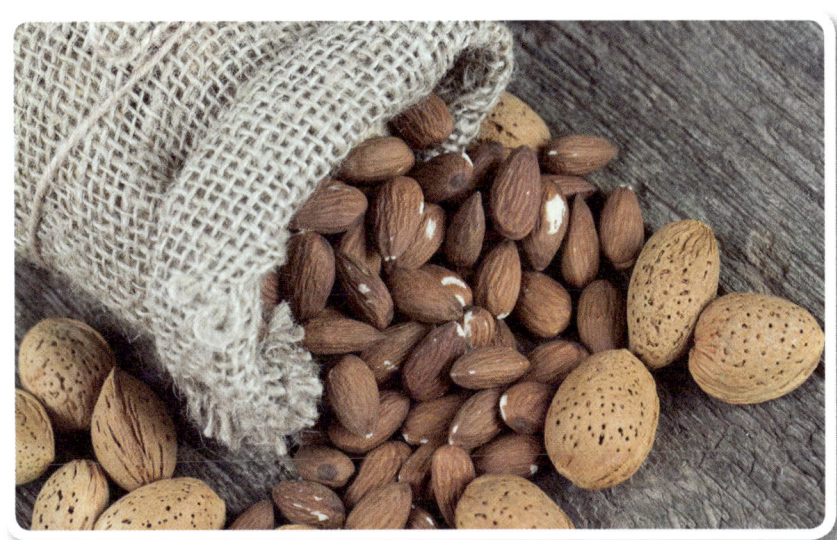

¡NO DUDES EN DAR UN DESCANSO AL CUERPO CON UNA MONODIETA A LA SEMANA!

SEMANA 3 — Mi momento antiestrés

La motricidad se trabaja a todas las edades. ¿Por qué? ¡Pues porque la vida actual nos obliga a hacer decenas de gestos contradictorios! Doblamos la cabeza hacia un lado para sujetar el móvil entre esta y el hombro, mientras nos inclinamos hacia delante para buscar algo en el bolso, etc. Para conservar la flexibilidad y distender toda la parte inferior del cuerpo, te ofrecemos a continuación un pequeño ejercicio que te hará tomar conciencia de que mantener una postura correcta permite ahorrar mucha energía y evita que se cree estrés. Se puede practicar en casa o en el trabajo, de pie o sentado.

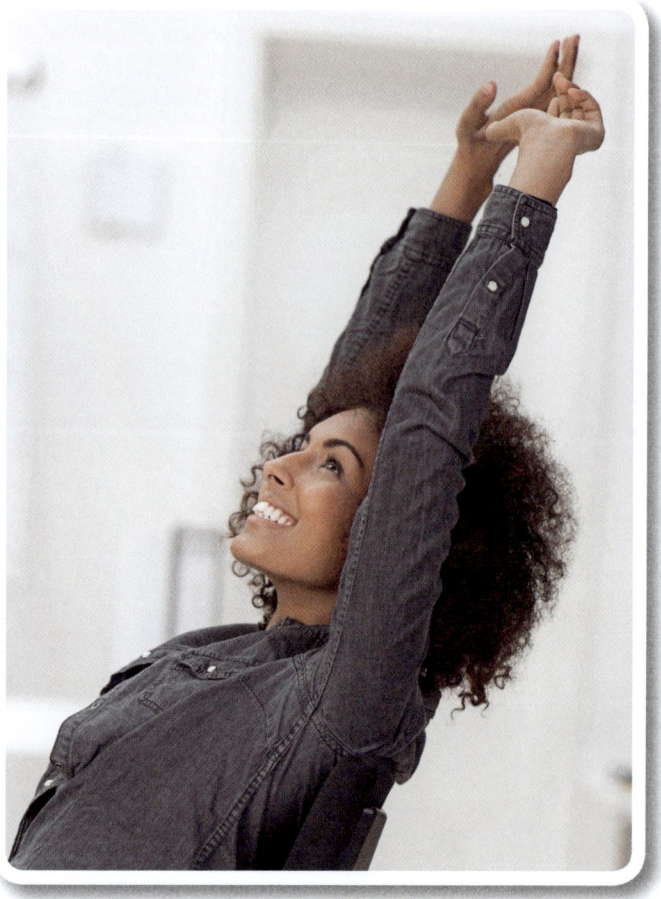

- Levanta un pie y traza círculos con él primero en un sentido y luego en el opuesto, centrándote en el movimiento del tobillo. Haz lo mismo con el otro pie.

- Levanta una rodilla, traza círculos con toda la parte inferior de la pierna en ambos sentidos. Haz lo mismo con la otra rodilla.

- Apoya las manos en las caderas, levanta la rodilla derecha, abre toda la pelvis dirigiendo la rodilla hacia la derecha y traza círculos con la rodilla para hacer girar bien la cadera. Luego, haz lo mismo con la pierna izquierda.

- Con las manos también en las caderas, inspira y espira desplazando suavemente la pelvis hacia la derecha. Vuelve al centro al tiempo que inspiras y espiras dirigiendo la pelvis hacia la izquierda. Vuelve al centro inspirando y espira empujando la pelvis hacia delante. Inspira mientras vuelves al centro y espira arqueando ligeramente la pelvis hacia atrás.

- Vuelve al centro y empieza a trazar círculos en un sentido con la pelvis, lentamente, sintiendo que se suelta, que adquiere flexibilidad. Luego traza círculos en el sentido opuesto.

- Alarga los brazos entrelazados hacia el techo para estirar bien la columna vertebral y respira unos instantes mientras te relajas.

¡HAZ ESTOS EJERCICIOS A DIARIO! PIENSA QUE EL CUERPO TE LOS RECLAMARÁ DE MANERA MECÁNICA.

Mi momento arteterapia

✏️ Mandala de liberación emocional

◎ Aprovecha este mandala para expulsar los pensamientos tristes o malhumores recurrentes. Ante todo, escanéalo para poder volver a utilizarlo más adelante. Después, empieza por el centro del mandala utilizando los colores marrón, negro y rojo.

◎ No dudes en trazar rayas, hacer punteados, etc. Avanza hacia el exterior utilizando primero colores relajantes (verde, azul, violeta...) y luego haz una alegre mezcla (naranja, amarillo, turquesa, rosa...).

◎ Escribe en unas líneas qué tipo de armonía te gustaría alcanzar en la vida cotidiana:

Truco coaching

Durante una semana, intenta hacer todos los días este mandala con la misma idea de progresión, pero respetando el estado de ánimo del momento; así avanzarás eficazmente en aligerar el peso de las emociones. Cada vez que cambies de color, inspira y espira profundamente durante unos instantes relajando bien la espalda.

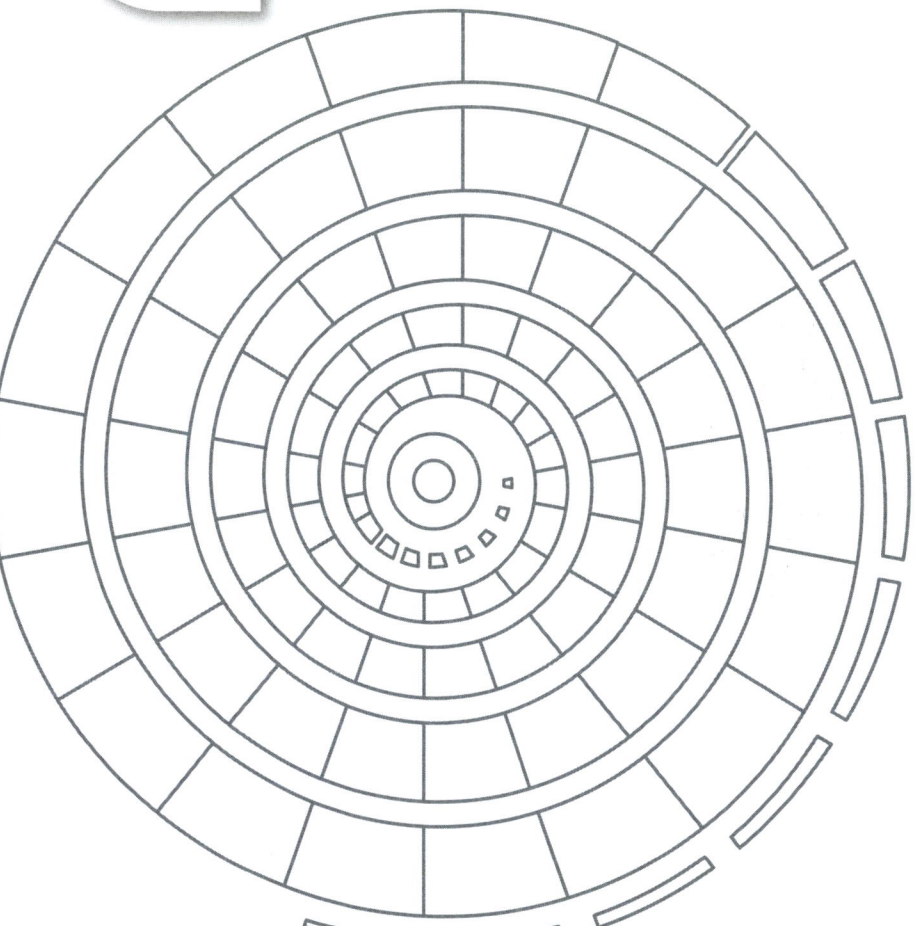

Mi camino del bienestar

Por la mañana bajo la ducha

◎ Con el chorro de agua templada, traza círculos en espiral sobre cada uno de los riñones y justo encima, sobre las glándulas suprarrenales, a fin de estimular bien la energía (para mayor facilidad, inclínate hacia delante).
◎ Termina en el centro cardíaco, a la altura del pecho: el eje corazón-riñones es primordial.

Por la mañana, me conecto conmigo mismo

◎ Sentado en el transporte público o en el trabajo, junta las yemas de los diez dedos unas contra otras y presiona primero los meñiques inspirando y espirando por la nariz, luego los anulares sin dejar de respirar hondo por la nariz; continúa hasta llegar a los pulgares y haz el camino inverso hasta los meñiques.
◎ Repite el ejercicio 2 veces. Así trabajas directamente sobre la distensión y el equilibrio eléctrico en el cerebro.

Por la tarde, me concentro

◎ Dibuja en una hoja de papel un gran 8 horizontal (signo del infinito) y coloca el dibujo frente a ti. Sigue el contorno con las yemas de los cinco dedos de la mano derecha, partiendo del centro del 8. Ve hacia la izquierda y hacia abajo al tiempo que dibujas el primer bucle.
◎ Cuando das la vuelta al círculo para ir hacia arriba de ese bucle, orienta la palma hacia el techo y sigue el bucle cuyo trazo después descenderá: de ese modo obligas a la muñeca a trabajar duro.
◎ Al llegar de nuevo al centro de los dos bucles, continúa siguiendo el trazo del bucle de la derecha con la palma hacia arriba; luego, la palma se orientará de manera natural hacia abajo recorriendo el bucle y entonces bajas hacia el centro del 8.
◎ Repite el ejercicio 3 veces y luego hazlo con la mano izquierda.

Por la noche, me preparo para dormir

◎ Coloca las manos a ambos lados de la cabeza y dobla las rodillas a la vez que inspiras.
◎ Espira despacio bajando las dos rodillas hacia el lado derecho del cuerpo, al tiempo que vuelves la cabeza hacia el lado izquierdo.
◎ Sube las rodillas mientras inspiras, y repite el movimiento hacia el otro lado. Haz 7 veces el ejercicio completo.

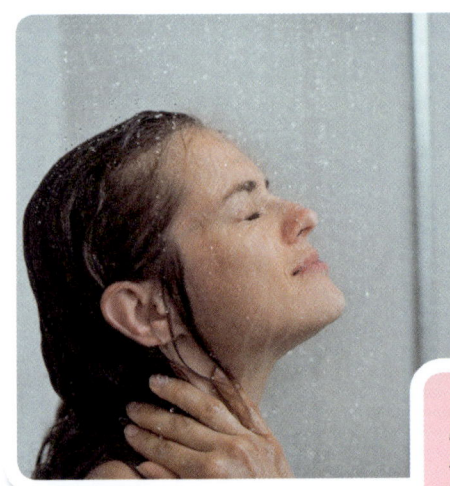

¡Los beneficios de estas actividades aumentarán sobre todo en función de tu grado de implicación y de tu voluntad de obtener una atención llena de compasión!

Mi espacio cocooning

Los beneficios de las fibras

◎ Prepara por la noche para la mañana siguiente, con la finalidad de hidratar bien el bolo alimenticio: pon 3 ciruelas en un cuenco pequeño, añade agua hasta cubrirlas y déjalas en remojo toda la noche.

◎ Por la mañana, bébete primero el agua y luego cómete las ciruelas. Tienes a la vez un jugo que facilitará el tránsito intestinal y un buen aporte de fibras vegetales.

Los beneficios de los aceites esenciales

Mediante un difusor, respira aceite esencial de romero o de limón: favorecen un estado de ánimo positivo.

◎ Por la mañana: aceite esencial de jengibre para cargarse de energía.

◎ Durante el día: menta piperita o eucalipto para favorecer la concentración.

◎ Por la noche: 2 gotas de aceite esencial de lavanda en la almohada para favorecer el sueño.

◎ Para reducir el impacto de la ansiedad, respira mejorana, albahaca o bergamota.

◎ Respirar cedro, manzanilla o Ylang-Ylang (flor de cananga) te ayudará a relajarte.

Receta remineralizante

◎ Prepara un plato vegetariano completo: una *quiche* de ortigas y champiñones. La ortiga es especialmente remineralizante y actúa en el conjunto del metabolismo. La composición de sus hojas es muy rica en vitamina C, hierro y calcio. Es idónea también para los estados de decaimiento. Coge (con guantes y preferentemente en plena naturaleza) el equivalente al volumen de una gran ensaladera, pero solo la parte de arriba.

◎ Lava bien las hojas y deja que se sequen un poco.

◎ Saltéalas unos minutos en una sartén con aceite de oliva, champiñones laminados, pimiento rojo y un poco de ajo.

◎ Bate 3 huevos y añade 12 cl de leche.

◎ Extiende la masa en el molde, vierte encima la mezcla de ortigas y champiñones, añade la preparación de huevos y leche y unos dados de queso comté. Cuécela 30 minutos en el horno a 200 °C, ¡y ya está lista!

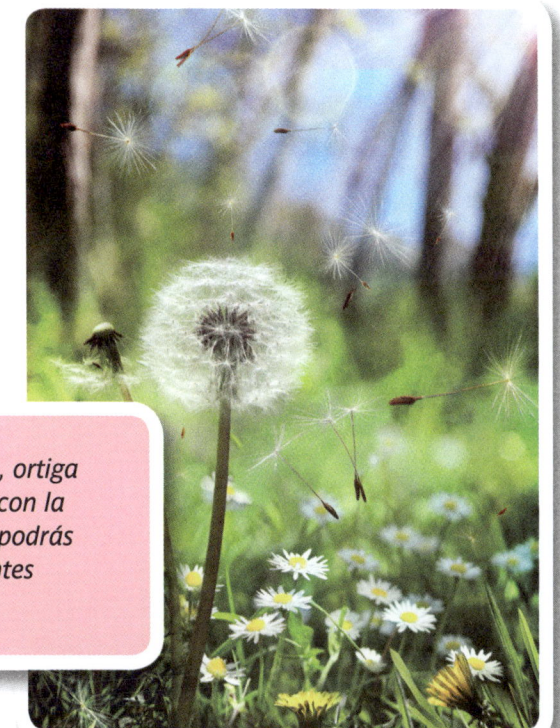

En primavera, coge hojas de diente de león, ortiga y alfalfa, lávalas y déjalas secar. Tritúralas con la batidora para obtener un polvo con el que podrás espolvorear las ensaladas. ¡Aportan excelentes proteínas vegetales revitalizadoras!

SEMANA 4 — Mi momento antiestrés

Según Galeno, médico griego de la Antigüedad, el timo representa el órgano en el que se unen el alma y la mente. Es el vínculo entre lo psíquico y lo físico, ya que es el primer órgano que se ve afectado por la salud mental: ansiedad, inseguridad, miedo y estrés. El timo forma parte de la familia de las glándulas endocrinas. Estas glándulas regulan varias funciones del cuerpo, entre ellas el metabolismo, la reproducción, el sueño, la temperatura del cuerpo, el apetito, etc. El timo desempeña un papel importante en el desarrollo del sistema inmunitario, por lo que conviene estimularlo regularmente.

Automasaje del timo

Hay que repetir este ejercicio todos los días, tanto en casa como en el trabajo, a fin de fomentar la alegría de vivir, fortalecer la energía y la vitalidad, y estimular el sistema inmunitario. Los efectos benéficos se notarán enseguida.

◎ Cierra la mano derecha y, con las falanges segunda y tercera, golpea firme pero suavemente la zona del timo (detrás del esternón, en el centro del pecho), al tiempo que cantas o ríes, durante unos 30 segundos; después, haz lo mismo con la otra mano. ¡El ejercicio solo te ocupará en total 1 minuto al día!

◎ El pequeño +: dicen que el timo está unido al chacra del corazón (centro energético del amor a uno mismo y a los demás), así que no dudes en tonificar esta preciosa glándula que está deseando aportarte salud. En este sentido, una cosa que también puedes hacer es, mientras ves una película, por ejemplo, practicar ese punto reflejo en ambos pies. Con el pulgar, aprieta y suelta despacio todas las veces que quieras.

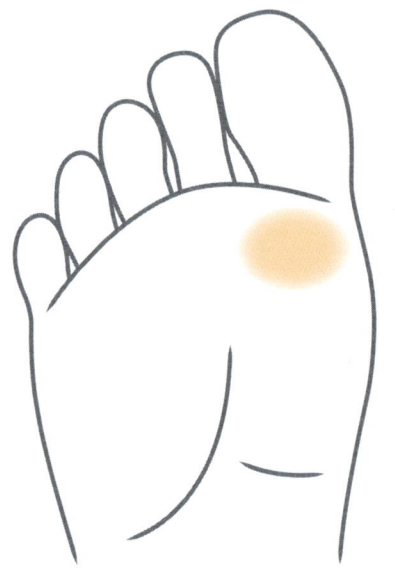
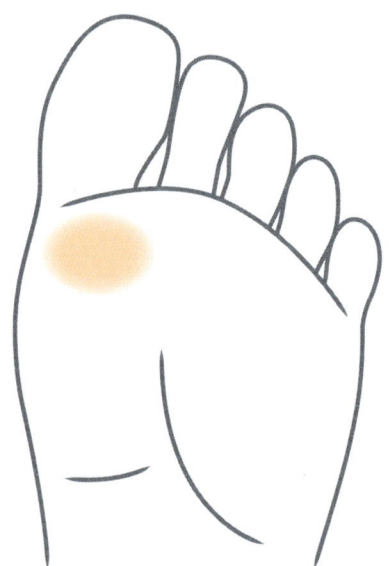

¡LOS EFECTOS BENÉFICOS DE ESTE AUTOMASAJE SE NOTARÁN ENSEGUIDA!

Mi momento arteterapia

✏️ Mandala de evasión

◉ Elige colores de evasión: turquesa, marfil, naranja, verde esmeralda... Puedes pintar totalmente las dos alas utilizando los mismos colores, o solo los corazones y los círculos, por ejemplo, a fin de tener una unidad, y dejar que tu instinto elija un color para cada motivo.

◉ Escribe de qué modo te gustaría evadirte. ¿Podrías hacerlo?

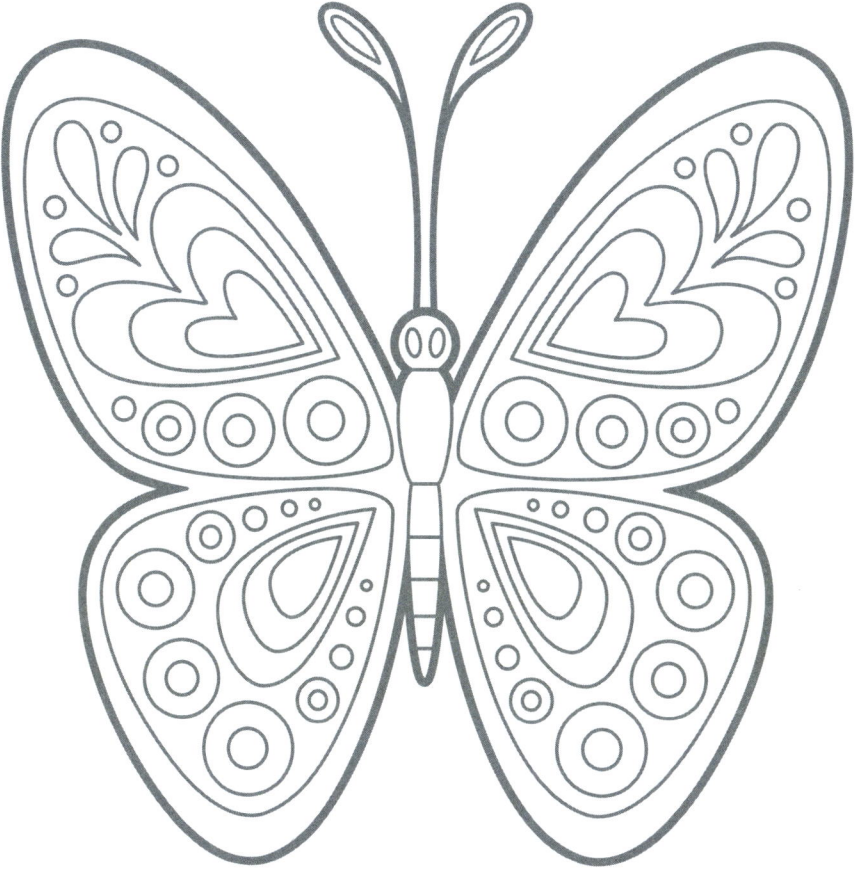

Medita sobre esta frase:
La alegría es nuestra evasión fuera del tiempo.
Simone Weil

Truco coaching

Cierra los ojos y diviértete visualizando una escena luminosa con personas por las que sientes un cariño especial. ¿Oyes sus voces, lo que dicen? Escucha y relájate así.

Mi camino del bienestar

Por la mañana

◎ Al despertar, empieza bebiendo un vaso de agua mineral y luego come una pieza de fruta. La fruta es el símbolo de lo vivo, desarrollado gracias al resplandor del sol, y las células captan ese mensaje de vida. El agua mineraliza directamente el cuerpo, que depende de ella: al estar compuesto de un 80% de agua, necesita de líquidos para mantenerse en buen estado.

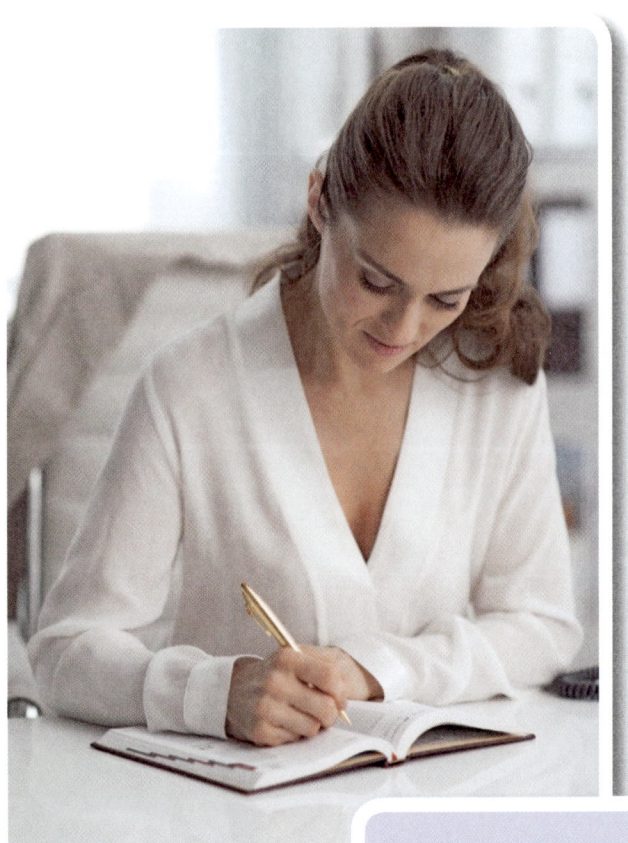

Bajo la ducha

◎ Para trabajar la flexibilidad, masajéate toda la superficie de las bóvedas plantares trazando círculos con el chorro de agua. Luego reduce la salida del chorro para efectuar bastante presión en todo el talón acercándolo y alejándolo lentamente. Insiste en la parte de la bóveda plantar que se encuentra justo debajo de las dos almohadillas (situadas antes del inicio de los dedos). Ahí están los puntos de base de los riñones, el corazón, el hígado, el bazo y el estómago. Esto te dinamizará, como si encendieses la caldera para todo el día.

A lo largo del día

◎ Pon sobre tu mesa de trabajo una tela de color verde. Medita dejando simplemente que tus ojos «se carguen» de la frecuencia de ese color. Te calmará la mente y el nerviosismo, y disminuirá el posible cansancio ocular. Medita como mínimo 5 minutos.

Al final del día

◎ Crea una compuerta entre las actividades del día y el comienzo de la noche; no debe haber interferencias entre ambos. Para ello, escribe en una hoja de papel lo que has hecho durante el día y lo que crees que tendrás que hacer al siguiente. ¡Ahora, ya tienes claro lo que has hecho y las actividades que deberás realizar al día siguiente! Entre estos dos momentos, dedícate a otra cosa, y ninguna obligación debe colarse en este nuevo momento. ¡Ese es el compromiso que adquieres y mantienes!

Separar la vida profesional de la privada te permite diferenciar ambas esferas, al tiempo que favorece las noches tranquilas y un sueño reparador.

Mi espacio cocooning

El rostro delata todas las tensiones, tanto las alegrías como las contrariedades del día. Es también nuestra máscara vital, la que todo el mundo ve. Así que, a continuación, te proponemos cómo «alisar» el rostro. Lo mejor es practicar primero delante de un espejo y luego hacerlo sin necesidad de este último cuando te sientas cansado. Utiliza una crema de masaje; también puedes hacerlo al final del día con una crema de noche que te ayudará a relajarte y a conciliar mejor el sueño. ¡Y al mismo tiempo es un excelente masaje antiarrugas!

Con los dedos untados de crema de masaje, deslízalos desde la nariz hacia las sienes varias veces. Haz lo mismo partiendo de la comisura de los labios, al tiempo que recorres las mejillas. Luego desde el centro de la barbilla, pasando por las mejillas, las sienes y la frente.

◎ Presiona varias veces sobre ambos lados de la base de la nariz.

◎ Luego masajea de manera regular detrás de las orejas. Por último, masajéate las sienes suavemente.

◎ Ponte crema en los dedos y apóyalos suavemente sobre el contorno de los ojos para dejar puntos de crema y luego darte un masaje circular. Alisa con delicadeza las cejas avanzando hacia las sienes. Luego pasa por debajo de los ojos en dirección también hacia las sienes. Masajea la zona exterior de la cuenca de ambos ojos trazando pequeños círculos. No dudes en estirar la piel hacia las sienes.

◎ Pasa a la zona interior (situada junto a la nariz). Aprieta y suelta varias veces.

◎ Lleva los dedos debajo de la nariz, en el centro, y tensa esa parte estirando el labio superior; estira luego el labio inferior.

◎ Termina masajeándote la nuca con las palmas de las manos. Cierra los ojos y quédate así unos instantes aprovechando este momento de quietud.

◎ A lo largo del día, acuérdate de pulverizarte la cara, el cuello, la nuca y las palmas de las manos con agua mineral para hidratar y nutrir la piel. ¡Y si es posible, los pies también!

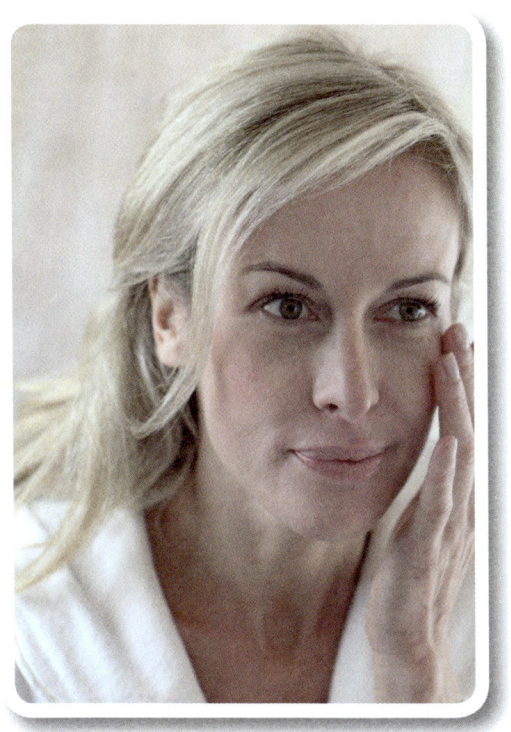

EL ROSTRO DELATA TODAS LAS TENSIONES: CUÍDATELO.

SEMANA 5 — Mi momento antiestrés

Cómo aprovechar las virtudes de los minerales

◎ Las piedras o los cristales son conocidos desde la Antigüedad como acompañamiento en nuestra realización personal. Los sumerios y los egipcios eran famosos por elaborar con ellos elixires de curación; los amerindios les confieren (a las turquesas, por ejemplo, al igual que los tibetanos) poderes de intermediación con las fuerzas de la naturaleza.

Aquí tienes, para empezar, algunas piedras corrientes que podrás utilizar fácilmente. ¡Despierta el interés de tus hijos por estas maravillas de la naturaleza!

◎ La magnetita es un óxido de hierro. Los griegos la utilizaban para reforzar la circulación sanguínea y el sistema nervioso. Utilízala para centrarte. Acostúmbrate a llevar esta piedra encima, sobre todo en las reuniones (familiares o profesionales). Te ancla en el presente y evita que te sientas «aspirado». Cuesta entre 4 y 10 euros.

◎ Los imanes para los calambres: la magnetita en forma de imán se utiliza cada vez más en kinesioterapia para aliviar los calambres. Si trabajas sentado, es perfecto para ti. El campo magnético del imán también estimula las endorfinas, que son un poderoso analgésico. Si colocas el polo positivo del imán sobre la zona del calambre, tendrá un efecto antiinflamatorio; para relajar la musculatura, coloca el polo negativo sobre la zona del calambre.

◎ El cuarzo rosa apacigua la mente. No dudes en invertir en una piedra en bruto, pues las pulidas no tienen las mismas virtudes. Es la piedra del corazón, de la persona que ama, y por lo tanto va de maravilla para los períodos de tristeza. Ponla sobre tu mesa de trabajo para dulcificar la mirada o cógela con la mano para desestresarte.

◎ La turmalina negra, también llamada *schorl*, es conocida desde la Antigüedad por sus propiedades protectoras. Actualmente mucha gente la utiliza para protegerse de las ondas negativas. Solo cuesta unos euros. ¡Ponla cerca de la entrada de wifi!

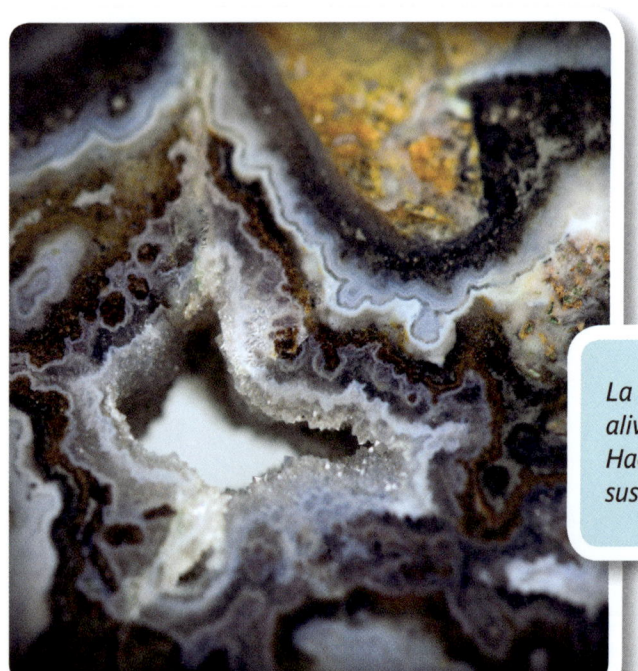

La litoterapia es el arte de utilizar las piedras para aliviar los males, tanto físicos como mentales. Hace más de tres mil años los chinos ya conocían sus virtudes...

¡DESPIERTA EL INTERÉS DE TUS HIJOS POR ESTAS MARAVILLAS DE LA NATURALEZA!

Mi momento arteterapia

✏️ Mandala de expresión

◎ Empieza por los pétalos y píntalos de manera que no haya juntos dos del mismo color.

◎ Diviértete punteando con los colores que prefieras el interior de los demás motivos.

◎ Escribe unas líneas sobre el hecho de aceptar hacer elecciones en la vida:

....
....
....
....
....
....
....
....
....
....
....
....
....
....
....

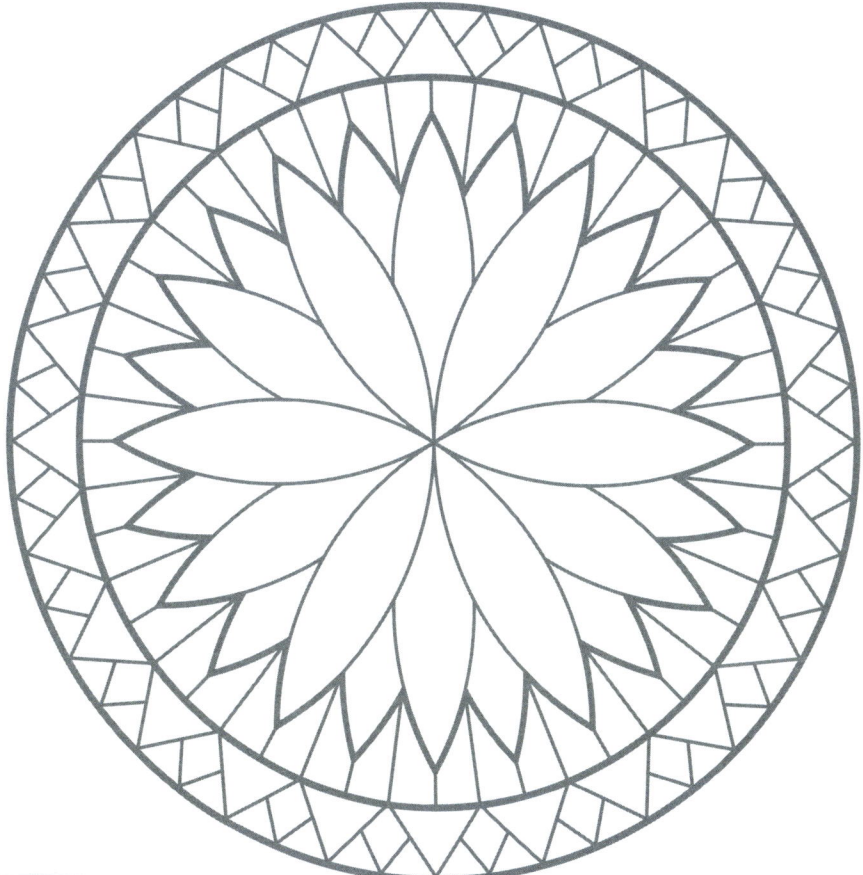

Medita sobre esta frase:
El verdadero viaje de descubrimiento no consiste en buscar nuevos paisajes, sino en tener nuevos ojos.
Marcel Proust

Truco de salud

Mientras estás sentado, dedica un rato a masajearte los muslos pasando las palmas de las manos desde la parte superior hacia la rodilla y a la inversa, a fin de estimular la circulación de la sangre.

Mi camino del bienestar

Por la mañana

◎ Expulsa toda tu negatividad 5 minutos mediante una respiración que te relaje.

◎ Coloca el pulgar de la mano derecha sobre la ventana derecha de la nariz y tápala. Inspira 3 segundos solo por la ventana izquierda.

◎ Tómate 1 segundo para tapar la ventana izquierda con el índice, a fin de espirar por la ventana derecha durante 4 segundos. Haz una pausa de 1 segundo.

◎ Inspira por la ventana derecha, deja pasar 1 segundo y espira por la ventana izquierda tapando la derecha con el pulgar.

◎ Haz este ejercicio a tu ritmo, sin sobrepasar los 5 minutos. En general, se avanza alargando cada paso de 1 a 2 segundos. Lo importante es visualizar cómo el aire penetra hacia el fondo del abdomen al inspirar, y luego, al espirar, sentir que expulsas fuera de la boca y del cuerpo el estrés en forma de dióxido de carbono. Finalmente, concéntrate durante 1 minuto en tu cuerpo, que se distiende, y en tu mente, que se relaja. Puedes hacer este ejercicio también por la tarde.

Después de comer

◎ ¡Es un momento en el que a algunos les puede costar motivarse! Sentado en el borde de la silla, pon la punta del pie derecho en contacto con el suelo y baja poco a poco la bóveda plantar hasta apoyar el talón. Luego, haz lo mismo con el pie izquierdo.

◎ Encadena varias veces seguidas estos movimientos, alternando pie izquierdo y pie derecho. Después, baja desde los muslos hasta las pantorrillas dando palmadas y vuelve a subir.

◎ Por último, inspira despacio con las manos cruzadas, alarga conscientemente la columna mientras estiras los brazos por encima de la cabeza y espira.

◎ Repítelo 3 veces. Ahora la sangre circula con más fluidez, ¡has reactivado la energía!

Por la noche

◎ En el momento de acostarte, repite en la cama el ejercicio de respiración de la mañana. Alarga todos los pasos del ciclo respiratorio, sintiendo cómo se relajan el cuerpo y la mente. Bosteza tranquilamente y abriendo bien la boca para favorecer el sueño.

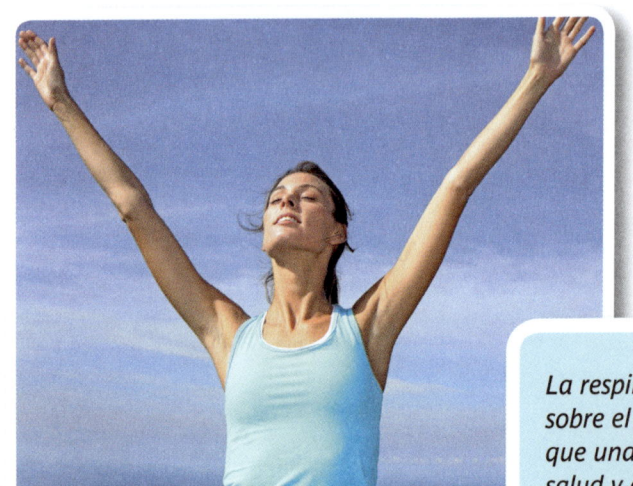

La respiración es el medio más directo para actuar sobre el sistema nervioso. Con frecuencia olvidamos que una buena respiración garantiza una buena salud y que, por lo tanto, es importante observar con regularidad cómo respiramos para poder rectificar.

Mi espacio cocooning

Pies cansados

◎ Los pies nos llevan, por lo que es importante cuidarlos mucho, como cualquier otra parte u órgano del cuerpo. Recordemos que ciertos dolores de espalda son causados por un equilibrio deficiente de las bóvedas plantares, es decir, de un simple mal apoyo de base.

Baño de pies

◎ Una vez por semana, echa unas hojas de eucalipto (100 g) en 2 litros de agua fría y hiérvelas 10 minutos. Fuera del fuego, añade 50 g de bicarbonato y 3 gotas de aceite esencial de salvia.
◎ Cuando el agua esté templada, sumerge los pies. Apoya los dedos para masajearlos, así como los talones y los costados, de 10 a 15 minutos.

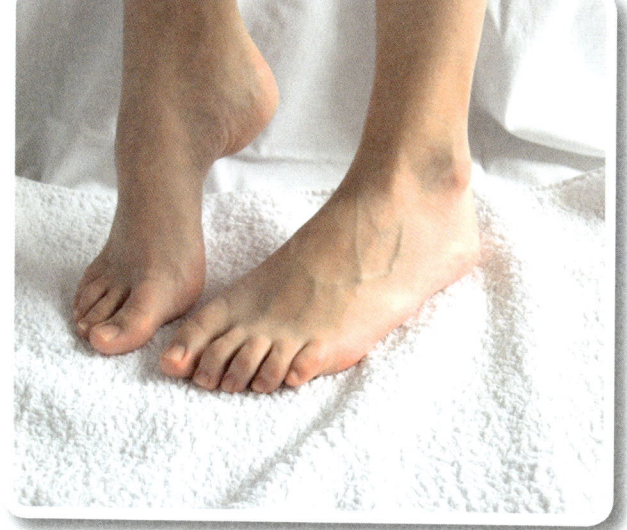

Fricción refrescante

◎ Empieza utilizando una piedra pómez para «borrar» todas las callosidades que se forman naturalmente al andar.
◎ Luego, mezcla 25 cl de yodo (sal marina) con 80 cl de agua destilada, 80 cl de clorofila y 4 gotas de aceite esencial de menta. Viértelo en un frasco de cristal.
◎ Cuando notes los pies «recalentados», masajéalos con ese preparado.

Pies cansados y piernas pesadas

◎ Al final del día o de la semana, date un masaje en los pies y las piernas.
◎ Mezcla un puñado de hojas de menta con 20 cl de aceite de oliva. Deja en maceración una semana. Fíltralo y consérvalo en una botella de cristal.
◎ Empieza a masajear el pie izquierdo y ve subiendo hasta la rodilla. Luego haz lo mismo con el derecho.

Relajar la bóveda plantar

◎ Tumbado, estira suavemente la punta de los pies hacia atrás inspirando. Espira mientras los devuelves a la posición normal. Hazlo durante 2 minutos para cada pie.
◎ Luego inspira estirando las puntas hacia delante y espira, al tiempo que regresas a la posición inicial (2 minutos para cada pie).

¡LOS PIES NOS LLEVAN, POR LO QUE ES IMPORTANTE CUIDARLOS MUCHO!

SEMANA 6 — Mi momento antiestrés

Los colores actúan sobre nuestros estados de ánimo e incluso sobre nuestros deseos. ¡El neuromarketing, que intenta influir en nuestros impulsos de compra, es la prueba más reciente! El *feng shui* también tiene en cuenta sobre todo el color. Ahora veremos cómo desestresarse mediante los colores al experimentar sus beneficios. El médico y neuropsiquiatra Christian Agrapart demostró que, al exponerse a algunas de estas frecuencias cromáticas, nos alimentábamos de ellas y nos beneficiábamos de sus virtudes. Desde hace 30 años, este médico aplica directamente la luz coloreada sobre las zonas doloridas de los pacientes y obtiene resultados convincentes: son las bondades de la cromoterapia.

El color para desestresarse

◎ Prueba a vestirte cada día con un color dominante, empezando por uno de los que no llevas casi nunca: por ejemplo, el azul. A lo largo del día, intenta notar cómo te sientes.

◎ Mírate en un espejo sin ideas preconcebidas: ¿qué emociones experimentas? ¿Te sientes más cercano a ti o más distanciado? En relación con tus allegados, ¿notas que te miran de un modo diferente? Anótalo.

....
....

◎ Al día siguiente, utiliza tus colores habituales. ¿Cómo te sientes ahora? ¿Más cerca de ti?

◎ Repite este mismo proceso con otros colores y anota tus impresiones.

◎ Vístete después de un solo color (por ejemplo, blanco) y rompe esa uniformidad con un complemento (broche, collar, bolso).

◎ Prueba esta nueva combinación y observa las reacciones a tu alrededor. Al día siguiente, compagina únicamente dos colores: las prendas de la parte superior diferentes a las de la parte inferior. Prueba, toma nota y pregunta.

....
....

◎ Te sorprenderá ver que mucha gente te prefiere vestido así, que algunos se sentirán más cercanos a ti, y otros, más alejados. Es importante que lo entiendas: los colores transmiten sus mensajes, así pues, exprésate a través de ellos.

◎ En las comidas: empieza con un poco de zanahoria rallada concentrándote en su color; deja que este te impregne los ojos. Mastica despacio y saboréala, todo ello en silencio.

◎ Luego tómate unos tomates rojos, fijando la atención en el color. Continúa con unos kiwis verdes.

◎ Termina con unos dados de pomelo rosa. Acabas de hacer 10 minutos de meditación colorida, atiborrándote de frecuencias de esas frutas y verduras.

◎ Corta telas de colores: empieza por una roja y ponla sobre tu mesa de trabajo por la mañana.

◎ Centra la mirada sobre ella durante 10 minutos, y siente cómo dentro de ti se genera energía. Otro día, una naranja: concéntrate en el sistema respiratorio. Amarilla: sistema nervioso. Verde: más serenidad. Azul: sosiego. Violeta: introspección. Rosa: más alegría.

◎ ¡Poco a poco, acostúmbrate a esos baños coloridos de bienestar complementario!

LA CROMOTERAPIA TE PERMITE DESESTRESARTE EXPERIMENTANDO LOS BENEFICIOS DE LOS COLORES.

Mi momento arteterapia

✏️ El abanico de color (pintura): concentración y armonización

◎ Con todos los colores de que dispongas, empieza por el lado izquierdo del dibujo con los más oscuros y termina por el derecho con los más claros.

◎ Intenta unir todo lo posible la progresión, sin hacer ningún cambio brusco de color.

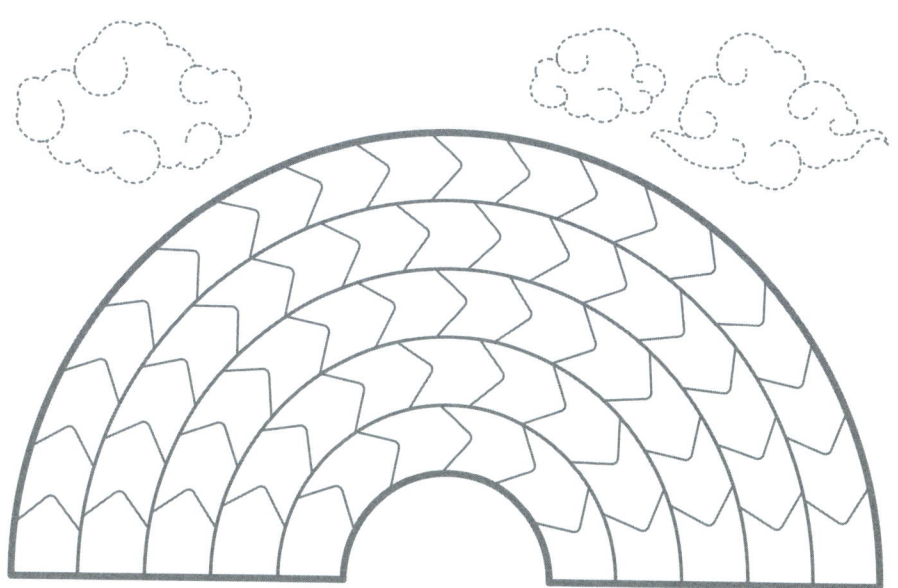

◎ Describe qué es para ti la armonía:

....
....
....
....
....
....
....

Medita sobre esta frase:
La virtud es una música, y la vida del sabio, una armonía.
Henrik Sienkiewicz

Truco coaching

Cierra los ojos. Imagina que todo lo que te rodea es de color rosa, un rosa claro que te permita sentirte envuelto de suavidad. Puedes inspirarte en pétalos de rosa o en un cielo de verano rosa y amarillo anaranjado.

Mi camino del bienestar

Por la mañana, bajo la ducha

- Disfruta un momento del agua templada cayendo sobre tu cabeza y luego recorre todo el cuerpo con las manos dando un suave golpeteo. Da ligeros golpecitos con la yema de los dedos en el centro del pecho y en la zona situada entre el cuello y los hombros.
- Con la mano derecha cerrada, continúa a lo largo del brazo izquierdo y del antebrazo. Luego cambia de brazo.
- Pasa después al muslo derecho, levantándolo, y a continuación al izquierdo. ¡Respira profundamente varias veces para llenarte de dinamismo!

Al final de la mañana

- Para expulsar el estrés y distender la espalda: sentado en el borde de una silla, inspira por la nariz y espira subiendo la palma de la mano derecha lo más lentamente posible (como si empujaras el techo); luego bájala y haz el movimiento con la palma izquierda.
- Inspira al tiempo que pones la pierna derecha encima de la izquierda y espira mientras desplazas el torso hacia la derecha y lo estiras suave y ligeramente hacia abajo.
- Haz lo mismo en el otro costado. Repítelo todo 3 veces. Concéntrate en cómo se alarga la espalda; debes visualizarlo.

Después de comer

- A fin de facilitar la digestión, masajéate el abdomen durante 3 minutos trazando suaves círculos en el sentido de las agujas del reloj.

Por la tarde

- La utilización habitual del ratón del ordenador genera muchos dolores en la zona del túnel carpiano y de la muñeca.
- Para distender los antebrazos y las articulaciones de las muñecas, apoya un codo sobre la mesa de trabajo.
- Sin moverlo, balancea el antebrazo de derecha a izquierda al tiempo que haces girar la muñeca, alternando la palma hacia arriba y hacia abajo. Haz lo mismo con el otro brazo.
- Notarás que todos los músculos del antebrazo se tensan y se destensan, y la muñeca se alivia.

Por la noche

- Masajéate bien las sienes y todo el cuero cabelludo antes de dormirte.

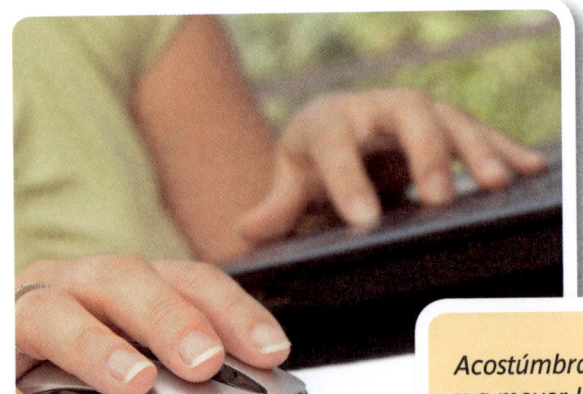

Acostúmbrate a estirar los músculos de los antebrazos y a mover las muñecas: con frecuencia, estas partes se contraen debido a los malos gestos que hacemos a diario al utilizar el ratón, el móvil, la tableta, etc.

Mi espacio cocooning

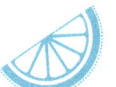 ## Recetas coloridas

¡Un poco de color en el plato devuelve la alegría a los días tristes! En unos recipientes de cristal (o en simples vasos transparentes), superpón las preparaciones en el orden indicado a continuación.

Pon rojo

◎ Tritura en la batidora un pimiento rojo sin semillas junto con 10 cl de nata líquida y 200 g de feta. Termina con cebollino y pimienta gris.

Pon naranja

◎ 300 g de zanahoria rallada, el zumo y la piel de una naranja y 30 g de almendra molida.

Pon amarillo

◎ Pasa por la batidora un pimiento amarillo sin semillas junto con un plátano; bate aparte 20 g de mascarpone y 10 cl de *crème fraîche*.

Pon verde

◎ Corta en daditos 1 aguacate maduro y pepino y repártelos en los recipientes. Añade un poco de zumo de pomelo, unos pistachos triturados para darle un toque crujiente, un poco de mascarpone encima de todo y... ¡ya está listo!

 ## Relajación por la noche

Concédete un baño relajante a la semana

◎ Mezcla ½ taza de aceite de girasol, ½ taza de aceite de sésamo, ½ taza de aceite de albaricoque y 1 cucharada de aceite de rosas.
◎ Echa unas gotas de esta mezcla bajo el chorro de agua caliente del baño y abandónate a la relajación profunda...
◎ ¡Recuerda poner música suave y velitas multicolores!

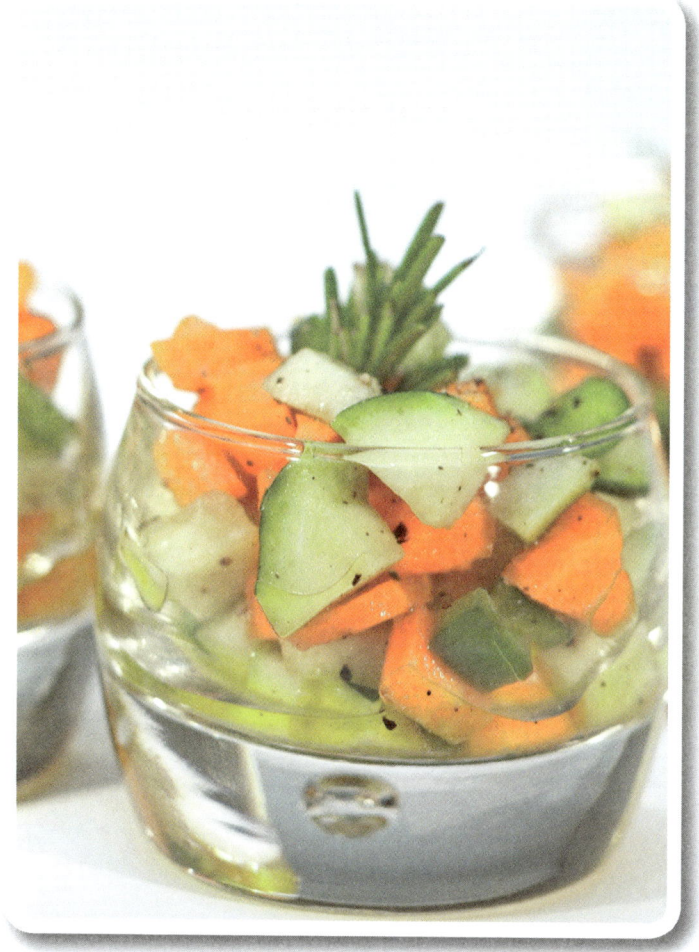

Después del baño

◎ Deja macerar 50 g de pétalos de amapola en 1 l de aceite de almendras dulces durante dos semanas.
◎ Cuela y embotella.
◎ Aplica este aceite reparador sobre tu cuerpo después de cada baño.

Para dormir

◎ Tumbado, hazte un masaje por toda la frente, el cuello, la nuca, las palmas de las manos y, para terminar, el contorno de los ojos.

SEMANA 7 — Mi momento antiestrés

Aquí tienes una tabla muy sencilla para «hacer balance» de tu estado del momento y del que quieres construir para este año. Contesta con respuestas sencillas; hay unas casillas en blanco en la parte de «Lo que soy» para que las completes según tus propias preocupaciones. Es aconsejable escanear la tabla antes de rellenarla para poder utilizarla regularmente; te será muy útil en los momentos de estrés y te ayudará a volver a centrarte en tus objetivos.

Lo que soy en el terreno...	Lo que quiero llegar a ser	Mis soluciones para lograrlo
FÍSICO		
EMOCIONAL		
MENTAL		
ESPIRITUAL		
FAMILIAR		
AMOROSO		
AMISTOSO		
PROFESIONAL		

◎ Escribe aquí las cosas que te parecen inútiles, poco importantes y que pueden interferir en tu evolución interior:

....
....
....
....
....
....
....
....

Mi momento arteterapia

✏️ Mi mapa del deseo

◎ Escribe en el centro la idea que define tu deseo de realización personal. Luego, a semejanza de un lago y sus aluviones, anota en los trazos propuestos los caminos que podrían derivarse de ella.

◎ Escribe aquí un compromiso que estás dispuesto a respetar:

. . . .
. . . .
. . . .
. . . .
. . . .
. . . .
. . . .
. . . .
. . . .
. . . .
. . . .
. . . .
. . . .
. . . .
. . . .
. . . .
. . . .
. . . .
. . . .

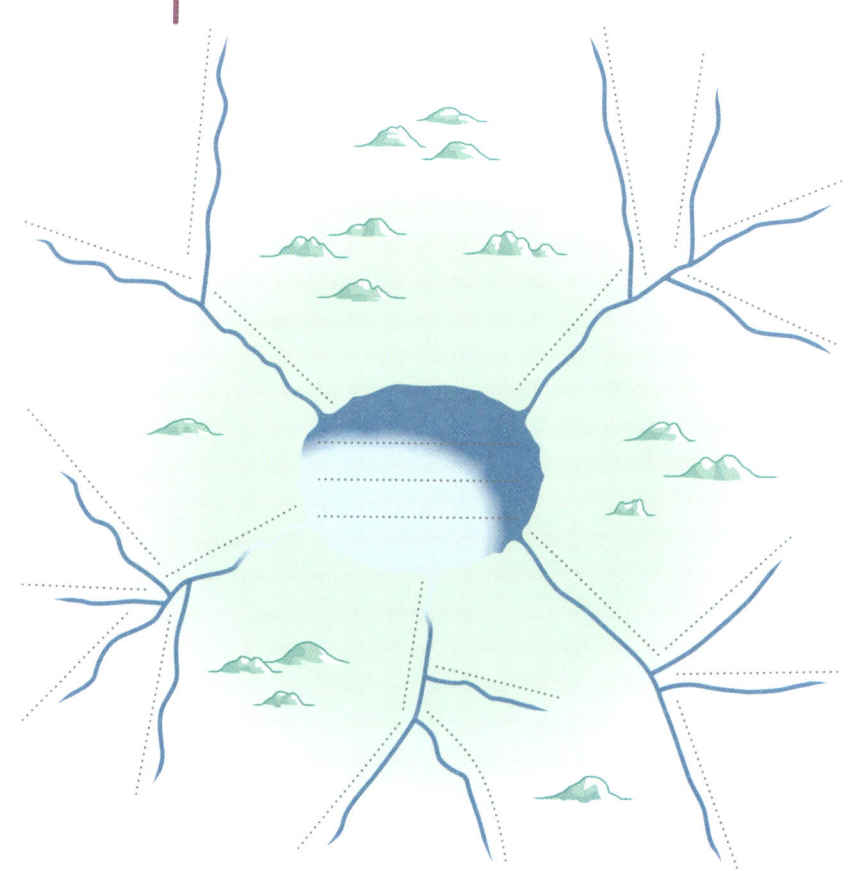

Medita sobre esta frase:
Precisamente la posibilidad de hacer un sueño realidad es lo que hace interesante la vida.
— Paulo Coelho

Truco de salud

De pie, inspira profundamente, flexiona las rodillas mientras espiras y salta al tiempo que inspiras. Repítelo varias veces para llenarte de energía y de dinamismo.

Mi camino del bienestar

Bajo la ducha

◎ Después de dormir, muchos sienten rigidez en la zona de la nuca. ¡Aprovecha el efecto relajación muscular del chorro de la ducha! Pasa un chorro potente de agua templada por la nuca y la parte superior del cuello.

◎ Luego deja que el chorro caiga sobre la cabeza, cierra los ojos si quieres, sé consciente de esa sensación y potencia mentalmente la distensión muscular.

◎ Inclina la cabeza despacio hacia el lado derecho, vuelve al centro e inclínala hacia el lado izquierdo.

◎ Luego inclina lentamente la cabeza hacia atrás, sin forzar, vuelve al centro e inclínala hacia delante. Efectúa este ciclo completo 2 veces más. Termina haciendo despacio un giro completo en un sentido: inclina la cabeza hacia delante, hacia la derecha, hacia atrás y hacia la izquierda. Luego a la inversa.

Durante la mañana

◎ ¡Una breve sesión de yoga en la silla te ayudará a desestresarte sin moverte de la mesa de trabajo! Cruza los dedos y pon las manos sobre el abdomen. Mantén la espalda erguida y realiza esta actividad respetando el orden de las siguientes fases:

1 • Respira 1 minuto siguiendo este ciclo: inspira por la nariz y saca la barriga, espira por la boca con los labios fruncidos y mete la barriga, inclina el torso hacia delante entre las piernas para expulsar bien todo el aire de los pulmones.

2 • Inspira por la nariz mientras acercas cada mano a un hombro, luego espira por la boca al tiempo que empujas hacia los lados con las palmas de las manos, como si apartaras con esfuerzo sendas paredes. Repítelo 3 veces y finaliza este ejercicio respirando profundamente.

Por la tarde

◎ Relajación del sistema visual y nervioso: dibuja un gran ocho en una hoja de papel. Con los dos ojos a la vez, sigue el contorno del ocho varias veces en un sentido y luego en el otro. Después, mira la parte superior del ocho, la parte inferior, el lado izquierdo y el lado derecho. Repite este ciclo 2 veces.

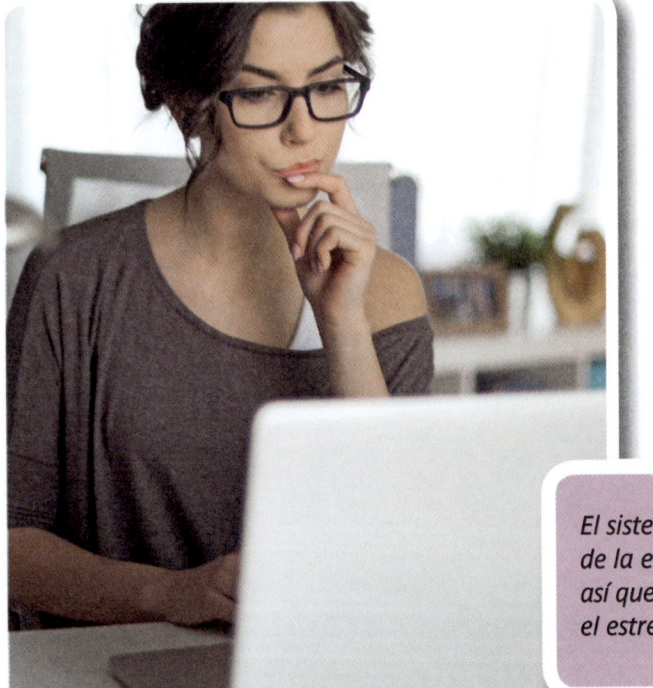

El sistema visual puede apropiarse de hasta el 80% de la energía del cuerpo para poder funcionar bien, así que ten mucho cuidado con la fatiga ocular. A veces, el estrés es producto de esos estados de debilidad.

Mi espacio cocooning

Proteger la flora intestinal

◎ Tu sistema inmunitario depende en gran medida de la calidad de la flora intestinal. El café y otros excitantes, como el alcohol, no la ayudan a regenerarse, y el estrés desmineraliza...

◎ Los probióticos (lácteos, entre otros) impiden la floración de bacterias dañinas. Los prebióticos (frutas, verduras) contribuyen al desarrollo de los probióticos. Aquí tienes unos trucos para equilibrar la flora y reforzar tu sitema inmunitario. Prepara una vez al día una comida que contenga, a elegir:

◎ Probióticos: queso, yogur, alcachofa, puerro, cereales, germen de trigo, levadura de cerveza en copos...

◎ Prebióticos: la mayoría de las frutas y verduras, leguminosas, ajo, cebolla, avena, cebada...

> Medita sobre esta frase:
> *Alguien que está bien es alguien a quien le funciona bien el intestino.*
> Buda

Beber agua

◎ ¿Sabes que la falta de agua en el cuerpo es una de las causas principales del estrés? Así que hay que beber agua, pero nunca la misma más de tres semanas seguidas. ¿Por qué? Simplemente porque cada manantial posee sus propias combinaciones de sales minerales y oligoelementos en mayores o menores dosis. Un agua que dé prioridad a un tipo de minerales puede saturar tu cuerpo, mientras que este acusará la falta en ella de otro mineral.

◎ Prácticamente el 80% del cuerpo es agua. El agua lo nutre, lo ayuda a eliminar las toxinas y de esta forma garantiza la calidad de la sangre. Por consiguiente, alterna en ciclos de tres semanas aguas de manantial, generalmente con menos oligoelementos pero más equilibradas, y aguas minerales.

Relajar los ojos

◎ Prepara una infusión de manzanilla (a granel o en bolsita).

◎ Cuando esté templada, empapa con ella dos algodones y póntelos 10 minutos sobre los ojos cerrados. Relájate escuchando música suave.

◎ Aprovecha el resto de la infusión para masajearte las sienes y la mandíbula efectuando movimientos de «apretar-aflojar», y también bajo las orejas.

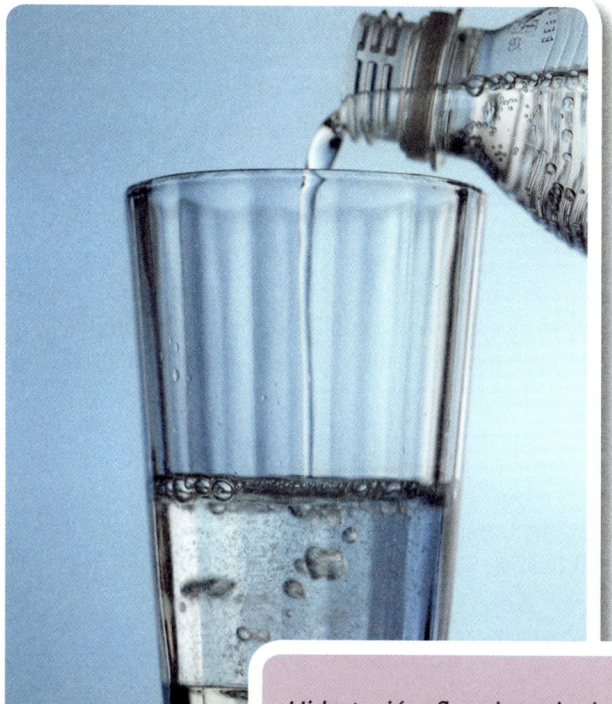

> *Hidratación, flora intestinal y sistema visual son tres planos de trabajo personal que hay que respetar escrupulosamente. Recuerda hacer todos los fines de semana este pequeño ritual, que te permite comprobar que estos tres planos siguen en perfecta armonía.*

SEMANA 8 — Mi momento antiestrés

La escritura exige reflexión, elegir palabras, construir frases con sentido... Sin entrar en la introspección, te ofrecemos algunas ideas para que plasmes en el papel emociones, o simplemente el deseo de expresarte, de comunicarte, de sorprenderte. Suéltate; lo importante es desarrollar y manifestar tu sentido creativo. Repite a voluntad este ejercicio eligiendo tus propias palabras de inicio.

Taller de escritura

1 • Selecciona dos palabras cuyo significado te llame la atención o cuya musicalidad te resulte sugerente: dulzura, amargura, alegría, bondad, crepúsculo, tristeza, paisaje, amar, partir, libertad, reducir, abandono, compartir, olvidar, devenir, pasado, crecer. Puedes elegir otras, por supuesto.

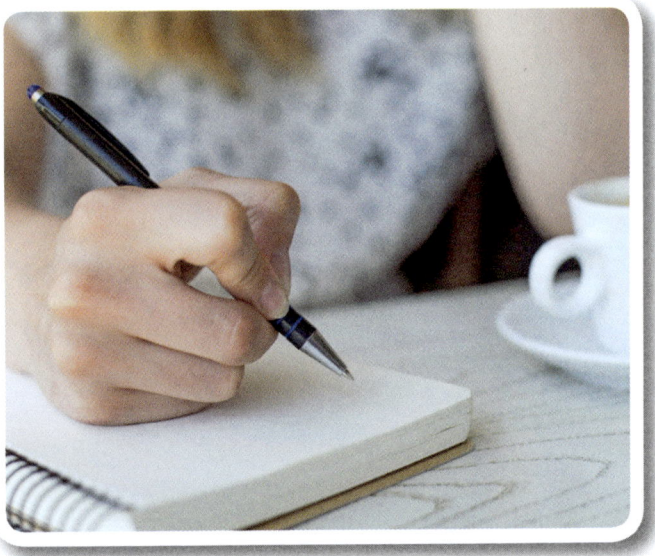

2 • Para cada una de las dos palabras seleccionadas, busca tres más por asociación de ideas (en qué te hacen pensar, su significado exacto). Ya tienes ocho palabras.

3 • Define unos objetivos que desearías alcanzar, como por ejemplo: reanudar contacto, encontrar la sabiduría, ser amado, etc.

4 • Elige a continuación dos tipos de emociones que te gusten y otras dos que te desagraden.

5 • Por asociación de ideas, elige dos lugares que conozcas y que corresponderían a las ocho palabras seleccionadas: una calle, una ciudad, una habitación, un paisaje, un mundo imaginario, un sitio agradable o desagradable...

6 • Asocia personas allegadas a ti, de las que te apetece hablar.

7 • A partir de estos elementos que has elegido tú mismo, habla de ti, escribe respetando el objetivo que te has propuesto alcanzar y siguiendo un esquema: presentación, elemento desencadenante, desarrollo, final. Empieza redactando dos páginas.

8 • Con los mismos elementos, invéntate otra historia en la que puedas proyectarte. ¡También en dos páginas como máximo!

ELIGE UN CUADERNO QUE DEDICARÁS EXCLUSIVAMENTE A ESTA ACTIVIDAD.

Mi momento arteterapia

✏️ Mandala de las 4 estaciones

◎ Colorea cada estación tal como la ves en la naturaleza a lo largo del año. Empieza por el invierno para representar de forma clara la idea cíclica de la luz que aumenta y disminuye a lo largo del año.

◎ Escribe unas palabras que expresen tus sentimientos en relación con cada una de las estaciones:

. . . .
. . . .
. . . .
. . . .
. . . .
. . . .
. . . .
. . . .
. . . .
. . . .
. . . .
. . . .
. . . .
. . . .
. . . .

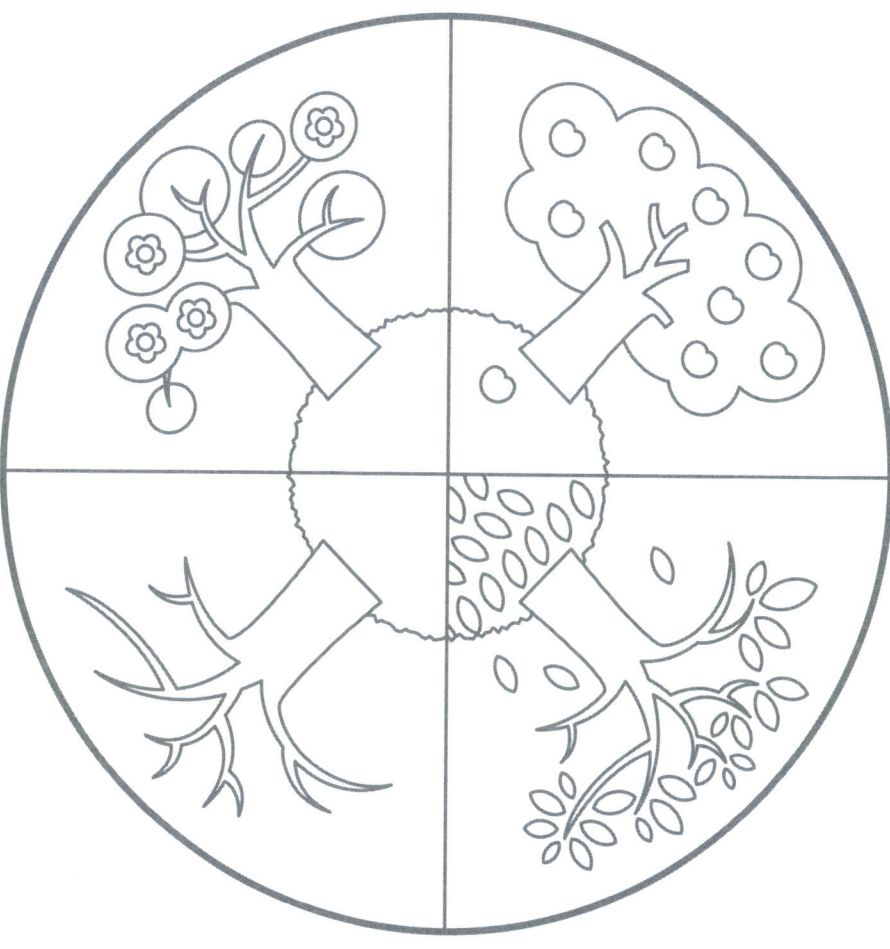

Medita sobre esta frase:
El amor es la única flor que crece y florece sin la ayuda de las estaciones.
Khalil Gibran

Truco coaching

Coloca la palma de una mano sobre el corazón y envía una emotiva oleada de amor a una persona que aprecies. Eso reforzará tu deseo de estar en paz con el mundo.

Mi camino del bienestar

Por la mañana

◎ ¡Pequeño desbloqueo de la parte superior del cuerpo bajo la ducha! Deja caer el chorro de agua templada sobre los hombros.

◎ Teclea en el aire con los dedos de la mano derecha, desde el pulgar hacia el meñique y a la inversa, levantándolos y bajándolos con precisión, separando uno de otro.

◎ Apoya el codo izquierdo en la palma de la mano derecha. Haz girar todo el antebrazo izquierdo en un sentido y en el opuesto procurando no mover el codo. Haz lo mismo con el otro antebrazo.

◎ Levanta y baja varias veces los hombros, uno después de otro, y luego muévelos en círculo de delante hacia atrás para sentir cómo trabajan los omóplatos. Repítelo todo 3 veces.

◎ Coloca los dos pulgares en las depresiones naturales situadas en la parte alta de la nuca, bajo los huesos del cráneo.

◎ Presionando suavemente, gira la cabeza hacia la derecha e inclínala un poco hacia el lado mientras estiras la parte izquierda de la nuca, vuelve al centro y efectúa el mismo movimiento hacia el otro lado.

Por la tarde

◎ Para reducir el estrés, mira al suelo y camina lo más despacio posible fijando la atención en cada movimiento; así desconectas la mente y te centras en ti mismo.

◎ A continuación, si es posible, haz el ejercicio caminando hacia atrás y mirando hacia delante a fin de aflojar los músculos.

Por la noche

◎ La musicoterapia puede favorecer un buen sueño: haz un montaje musical alternando cuatro músicas y escúchalo con los ojos cerrados (y si es posible, con auriculares).

◎ La primera debe tener un poco de ritmo; para la segunda, escoge una música que te guste especialmente (con voz o instrumental); la tercera debe ser más neutra (sin ninguna emoción en particular); y la cuarta, incluir sonidos del mar (se encuentran fácilmente de forma gratuita en internet).

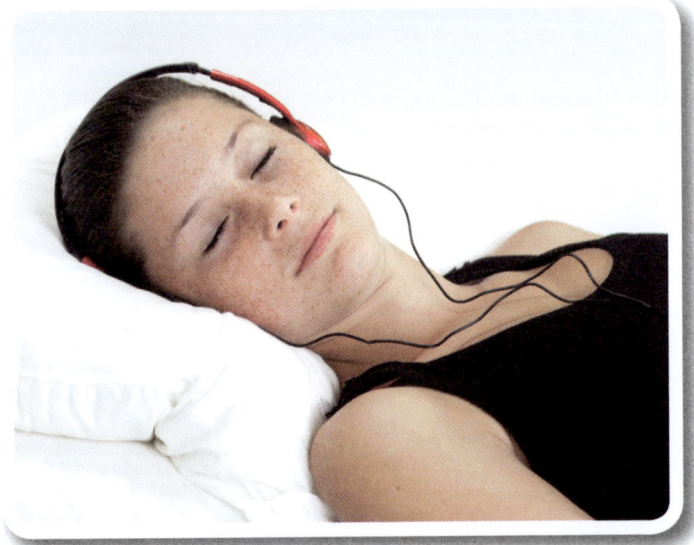

LA MUSICOTERAPIA PUEDE AYUDAR A DORMIRSE Y A FAVORECER UN SUEÑO REPARADOR.

Mi espacio cocooning

Dolor de garganta

◎ El estrés puede provocar dolor de garganta, ya que las cuerdas vocales trabajan intensamente, reciben bacterias y contaminación, y la infección es cada vez mayor. Haz gárgaras regularmente con este preparado: ½ cucharadita de sal disuelta en 20 cl de agua templada. ¡Esto reduce en un 40 % el riesgo de infección respiratoria durante el invierno! Hazlo, si es posible, por la mañana y por la noche. Puedes variar añadiendo ½ cucharadita de cúrcuma (antioxidante).

◎ Una garganta amenazada por las anginas: ½ limón y 1 cucharadita de miel en un vaso de agua, 3 veces al día.

◎ Para las aftas, prepara una infusión con una rama de tomillo y haz gárgaras.

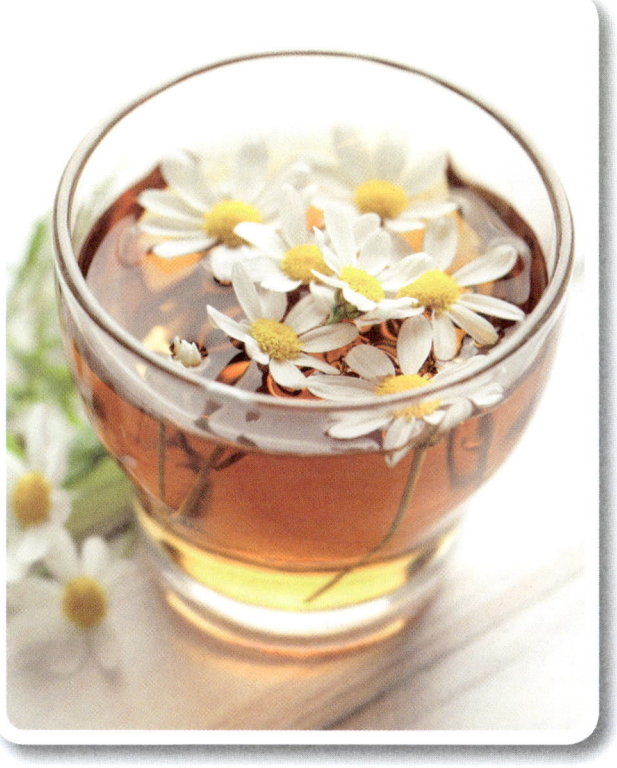

Dolor de muelas

◎ Ponte un clavo de olor contra el diente o la parte de la encía que te molesta.

◎ Para un dolor agudo de muelas, ponte una bolsa de hielo sobre la zona afectada. También puedes frotar la encía o la muela con un diente de ajo majado, que de esta forma libera unas propiedades antibióticas. ¡Remedios de abuela que, pese a todo, alivian!

Alimentación anticaries

◎ Después de haber comido golosinas es aconsejable ingerir los siguientes alimentos:

El queso posee elementos nutritivos importantes para los dientes, ayuda a remineralizarlos y contiene lípidos que cubren los dientes con una película protectora.

Las nueces y las semillas no son cariogénicas y neutralizan la acidez después de haber comido azúcar.

La fruta, si se mastica bien, produce saliva, que neutraliza la acidez. Pero, como la fruta contiene azúcar, ¡come solo una pieza! Y para evitar la acción del azúcar de los zumos de fruta en los dientes, recuerda beber con una pajita.

El sueño

◎ La raíz de valeriana en tisana te ayudará a dormir; puedes combinarla con flores de pasiflora o de manzanilla.

◎ ¡Añade una rodaja de limón, pues tiene un sabor muy «marcado»!

SEMANA 9 — *Mi momento antiestrés*

Desestresarse mediante la luz

◎ La escasez de luz en invierno hace que el cuerpo se fatigue antes, la inmunidad física y psicológica disminuya y el estado de ánimo se resienta. A continuación, te ofrecemos unas ideas para soportar mejor estos períodos

◎ Tendrás que hacer una pequeña inversión económica, pero merece la pena. Podría ser también un regalo útil para toda la familia, y a muy largo plazo práctico para todos. Por supuesto, estos aparatos son ayudas complementarias, de modo que si los problemas persisten hay que consultar a un especialista.

Lámparas de luminoterapia

◎ Devuelven la intensidad luminosa que necesitas en invierno. La bombilla puede despedir 10.000 lux y te ayuda a cargarte de energía en sesiones de media hora al día, generalmente por la mañana, colocada a 60 cm del cuerpo y sin dirigir la mirada hacia ella. ¡Por la noche no, para evitar estar después demasiado despierto! En quince días ya notas unos excelentes resultados.

◎ Algunas lámparas se adaptan para la mesa de trabajo. ¡Y las hay más anchas que pueden utilizarse para «iluminar» a toda la familia durante el desayuno!

◎ Requisito indispensable: Directiva 93/42/CEE.

Simulador de amanecer

◎ El principio, como su nombre indica, es despertar gradualmente al cuerpo, sin sobresaltos, al contrario de lo que hace el despertador. La melatonina (hormona del sueño) disminuirá poco a poco bajo la acción progresiva de la luz, que despertará el cortisol (hormona del despertar).

◎ El simulador se pone encima de la mesilla de noche, preparado para que se encienda entre 20 y 30 minutos antes de la hora deseada.

◎ Interesante: algunas lámparas incluyen una función «sueño» con un descenso gradual de la luminosidad. ¡Es muy eficaz para los que tienen dificultades para dormirse sin luz, sean adultos o niños! También existe una función de luz tenue.

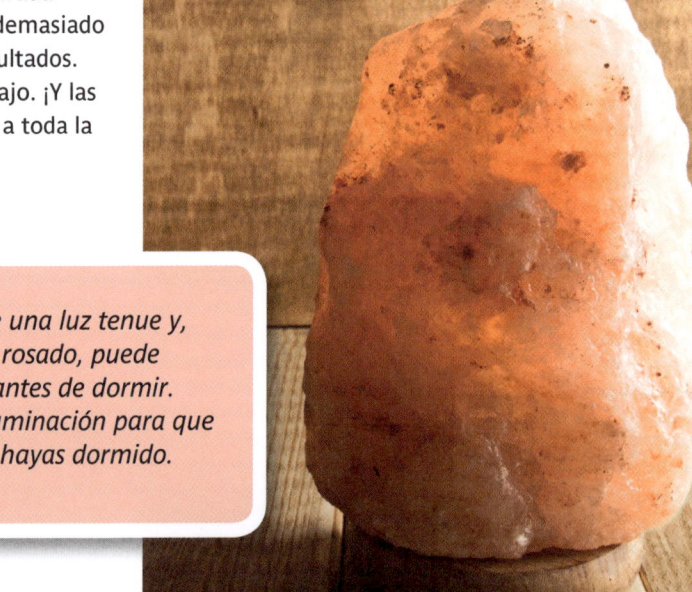

> *Una lámpara de sal emite una luz tenue y, gracias a su color suave y rosado, puede ayudarte a desestresarte antes de dormir. Programa el tiempo de iluminación para que se apague sola cuando te hayas dormido.*

LA LUMINOTERAPIA PUEDE AYUDARTE A CARGAR EL CUERPO DE ENERGÍA, INCLUSO EN PLENO INVIERNO.

Mi momento arteterapia

🖍 Pintura de los colores de la vida

◎ Con pintura, colorea primero el fondo de cada flor como quieras. Luego añade vida utilizando un bastoncillo de algodón para hacer un punteado.

◎ ¡No solo darás vida a esta representación, sino que también actuarás sobre tu nivel de estrés!

◎ Escribe lo que representa para ti el sentimiento de alegría:

Medita sobre esta frase:
La alegría es un poder; cultívalo.
— Dalái lama

Truco de salud

Deja que tu mirada se pasee sobre los colores del dibujo, inspira abriendo bien los hombros al tiempo que empujas hacia fuera el pecho y el abdomen, y espira metiéndolos hacia dentro. Disfruta de la calma que se crea en ti.

Mi camino del bienestar

Por la mañana

◎ Escanea tu cuerpo (en la ducha, sentado en una silla o de pie): inspira por la nariz y espira como si lo hicieses a través de una pajita, centrando la atención en la relajación del rostro y de la nuca, si está rígida; a la vez que espiras, masajéate la cara.

◎ Continúa con el torso, siente si hay tensión o no, e intenta eliminarla masajeando con las palmas de las manos. Afloja bien los antebrazos haciéndolos girar.

◎ Después, pasa a la pelvis. Termina con los muslos y las pantorrillas; date unos golpecitos por la zona si está muy tensa.

◎ Repítelo por la tarde.

Por la tarde.

◎ Para alejar las ideas pesimistas (o pensamientos parásitos), escríbelas en una gran hoja en blanco, visualízalas, luego coge la hoja y estrújala con fuerza.

◎ Pon toda tu energía en ese gesto y tira el papel a la basura, levantando acta mentalmente de que te has liberado de esos malos pensamientos.

◎ Hazlo con todas las ideas o pensamientos perturbadores.

Al final de la tarde

◎ Para separar mejor tu vida profesional de tu vida privada, antes de marcharte del lugar de trabajo tómate el tiempo justo para practicar un automasaje en el centro de las palmas de las manos. Mientras te dices que dejas tus preocupaciones laborales allí, utiliza el pulgar de la mano derecha para

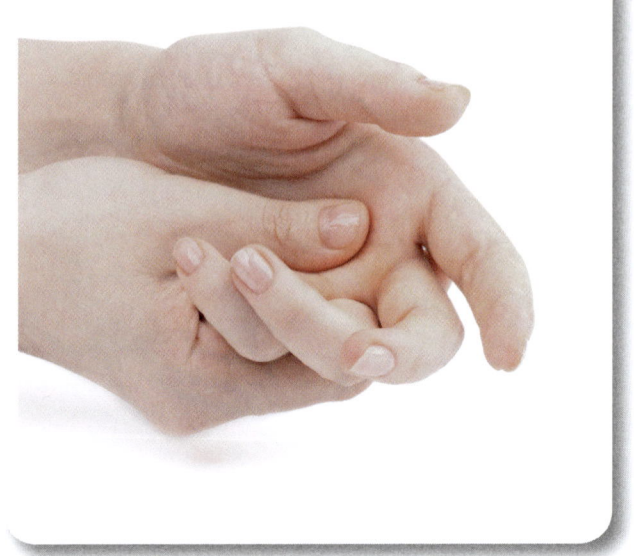

masajear la palma de la mano izquierda desde el centro hacia la muñeca y luego desde el centro hacia las almohadillas que preceden a los dedos.

◎ Presiona fuerte sobre el borde interior de la mano y termina masajeando en círculo justo el centro de la palma. Repite el mismo ejercicio con la otra mano.

Por la noche

◎ Acuérdate de relajarte simplemente tumbándote con los pies elevados para favorecer la circulación de la sangre.

Mi espacio cocooning

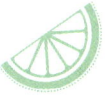
La vitalidad a través de las semillas germinadas

◎ Fáciles de cultivar y muy agradables de consumir, las semillas germinadas contienen todo el poder de las plantas adultas.

◎ Solas o en la ensalada, hay que masticarlas bien a fin de liberar todas sus enzimas.

◎ Puedes ponerlas sobre un algodón empapado de agua en un plato (cambiar todos los días el algodón), sin exponerlas directamente al sol, o comprar un pequeño germinador en una tienda ecológica.

◎ De 3 a 5 días después están a punto para consumirlas. Sus propiedades:

Los germinados de cereales (trigo, trigo sarraceno, espelta, cebada...) aportan las enzimas digestivas, vitaminas y azúcares simples.

Los germinados de leguminosas (lentejas, soja verde, guisantes, judías...) aportan proteínas vegetales en abundancia.

Los germinados de oleaginosas (girasol, lino, calabaza, sésamo...) son ricos en vitaminas y minerales.

Los germinados de plantas (alfalfa, trébol, berro, mostaza...) son ricos en clorofila, minerales y oligoelementos raros.

◎ Dales prioridad una semana al mes y reforzarás tu capital salud.

◎ Se venden mezclas preparadas, algunas ya germinadas (tiendas de alimentos ecológicos). ¡A los niños les encantan!

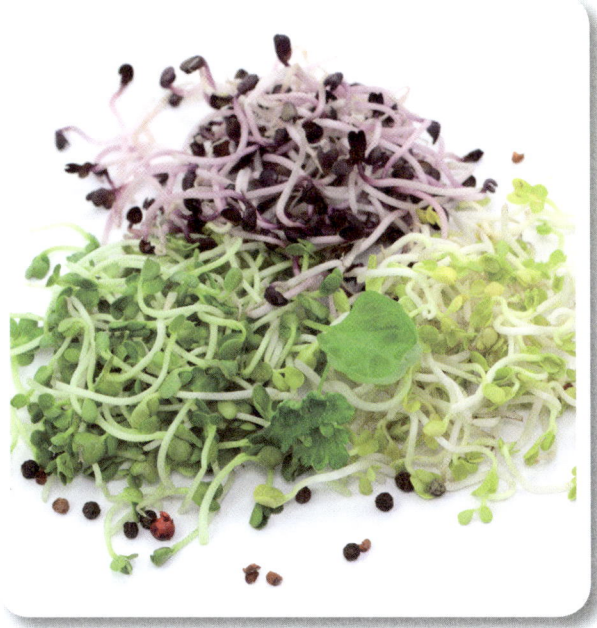

Tisana vitaminada

◎ Una mezcla que prácticamente cubre las necesidades de vitamina C de un día: una naranja + una cucharadita de miel + agua caliente.

◎ Una cucharada de ortigas en infusión durante 5 minutos aporta hierro y calcio. Bébela 3 veces al día para tener la dosis diaria recomendada.

SEMANA 10 — Mi momento antiestrés

¡Si existe un movimiento completo para desestresar es en yoga! El saludo al sol hace trabajar absolutamente todo el cuerpo y permite que la respiración alcance la armonía. Por supuesto, haz esto de manera gradual, según lo en forma que estés. En cualquier caso, aunque solo sean siete saludos una vez al día, te pondrás en una forma excelente y eliminarás el estrés.

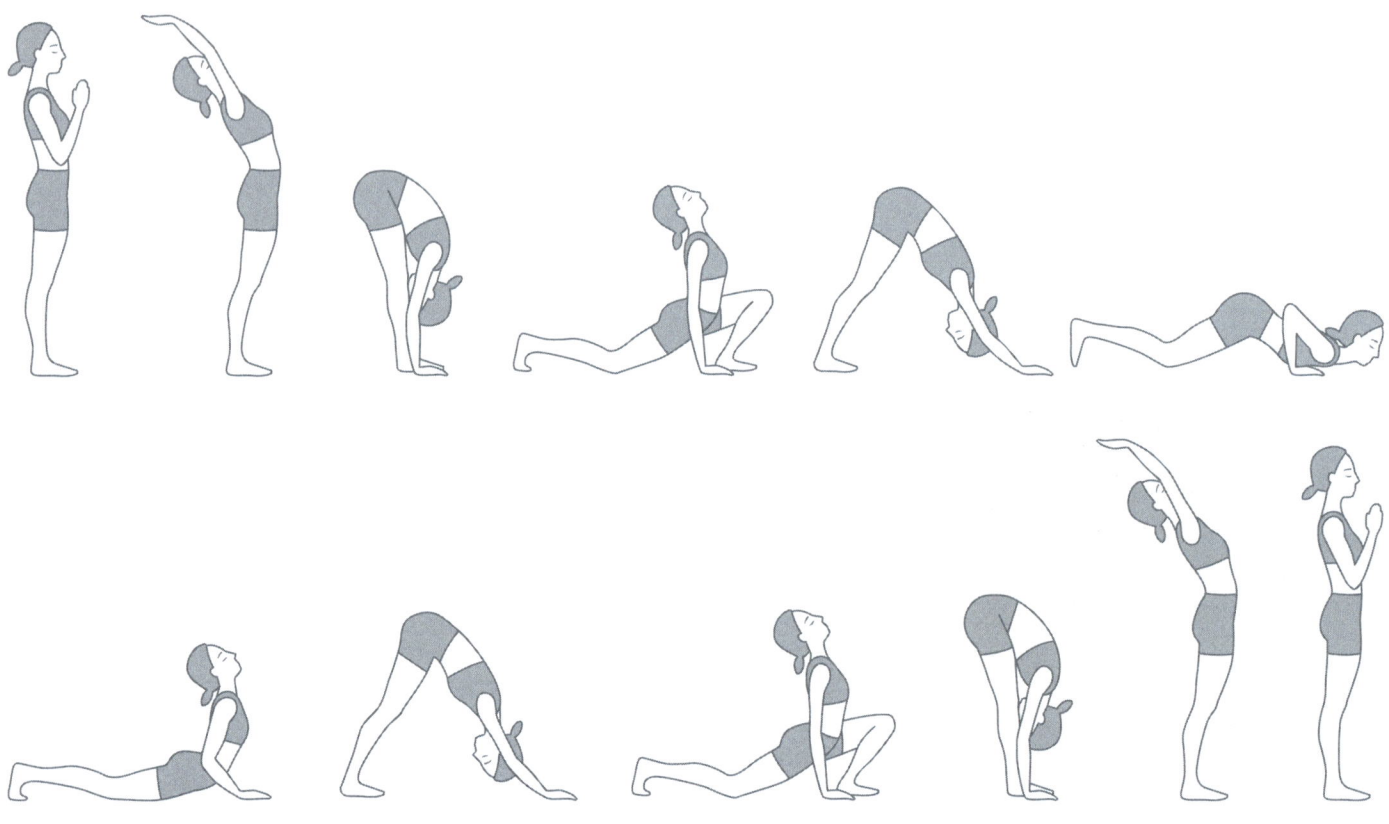

- Termina frotándote todo el cuerpo, «secándote» rápidamente el torso y las piernas con las palmas de las manos.

- A continuación, si es posible, dedica un rato a escuchar una música suave y tomar un té verde o un té con jengibre para hidratar bien el cuerpo.

EL YOGA TE PERMITE DESESTRESARTE Y A LA VEZ PONERTE EN FORMA.

Mi momento arteterapia

Collage familiar

◎ En este *collage* vas a representar tu árbol genealógico cercano. Tú estás en el centro, y hay unas casillas dibujadas para que puedas pegar sobre ellas una foto de tus familiares o indicar su nombre.

◎ Después, escribe con lápiz el vínculo que os une (positivo o difícil).

◎ Piensa si alguna relación está influida por otra persona que ocupa un lugar alejado en el árbol. Si es así, traza rayas que unan a esas dos personas.

◎ Podrás aclarar ciertas situaciones y anotar soluciones. Haz también un análisis preciso de la situación en el trabajo, con los amigos...

◎ Escribe unas palabras para clarificar mejor ciertas relaciones:

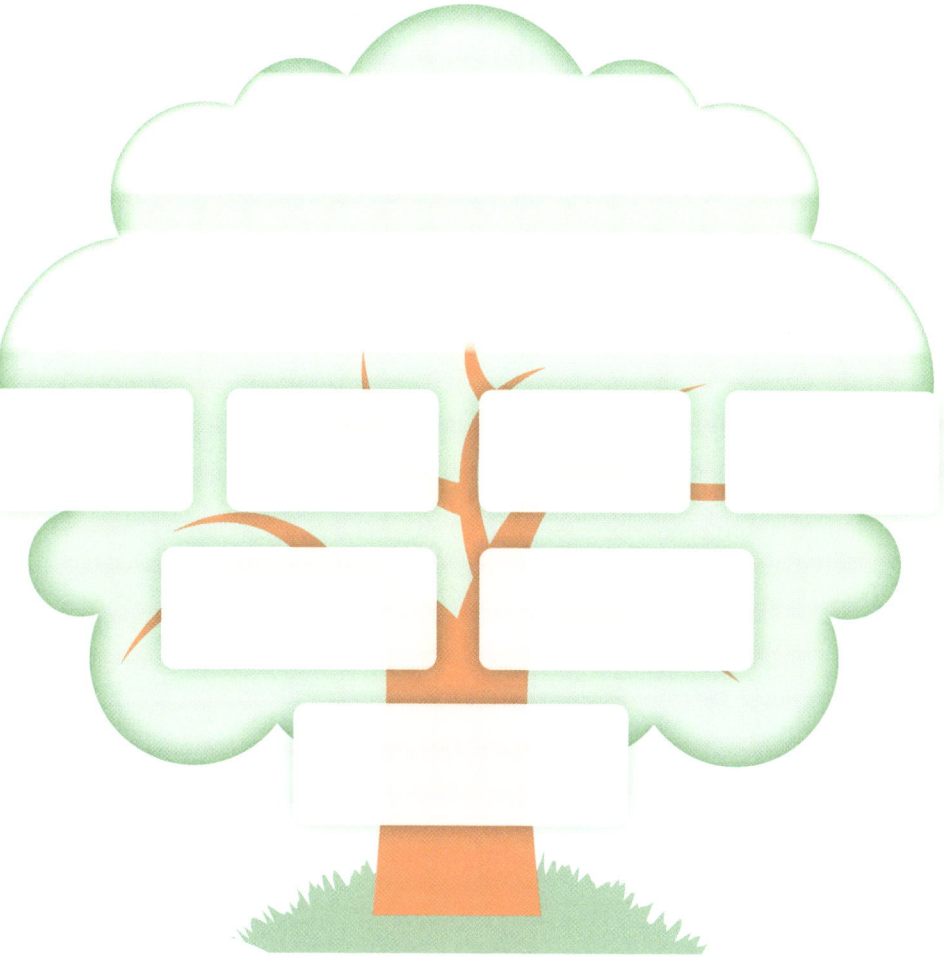

Medita sobre esta frase:

Si uno apreciara a su familia, querría ser de su agrado, y si quisiera ser de su agrado, estaría perdido.

— Jules Renard

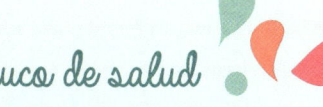 Truco de salud

En posición erguida, con los pies juntos, inspira levantando un brazo y espira inclinando el torso hacia el lado opuesto. Haz lo mismo cambiando de brazo y de lado. Repítelo todo 3 veces para relajarte mentalmente.

Mi camino del bienestar

Por la mañana

◎ En la ducha, enjabona primero con cuidado las articulaciones, una a una, masajeándolas: hombros, nuca, codos, muñecas, pelvis, rodillas, tobillos..., y pasa después un potente chorro de agua en círculo, en el mismo orden, para enjuagarlas y masajearlas con agua. ¡Tonificación garantizada!

A mediodía

◎ Prepárate para disfrutar mejor de la comida mediante la respiración. Inspira sacando la barriga y espira invirtiendo más tiempo que en la inspiración, mientras apoyas los dedos bajo el esternón y te inclinas hacia delante.

◎ Intenta añadir al final de la espiración 3 breves expulsiones de aire. Repítelo todo 3 veces.

Por la tarde

◎ Para volver a centrarte, practica una meditación de armonía: caliéntate las manos frotando las palmas una contra otra, luego inspira con la palma de la mano derecha bajo el ombligo y la otra sobre el plexo solar.

◎ Continúa inspirando con la palma de la mano derecha sobre el plexo y la de la izquierda en el centro del pecho.

◎ Termina poniendo la palma de la mano derecha sobre el cuello y la de la izquierda sobre la frente. Cierra los ojos, relaja la mente unos instantes y reanuda tus actividades.

Concentración del final de la tarde

◎ Los *mudra* permiten conectar puntos reflejos entre sí y te obligan a concentrarte para realizarlos correctamente. Aquí tienes 2 que debes encadenar poco a poco, respirando despacio. Puedes practicarlos también en el trabajo e inventarte otros.

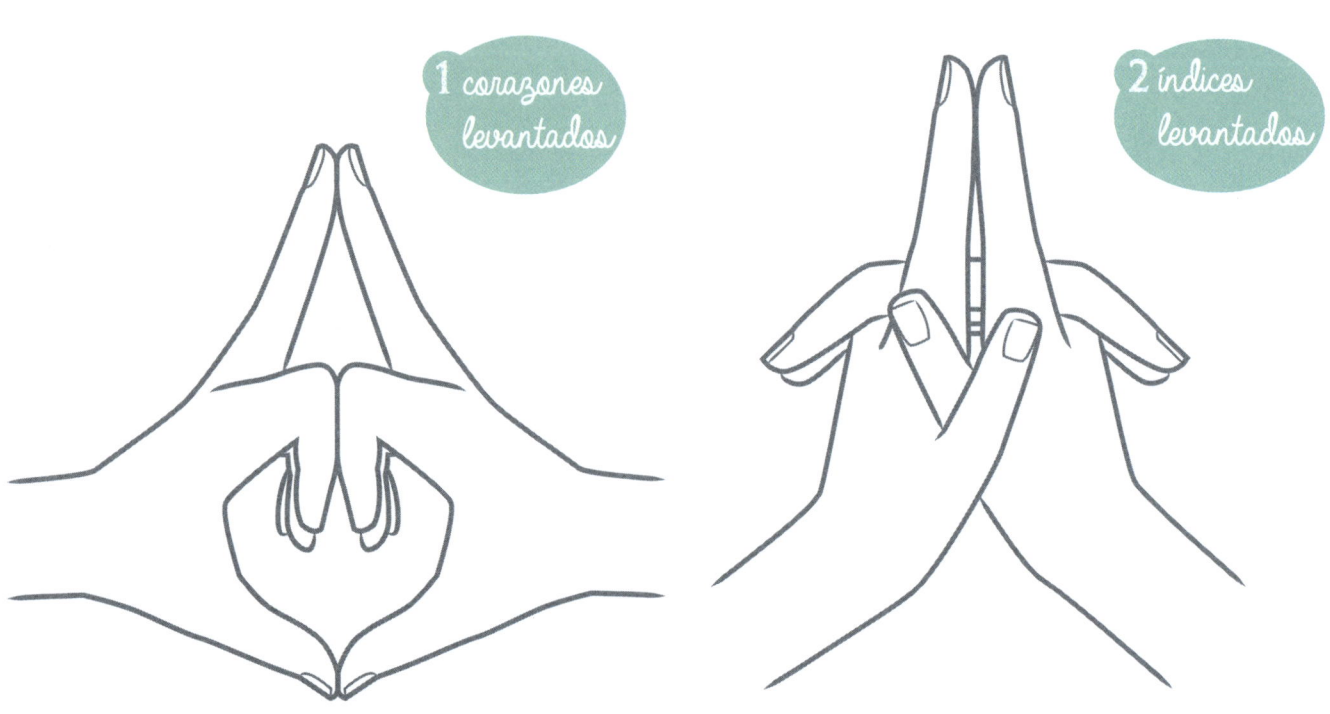

1 corazones levantados

2 índices levantados

Mi espacio cocooning

Cura de agua Hydroxydase

◎ Conocida por ser tan eficaz como una cura termal, se aconseja tomarla en cuanto uno empieza a sentirse deprimido, con frecuencia a causa del cansancio unido a contrariedades. Rica en litio y magnesio (antidepresivos naturales), posee un gran poder antioxidante.

◎ También depura para los riñones y el hígado. A razón de dos botellas (20 cl) al día, se consume lentamente y fuera de las comidas. ¡Haz una cura de un mes en cada cambio de estación!

El própolis

◎ Es un antibiótico natural que te ayudará en los momentos en que tu organismo sufre la agresión del frío, la contaminación, los resfriados, las anginas y las toses recurrentes. Ingerido, el própolis limpia los intestinos como un antiparasitario natural.

◎ El menos caro es el que encontrarás en tintura madre: 7 gotas disueltas en un poco de agua, mañana y noche.

◎ También lo tienes en forma de pastillas para chupar. ¡Es muy efectivo combinado con jalea real!

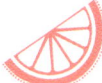
Jengibre azucarado

Aquí tienes una receta con virtudes energizantes y antisépticas:

◎ Pela 500 g de raíz de jengibre fresco y ponla en una cazuela.

◎ Cúbrela con agua y déjala en remojo 30 minutos. Cambia el agua y hiérvela 5 minutos. Tira el agua y repite 2 veces el proceso de 5 minutos con agua limpia.

◎ Echa 400 g de azúcar en la cazuela vacía y el jengibre que acabas de cocer, cubre con bastante agua y cuece a fuego lento hasta que el agua se haya evaporado por completo.

◎ Una vez que el jengibre está transparente (si no, continúa la cocción 5 minutos más), ponlo en un plato, espolvoréalo ligeramente con azúcar y déjalo secar.

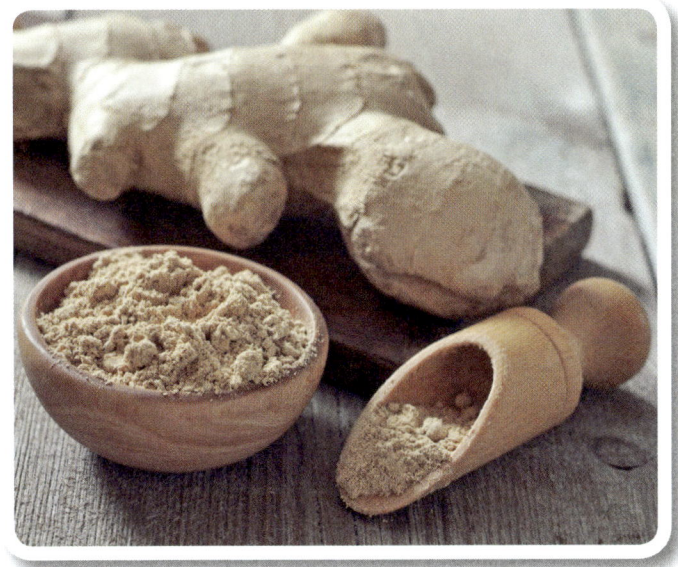

¡LA CURA DE AGUA HYDROXYDASE ES TAN EFICAZ COMO UNA CURA TERMAL!

SEMANA 11 — *Intercambio solidario*

Altruismo: actuar con vistas a beneficiar a los demás sin esperar nada a cambio.

◎ El altruismo libera muchas energías, sobre todo la del estrés relacionado con la soledad, el exceso de emociones mal gestionadas, la sensación de inutilidad... Cuando decides implicarte personalmente, trazas una línea de compromiso con resultados casi siempre visibles, que son espejos de reflejos positivos sobre lo que eres capaz de hacer en concreto. Es, pues, una abertura que crean el corazón y la mente en la cotidianidad que vives. ¡Es simple, directo y beneficioso para todos!

Hagamos ahora una pausa-conciencia que te ayudará a definirlo mejor. Responde con la mayor espontaneidad posible, sin emitir un juicio personal. Se trata simplemente de hacer balance.

◎ ¿Cuáles son las acciones altruistas más recientes que has realizado?

....
....
....
....
....

◎ ¿Cuáles son las acciones altruistas más recientes de las que te has beneficiado?

....
....
....
....
....

◎ Haz una síntesis de estas dos primeras cuestiones. ¿Hay equilibrio, desproporción, otro reflejo inesperado? Explícalo.

....
....
....
....
....

◎ ¿Te sientes dispuesto a implicarte sin esperar nada a cambio? ¿Qué acción altruista podrías realizar en este mismo momento?

....
....
....
....
....

EL ALTRUISMO LIBERA MUCHAS ENERGÍAS: ¡APROVÉCHALAS!

Creatividad solidaria

Depende de ti organizar actividades que incluyan a tus allegados, vecinos o desconocidos. El altruismo también es animar a la gente a actuar junta, una manera de escribir una historia en común y de sembrar semillas positivas y desinteresadas para el futuro de todos.

Los tres deseos maravillosos

◎ Es la manera más simple y directa de empezar. Propón a tres personas de tu entorno hacer realidad un deseo de cada una de ellas que sea sencillo y esté a tu alcance. ¡Nada de falsas promesas ni de objetivos imposibles!

◎ Pide simplemente a cambio que cada una de esas personas se comprometa a ofrecer también el cumplimiento de un deseo desinteresado a otras tres. ¡Esas tres personas harán lo mismo, y así sucesivamente!

◎ ¡Una persona de base (tú) empieza a construir una pirámide de ayuda mutua que avanza con potencia 3!

◎ Para llegar lo más lejos posible en esta cadena, será indispensable que, en un momento dado, haya personas que se conocen muy poco o incluso nada en absoluto.

◎ En tal caso, resultará útil y positivo hacer un blog (gratuito) donde figuren los deseos ya cumplidos, escribiendo simplemente las iniciales de las personas que han participado y el lugar geográfico de la realización de dichos deseos.

◎ La única persona visible es la que se encuentra en el vértice de la pirámide (tú, si quieres), pues ver al individuo que ha construido ese vínculo tranquiliza a la gente sobre ese tipo de iniciativas, además de que te aporta un reconocimiento personal.

◎ Más adelante quizá algunos quieran que se les conozcan, lo que reforzará todavía más el proyecto.

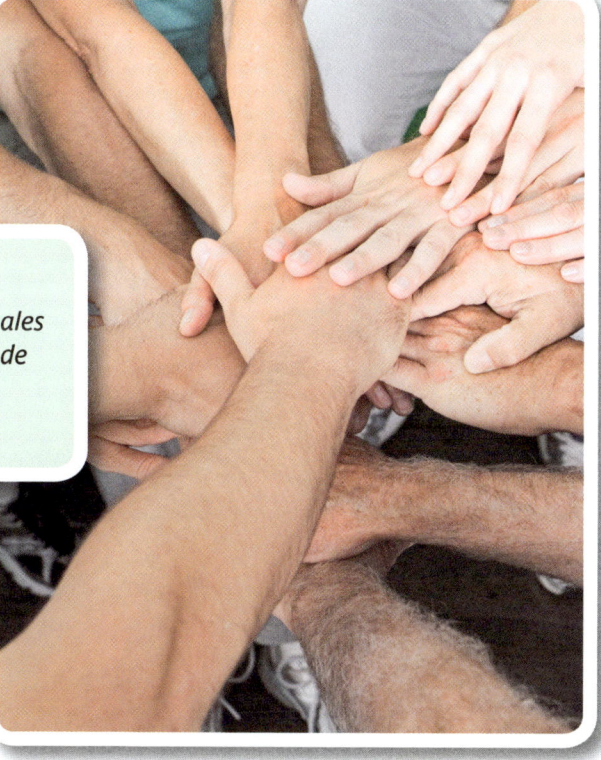

Este tipo de construcción de intercambio solidario ya ha creado cadenas internacionales y permitido que se conozcan personas que de otro modo nunca se hubieran relacionado, ¡en ocasiones incluso siendo vecinos!

Arteterapia colectiva

Con esta representación de la Tierra, pide a tus allegados dispuestos a participar que añadan su toque personal de acuerdo con un tema propuesto. Recuerda escanear el dibujo y ampliarlo antes de empezar.

Colorear, recortar ilustraciones, hacer *collages:* se permite cualquier forma de expresión, simplemente cada uno debe encontrar su lugar.

Tema 1: la Tierra tal como la percibes.

Tema 2: la Tierra tal como te gustaría verla.

Tema 3: la Tierra en sus orígenes.

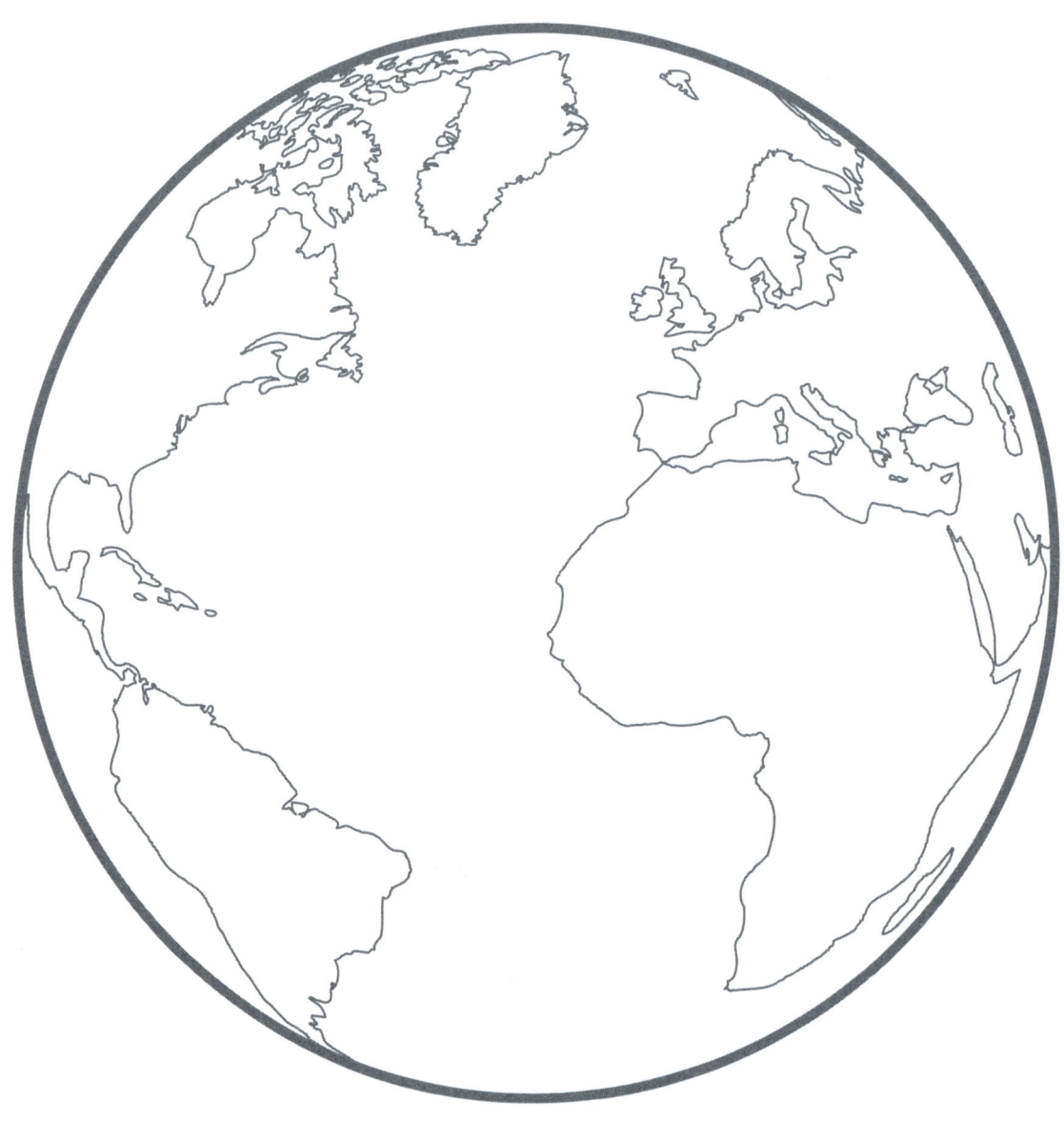

Mi momento antiestrés

SEMANA 12

Te proponemos una segunda sesión de meditación (la primera está en la semana 2). Esta estará enfocada a la escucha de las señales del cuerpo y de lo que te rodea en el momento preciso en que meditas: eso constituye el presente del instante que vives. Este tipo de meditación, llamada «de plena conciencia», obliga a estar centrado y comprender a la vez el papel «implicador» de la cotidianidad, pero también el de posible observador de los fenómenos. La distancia que ello proporciona es muy interesante para fomentar un estado de serenidad mientras la tormenta arrecia. Empieza con 3 minutos, luego intenta pasar gradualmente a 5, a 7, etc.

◎ Estás sentado con la espalda erguida, pero distendido. Calienta las palmas de las manos frotándolas una contra otra y masajéate la cara y el torso rápidamente. Puedes cerrar los ojos o dejar que la mirada se pose en el suelo.

◎ Durante el primer minuto, dirige la atención al aire que entra y sale por tu nariz. Después concéntrate en cada parte del cuerpo, empezando por el rostro. ¿Está crispado? Respira profundamente, al tiempo que imaginas que distiendes toda la cara. Continúa así hasta llegar a los dedos de los pies.

◎ Ahora permanece atento a todos los sonidos que te rodean, empezando por los más cercanos. Siente que tienes los oídos bien abiertos, a la escucha, pero también una segunda atención, más intensa, que se abre en alguna parte de ti. Esta es el resultado de tu concentración en el instante.

◎ Ahora céntrate en los sonidos cercanos a ti. Luego quédate con los ojos cerrados, simplemente viviendo el instante, disfrutando de ese bienestar. No olvides estirarte para reanudar a continuación tus actividades.

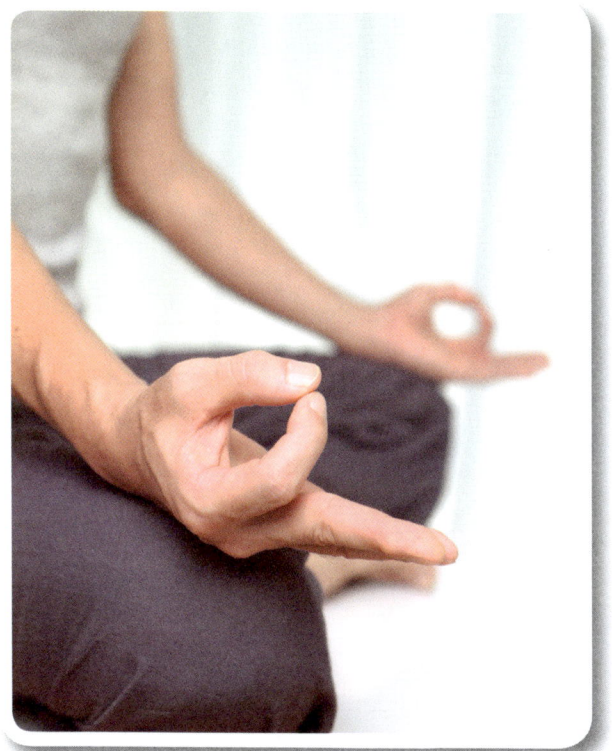

LA MEDITACIÓN ES EL ARTE DE SABER ESTAR PRESENTE EN CADA INSTANTE.

Mi momento arteterapia

✏️ Mandala de evasión

◎ Avanza desde el centro hacia el exterior, utilizando todos los matices de los colores fríos (violeta, azul, verde) para ir hacia los colores cálidos (amarillo, naranja, rojo).

◎ Escucha al mismo tiempo una música llena de dulzura que te permita evadirte.

◎ Describe el lugar mágico donde te gustaría estar:

....
....
....
....
....
....
....
....
....
....
....
....
....
....
....

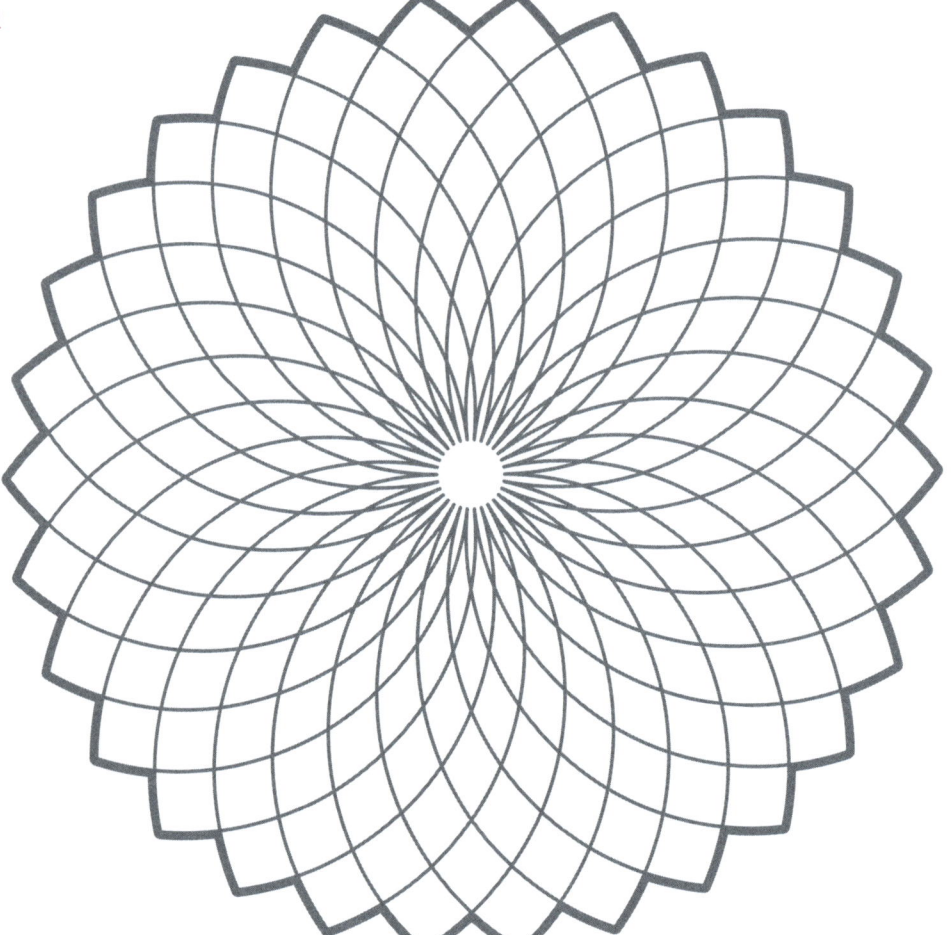

Medita sobre esta frase:
La felicidad no se encuentra, se hace. La felicidad no depende de lo que nos falta, sino de la forma en que utilizamos lo que poseemos.
Arnaud Desjardins

Truco de salud

Mira unos instantes el centro del dibujo (zoom) y luego deja vagar la mirada sobre lo que te rodea. Alterna varias veces entre zoom y «no zoom»: relajarás tu sistema visual.

Mi camino del bienestar

Por la mañana

◎ La postura del gato estirándose es perfecta para «alisar» el cuerpo nada más empezar la mañana. Por supuesto, nunca debes forzarlo; respeta tu ritmo y tus posibilidades del momento. Repítelo 7 veces.

◎ Termina los 7 encadenamientos levantando las nalgas hacia atrás y poniéndote de pie con el torso todavía inclinado. Para acabar, estira el torso con los brazos caídos a lo largo del cuerpo.

Por la tarde

◎ El estrés hace que las glándulas suprarrenales liberen adrenalina, la tensión aumente y las defensas inmunitarias bajen.

◎ Aquí tienes una manera de reforzar las suprarrenales: túmbate bocabajo con las manos cruzadas bajo el vientre. Inspira levantando (sin llegar muy arriba) la pierna derecha.

◎ Contén la respiración unos instantes y baja la pierna. Cambia de pierna y repite el ciclo completo 7 veces. Este ejercicio favorece la respiración dorsal.

Por la noche

◎ Siéntate sobre los talones, apoya la frente en el suelo y estira los brazos hacia atrás, junto a las piernas. Así relajas toda la espalda y haces que la sangre fluya durante unos instantes al cerebro.

◎ Es un ejercicio muy regenerador que solo requiere 5 minutos, y la distensión está asegurada.

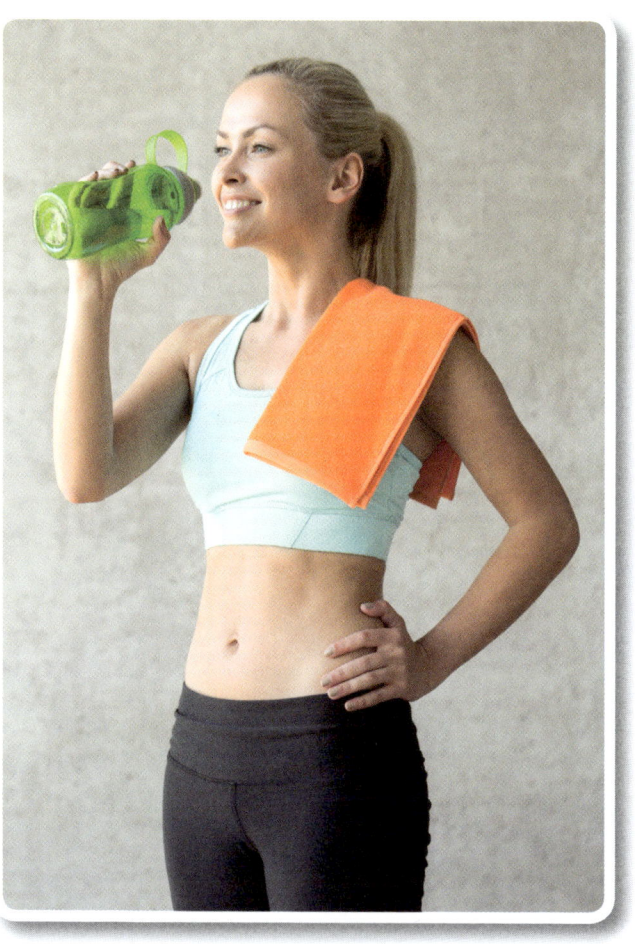

Mi espacio cocooning

Las plantas

Las plantas tienen la ventaja de dar un toque natural al ambiente, pero también de «descontaminar» la atmósfera. ¡Decorando la casa (salvo en los dormitorios), algunas pueden incluso florecer 2 veces al año!

◎ Para un lugar demasiado seco, elige plantas que humidifiquen el aire: la diefembaquia, la gerbera y el potos.

◎ Para luchar contra los conservantes que despiden los muebles, el tabaco...: el ficus y la kentia.

◎ Para combatir el amoníaco presente en los productos de limpieza: el anturio, la hiedra (se adaptan bien en la cocina y en el cuarto de baño).

◎ Para poner junto a las conexiones a internet y a los ordenadores: el filodendro rojo, la beaucarnea y el cactus.

Las frutas y verduras

Los zumos de verduras ayudan a lo largo de todo el año (tomando sobre todo los de temporada) a no estar faltos de vitaminas. Una licuadora te permitirá conservar una buena parte de la fibra que necesitas. Se recomienda combinarlas con manzana: manzana-zanahoria, manzana-remolacha, manzana-hinojo, manzana-apio, manzana-col lombarda...

◎ También puedes añadir media pieza de otra fruta para dar un sabor más dulce: ½ naranja o clementina, unas gotas de limón. Tómate un vaso antes de las comidas.

◎ Para el dolor de articulaciones, bebe 3 tazas al día de té sencha (un té verde con grandes propiedades antiinflamatorias); acuérdate también de añadir cúrcuma a los platos (también un potente antiinflamatorio), y por la noche prepárate una infusión de ulmaria (las puntas floridas), muy eficaz.

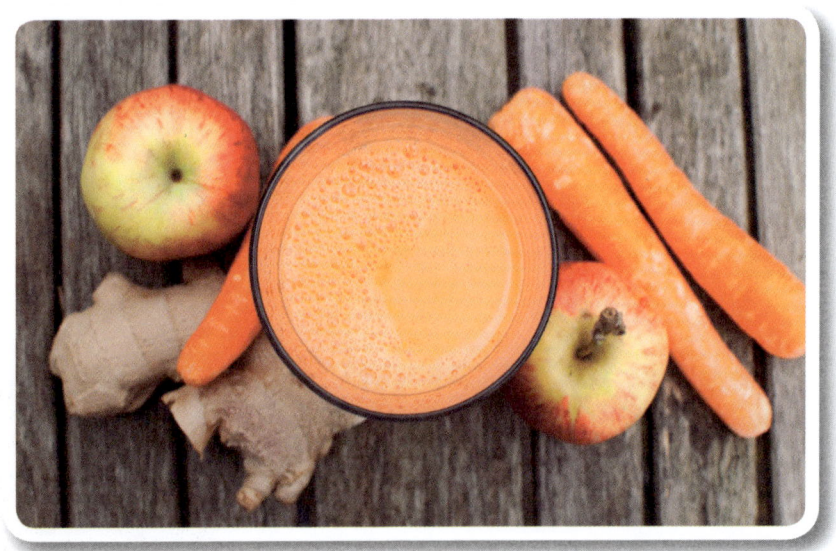

Mi momento antiestrés

SEMANA 13

Trabajar la energía: ¡la acumulación de cansancio y estrés suele ser la causa de que nos sintamos «agotados», sin energía! Es importante tomar conciencia de que nuestro cuerpo también propone otras formas de alimento energético: ¡es posible extraer fuerza de la alimentación elegida o de un pensamiento guiado en todo momento por una dinámica de éxito! Las tradiciones asiáticas hablan de energía universal, llamada «prana» o «chi», mientras que Occidente habla de «soplo vital», de campo etérico.

Esa energía nutriente que nos rodea circula por nuestro cuerpo a través de los meridianos (de ahí la acupuntura) o de los chacras (ruedas de luz). La armonía de estos sistemas de energía que, mediante un trabajo regular, te devolverá vigor y serenidad puede obtenerse de la manera descrita a continuación. Utiliza primero el esquema propuesto, pues te permitirá después visualizar mejor los chacras y los colores asociados.

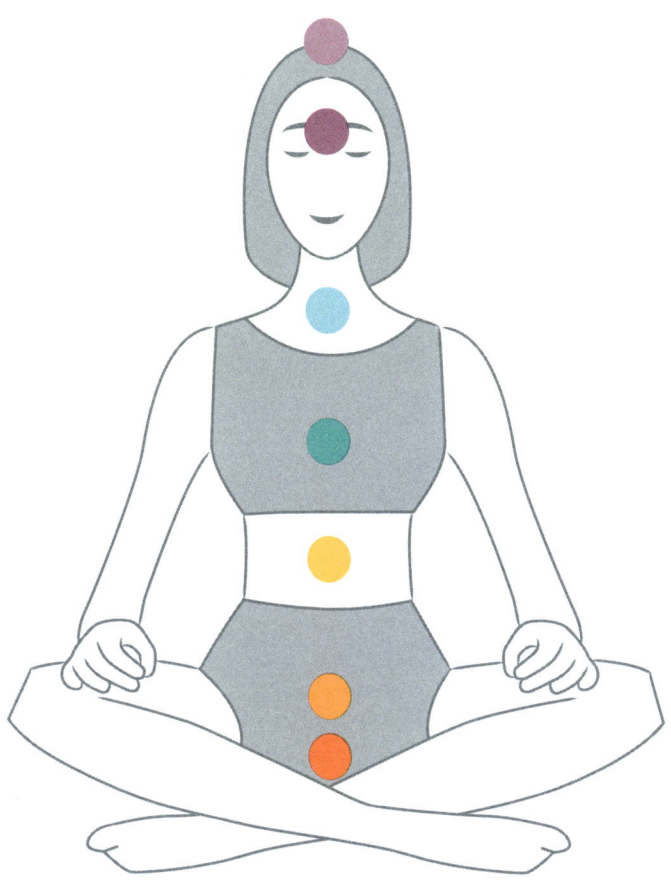

◉ Sentado con las manos sobre las rodillas, con las palmas hacia arriba, respira pausadamente y cierra los ojos.

◉ Para empezar, debes permitir mentalmente que el *prana* regenere todo tu ser e intentar percibir los colores que salen de cada chacra de tu cuerpo (no te preocupes si no lo consigues).

◉ Pronuncia con voz grave al principio el sonido A, intentando hacer vibrar la parte inferior del cuerpo. Pasa luego a los sonidos O, U, E, I, M, subiendo hacia el cráneo, que vibrará fácilmente con el sonido M (tu voz se elevará también de manera natural).

◉ Imagina, al mismo tiempo que pronuncias esas letras, que haces subir energía del suelo hacia tu cabeza, energía que alcanza el cielo.

◉ Pronúncialas después en sentido inverso para regresar a la tierra: M, I, E, U, O, A.

◉ Repítelo 7 veces y luego disfruta de esos instantes de quietud en los que la energía llena tu cuerpo y lo armoniza.

¡PIENSA EN TODAS LAS FORMAS EXISTENTES DE ALIMENTO ENERGÉTICO PARA SENTIRTE EN PLENA FORMA!

Mi momento arteterapia

✏️ Pintura de energía

◎ Eligiendo tus propios colores, pinta este dibujo partiendo del centro y avanzando en el sentido de las agujas del reloj, como para acelerar el movimiento de energía.

◎ Escribe unas líneas sobre la calidad de tu energía:

....
....
....
....
....
....
....
....
....
....
....
....
....
....
....
....
....

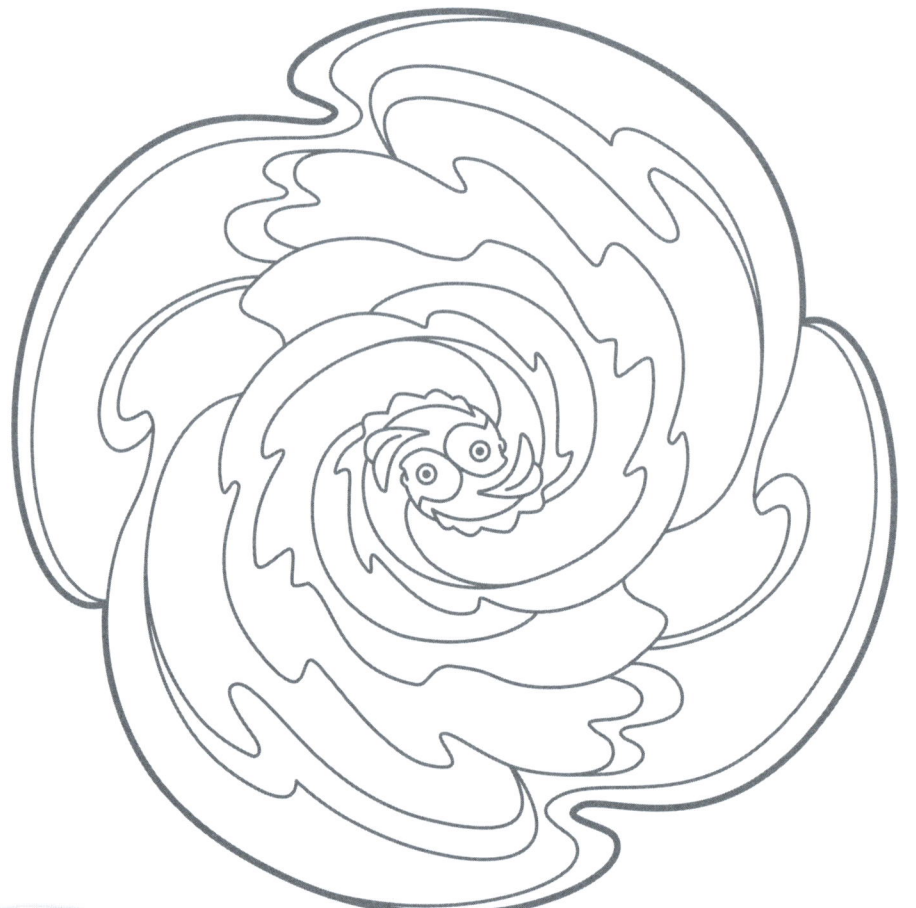

Medita sobre esta frase:
Es posible que olvides las palabras amables que has dicho hoy, pero la persona a la que iban dirigidas puede atesorarlas toda la vida.

Dale Carnegie

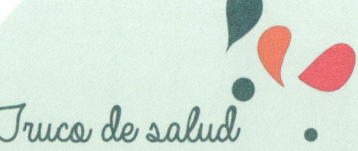

Truco de salud

Mantén los ojos cerrados durante 3 minutos, imagina el cielo azul y el sol frente a ti, inspira impregnándote de esos colores y de la energía de los rayos del sol; luego espira mientras notas cómo esos beneficios penetran en tu cuerpo. Te sientes bien...

Mi camino del bienestar

Este camino representa la continuación del trabajo sobre la energía. Los *mudra* (que ya vimos en la semana 10) son eficaces para armonizar las energías y al mismo tiempo encauzarte. De hecho, actúan sobre puntos reflejos. ¡Nada te impedirá realizarlos en tu lugar de trabajo si te sientes sobrecargado!

◎ Sigue el orden indicado (siempre las dos manos en acción), respirando pausadamente en cada etapa.

◎ ¡Termina inspirando hondo y espirando de forma intermitente para regresar del todo al presente!

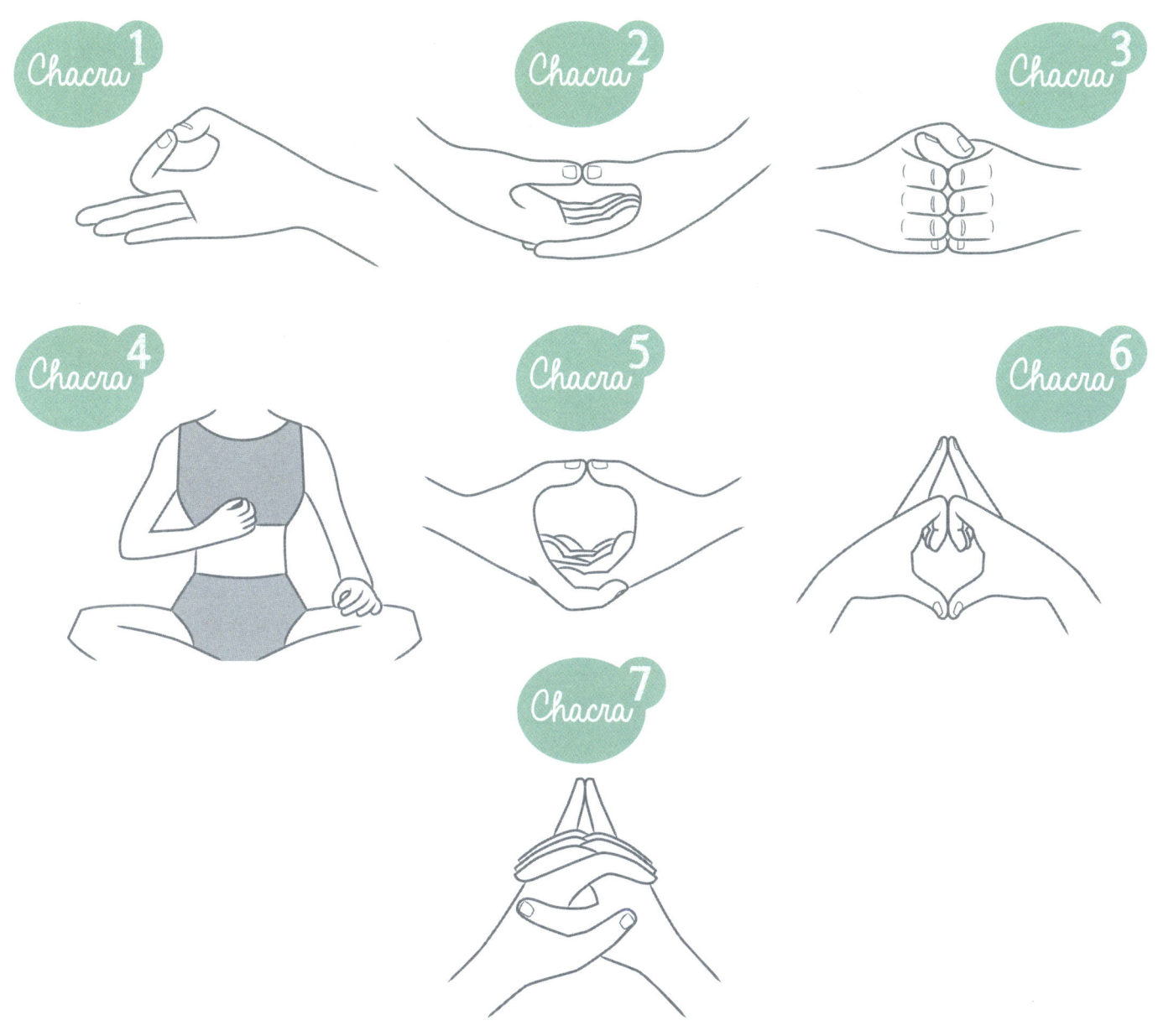

Mi espacio cocooning

 ## Las algas

◎ Asociadas a los cereales y a las verduras, las algas constituyen una excelente fuente de proteínas naturales y son enormemente ricas en minerales y oligoelementos como el yodo, el magnesio marino, el fósforo, el azufre, etc.

◎ El alga de agua dulce, como la espirulina, también es muy buena: ¡cómprala en polvo para combinarla fácilmente con ensaladas verdes! La kumbu, la wakame, la iziki (¡muy rica en hierro!), la nori... son algas que contienen abundante vitamina B12 (recomendada para los vegetarianos) y son sencillas de cocinar: las venden secas y basta ponerlas en remojo para utilizarlas.

◎ Intenta introducir estos productos naturales en tus comidas al menos una vez a la semana.

 ## Reactivar la energía

◎ Prepara una infusión de romero: echa el romero en agua hirviendo y déjalo 10 minutos en infusión. Pásalo por el colador chino y añade una cucharada de vinagre de manzana. Fricciona todo tu cuerpo con esta infusión; ¡sentirás a la vez frescor y vigor!

◎ Una bebida energética simple y eficaz: pon a calentar el zumo de ½ pomelo y ½ limón. Cuando esté templado, añade ½ cucharadita de jengibre. Remueve bien y bébetelo enseguida.

◎ ¡Sustituye poco a poco el café por el guaraná! Esta planta, procedente de la Amazonia, se bebe en lugar del café. Tiene un poderoso efecto neuroestimulante (pero sin cafeína) y también es conocida por su efecto quitahambre. No abuses de ella, tómala únicamente por la mañana y a mediodía. El guaraná se encuentra también en bolsitas para tisana.

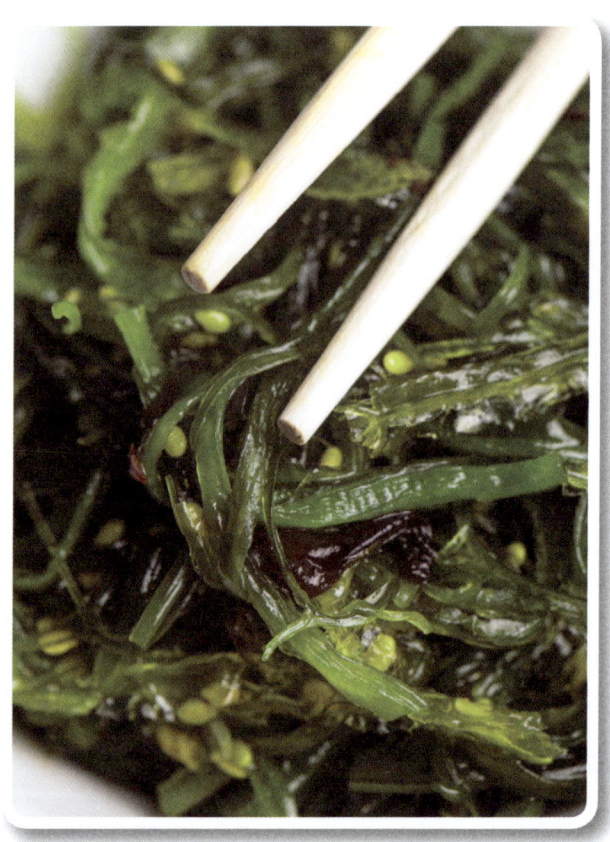

EL GUARANÁ ES UNA PLANTA PERFECTA PARA SUSUTITUIR EL CAFÉ Y, POR LO TANTO, REDUCIR EL ESTRÉS.

Mi momento antiestrés

SEMANA 14

Ser positivo significa aprender de todas las experiencias, aun cuando en un primer momento algunos acontecimientos no presenten ningún «atractivo». Sin caer en la credulidad (trampa muy sutil), ni en el «escapismo» o el fatalismo, es preciso comprender que nuestros fundamentos deben evolucionar: no luchamos contra el tiempo para resistir a toda costa, cambiamos con él, como con las estaciones.

Veamos una primera técnica muy sencilla para empezar a sacar a la luz tus posibilidades de «ser» positivo. Sé perseverante; esta actitud queda grabada y surte efecto en tu cerebro poco a poco.

◎ Sentado o tumbado, cierra los ojos y respira tranquilamente. Imagina una pantalla de cine en la que se desarrolla una escena desagradable, reciente o antigua de tu vida. Supongamos que se trata de una discusión. No es necesario ver todos los detalles; el recuerdo de la emoción puede ser suficiente.

◎ Sin perder la calma, convierte ese suceso en un momento más neutro, menos impactante (de ahí la necesidad de repetir el ejercicio). Para ello, empieza introduciendo en la escena un elemento luminoso, positivo. Puede ser un recuerdo agradable relacionado con la persona en cuestión, un gesto de afecto, de agradecimiento. De esta forma, incluyes dulzura, luz, decides superar ese momento difícil, que sea simplemente una etapa y no un escollo en el camino.

◎ Ahora, acompasándola con la respiración, amplías la escena. Cada vez que espiras, decides pasar a otra cosa, que ese acontecimiento deje de ser el lastre que siempre ha sido.

◎ Una vez que te has calmado, escoges un gesto; por ejemplo, juntar los pulgares. Si durante la semana te acuerdas de ese acontecimiento, junta los pulgares e inmediatamente sentirás un distanciamiento positivo, sin juicios de valor.

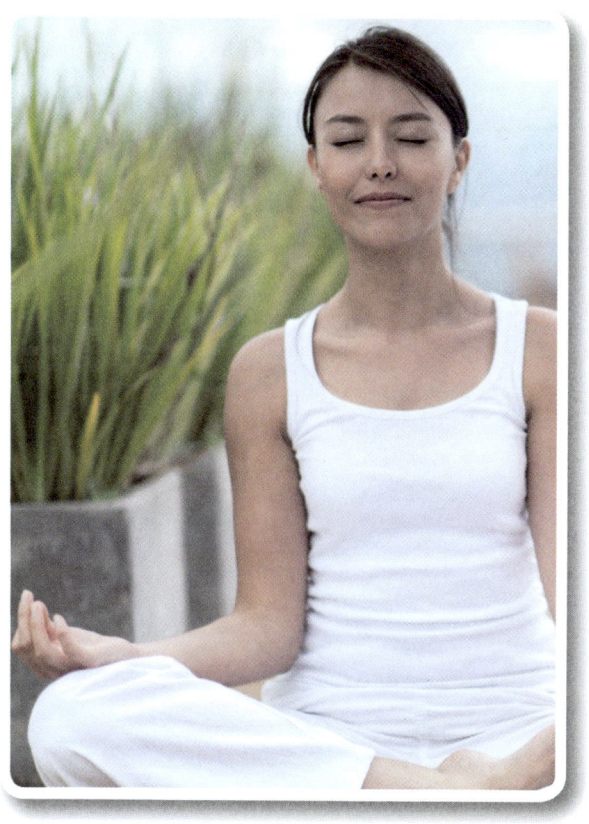

Mi momento arteterapia

✏️ La evolución hacia la luz

◎ Colorea esta imagen, dando prioridad a los colores oscuros para la parte terrestre y a tonos cada vez más claros a medida que te acercas al mar.

◎ Escribe las acciones que te permitirían sacar a la luz quién eres en lo más hondo de ti:

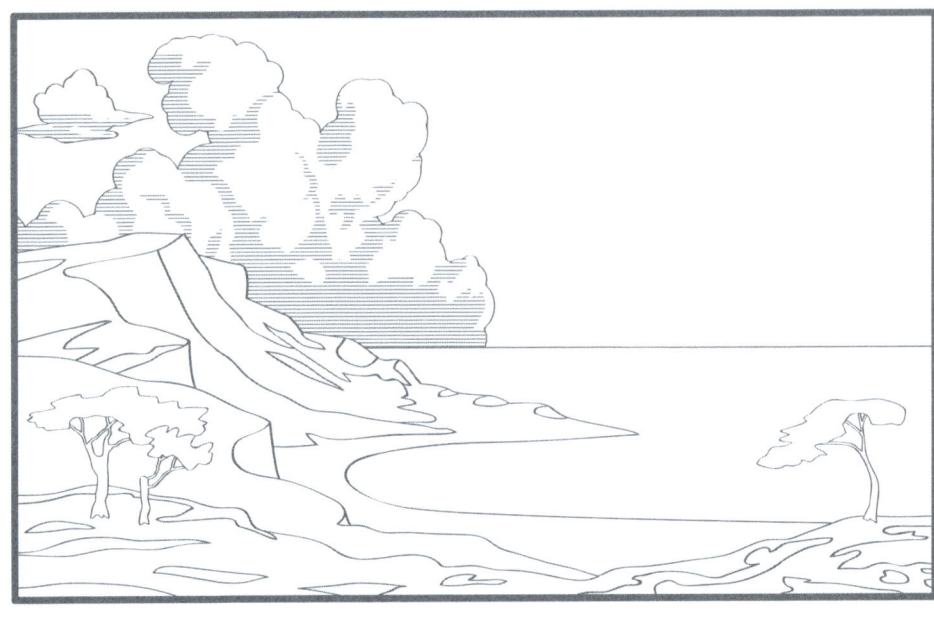

....
....
....
....
....
....
....
....
....
....
....
....
....
....
....
....

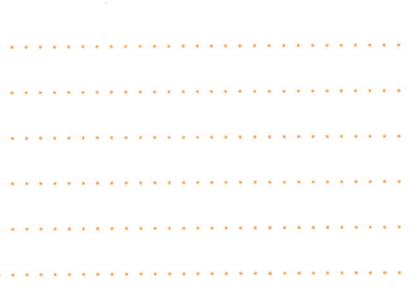

Medita sobre esta frase:
Cada hombre se dirige en su noche hacia su luz.
Victor Hugo

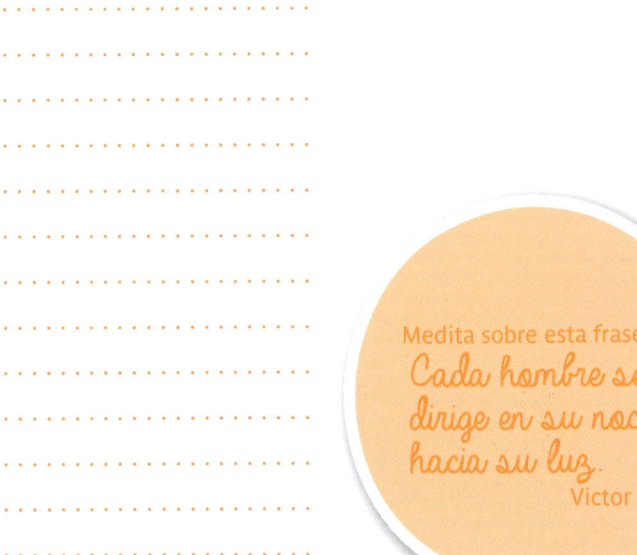

Truco de salud

Con las yemas de los dedos juntas de una mano, aprieta girando (como si atornillaras) sobre el plexo solar a fin de relajar el cinturón abdominal y desestresarte.

Mi camino del bienestar

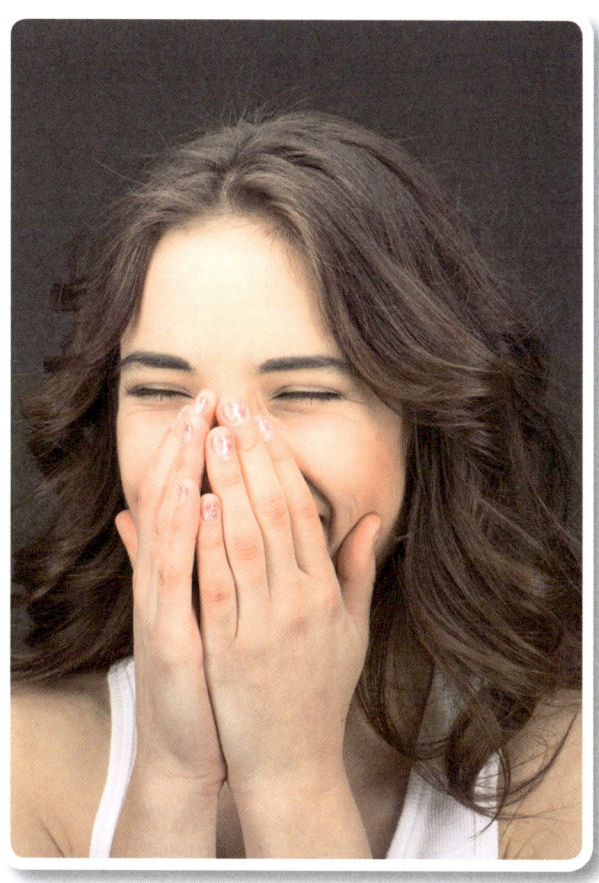

A modo de resumen

◎ Coge una hoja en blanco y, en el lado izquierdo, anota cronológicamente todos los acontecimientos difíciles que has vivido. Cierra los ojos y revive el primer acontecimiento. ¿Continúa teniendo efectos negativos en ti? ¿Cuáles?
◎ Pon una emoción de amor encima, y luego algo positivo y constructivo. Escribe a la derecha en qué te gustaría que se convirtiera, idealmente, ese acontecimiento.
◎ Haz lo mismo con los otros acontecimientos.
◎ Respira con calma y deja que esos pensamientos te abandonen.

Cortar el hilo del apego

◎ Con frecuencia, el sufrimiento es debido al apego a una situación o a una persona. Para dejar de sufrir, hay que cortar ese vínculo. Simbólicamente, puedes visualizarlo (debes darle al cerebro la orden de que desaparezca el vínculo) como una cuerda que cortas con unas tijeras (hazlo a conciencia, sin prisa). Otra posibilidad es, por supuesto, decírselo directamente a la persona.
◎ Después, ¡acepta no realimentar ese vínculo con tus deseos o carencias!

Las muecas de placer

◎ Las emociones y el estrés se reflejan en el rostro. Piensa en una escena dolorosa para ti, sonríe intencionadamente, de manera exagerada, imita la expresión de un payaso que ríe, que llora, de un mono, de una persona sorprendida, asombrada... ¡Si se te ocurren palabras duras y difíciles, déjalas salir, exprésate, llora si es preciso! Respira abriendo bien los brazos cada vez que pases de una situación a otra. Libérate.

Sé altruista

◎ El hecho de dar y compartir permite liberar hormonas de bienestar, que hacen que te sientas mejor contigo mismo y te valores más.
◎ Haz dos favores o dos regalos a sendos allegados. A cambio, pídeles que hagan también dos regalos a allegados suyos, y así sucesivamente.
◎ ¡Esta multiplicación constituirá rápidamente una cadena solidaria, que hará circular una energía positiva en cuyo origen estarás tú!

Mi espacio cocooning

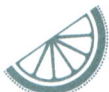 ## Los elixires florales

A continuación, te ofrecemos una receta a base de flores de mostaza que te ayudará a apaciguar las emociones.

◎ Un día soleado, sal temprano llevando en la mochila 1 litro de agua de manantial, un cuenco, unas pinzas de madera, una botella de cristal de 20 cl con 5 cl de aguardiente, un colador pequeño (tipo chino) y unos guantes. Cuando hayas encontrado las flores de mostaza, vierte 75 cl de agua en el cuenco.

◎ Coge con cuidado las flores de mostaza, la cantidad justa para cubrir la superficie del agua. Déjalas expuestas al sol durante 3 horas.

◎ Si no dispones de ese tiempo, llévate las flores a casa, pero es mucho mejor ponerlas en agua inmediatamente después de haberlas cortado.

◎ A continuación, retira las flores con las pinzas de madera, cuela el agua para llenar la botella de cristal y tápala herméticamente. En casa, protege la botella de la luz: ahora contiene tu elixir madre, que se conservará durante un año.

◎ Para utilizar este elixir, vierte simplemente 7 gotas en un frasco de 10 ml con el 60 % de agua y el 40 % de alcohol. Todos los días, toma 3 gotas (agita el frasco primero) 4 veces al día colocándolas bajo la lengua. Contribuye a diluir las angustias.

◎ Para otras flores, utiliza las flores de Bach.

 ## Un aceite de masaje relajante

◎ Dedica un rato a intercambiar con un allegado un masaje sencillo: antebrazos y muñecas-manos, pies, espalda.

◎ Mezcla en un frasco 4 cucharadas de aceite de almendras dulces, 10 gotas de aceite esencial de lavanda, 3 gotas de pachulí y 3 gotas de palo rosa, y agítalo.

◎ Vierte aceite en la zona que vas a masajear y en el hueco de tus manos.

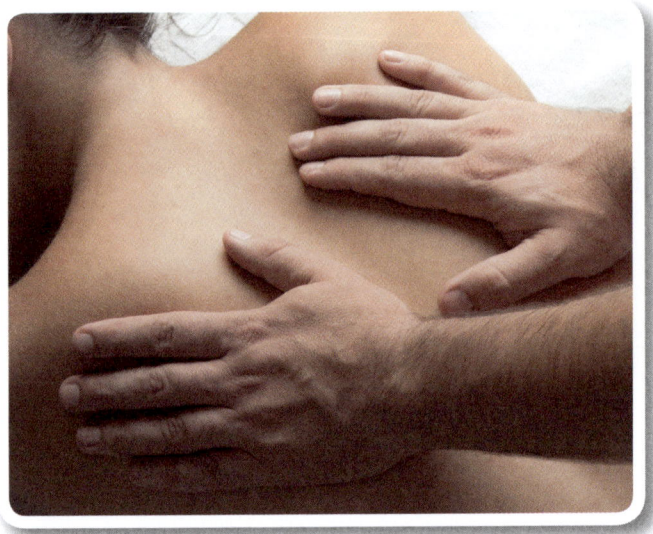

INTENTA SIEMPRE APACIGUAR TUS EMOCIONES CON AYUDA DE REMEDIOS NATURALES.

Mi momento antiestrés

SEMANA 15

El cuerpo está lleno de puntos reflejos. Esos puntos son, de hecho, lugares transmisores conectados a los órganos, sobre los que se puede actuar si sabes estimularlos mediante el automasaje. Respeta el orden de la actividad y la manera de ejercer presión. 1 minuto por punto puede ser suficiente al principio para empezar a actuar. La regularidad en el tiempo es lo que dará los mejores resultados. Piensa también en la prevención.

◎ Contra el estrés: inspira presionando con la yema del dedo índice las zonas del cuerpo que se indican a continuación, y espira aflojando la presión.

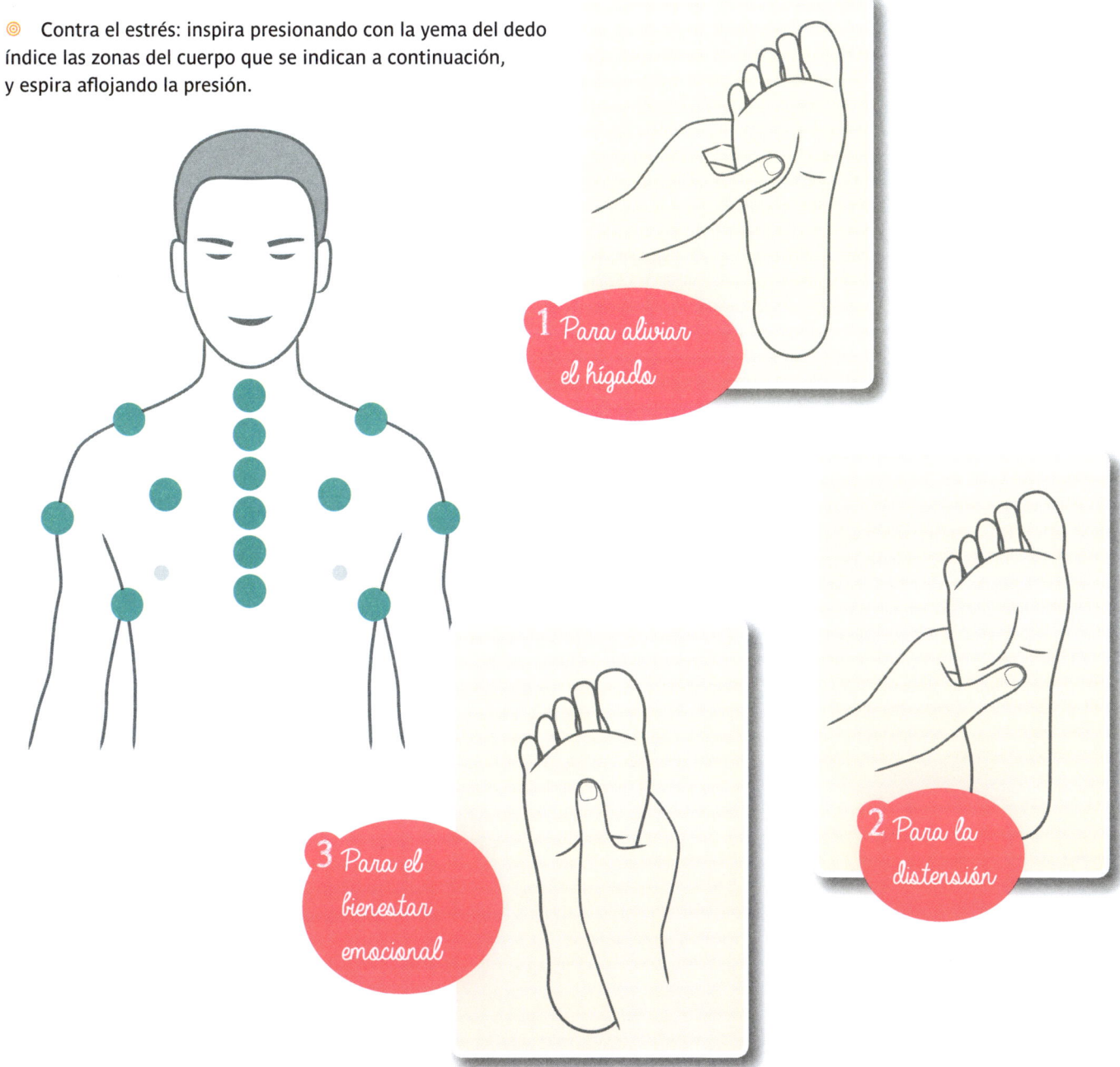

1 Para aliviar el hígado

2 Para la distensión

3 Para el bienestar emocional

Mi momento arteterapia

✏️ ## Mandala desestresante

◎ Rellena los pétalos con lápices de colores. Respira haciendo largas espiraciones e inspiraciones más cortas.

◎ Escribe palabras que sean para ti sinónimos de suavidad y armonía:

. . . .
. . . .
. . . .
. . . .
. . . .
. . . .
. . . .
. . . .
. . . .
. . . .

Truco de salud

A fin de aliviar el estrés regularmente, acostúmbrate a apretar los puños doblando los antebrazos e inspirando, y espira de golpe abriendo las dos manos como si quisieras deshacerte de trozos de papel celo pegados a los dedos.

Medita sobre esta frase:

No basta estar con vida, hay que estar vivo. Es decir, saber en cada instante que te encuentras en el corazón de un prodigio y estar en contacto y armonía con él.

René Barjavel

Mi camino del bienestar

Por la mañana

◎ Bajo la ducha, mientras el agua templada te cae sobre la parte superior de la espalda, masajéate unos instantes las palmas de las manos hasta la muñeca a fin de armonizar intestino, corazón, hígado, pulmones...

Durante la mañana

◎ Mientras hablas por teléfono, recorre regularmente con el lápiz una hoja de papel trazando palotes de izquierda a derecha y de derecha a izquierda, a fin de armonizar los dos hemisferios y relajarte mentalmente.

Después de comer

◎ Insiste en el automasaje de los puntos de los intestinos situados en el centro de las palmas de las manos y en dirección a las muñecas. Tonifica también los bordes interiores de las manos: son los puntos correspondientes a las piernas y a la columna vertebral. ¡Ya estás en armonía para el inicio de la tarde!

A media tarde

◎ Tonifícate durante 3 minutos masajeándote los riñones como en los dibujos siguientes:

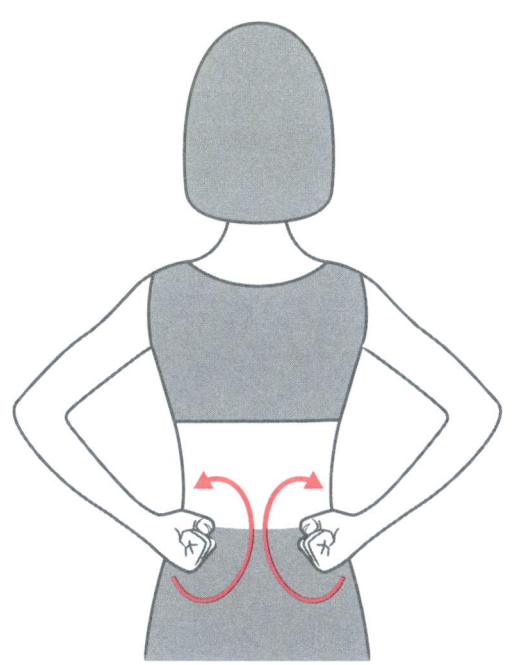
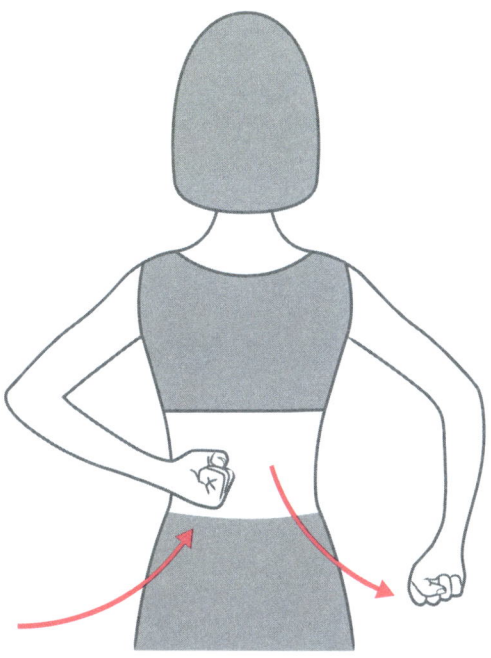

Mi espacio cocooning

Las manos merecen tu atención. Al igual que la piel del rostro, necesitan una limpieza especial con regularidad. Coges decenas de objetos durante el día, estás en contacto con diferentes materiales y bacterias, por no hablar de las cosas y los lugares de uso común, como barandillas de escalera, tiendas, teclados, etc. A continuación, te ofrecemos varias formas sencillas de mantenerlas en buen estado:

Crema suavizante

◎ Pon 2 cucharadas de manteca de cacao al baño de María hasta que se fundan.

◎ Añade una cucharada de aceite de almendras dulces y el zumo de un pepino.

◎ Remueve con el fuego apagado y deja enfriar. Masajéate regularmente las manos con ese preparado.

Una loción perfumada

◎ Para tener unas manos suaves y que huelan bien, mezcla simplemente una cucharada de glicerina líquida con una cucharadita de colonia para niños.

◎ Masajéate las palmas con esta loción y extiéndela por el dorso de las manos.

Aceite para las uñas

◎ ¡También puedes nutrir las uñas! Por supuesto, una alimentación equilibrada que incluya cereales, verduras, leguminosas y lácteos te ayudará a no tener unas uñas quebradizas.

◎ Mezcla 1 cucharadita de aceite de soja, ½ cucharadita de aceite de aguacate y ½ cucharadita de aceite de ricino.

◎ Añade 2 gotas de aceite esencial de árbol del té.

◎ Ponlo en un frasco de cristal con tapón.

◎ Aplica este aceite una vez a la semana en las uñas con un pincel y déjalo secar.

Fricción de manos y uñas

◎ Las piel de los limones puede servir para limpiar las uñas y reforzarlas, y el zumo también te suavizará la piel de las manos si están secas.

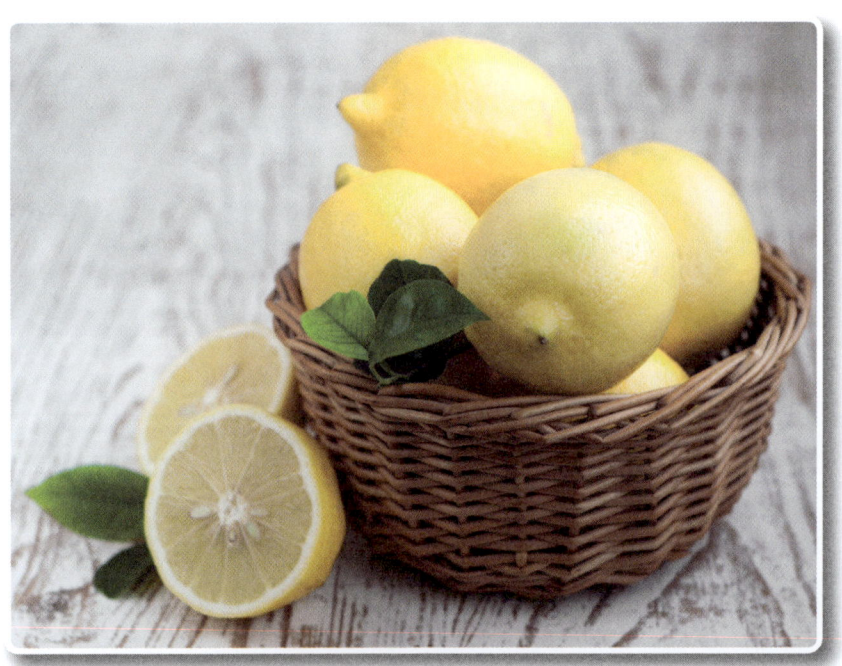

Mi momento antiestrés

SEMANA 16

Los pequeños trazos hechos con lápiz que proponemos a continuación se utilizan en muchas sesiones de arteterapia para ayudar a la persona a relajarse. El sentido del trazo y la manera de ejecutarlo obligan al cerebro a hacer cierto trabajo. Este libera entonces endorfinas que aportan serenidad y permiten armonizar los estados de ánimo. Hazlos primero como lo haría un colegial para familiarizarte con el ejercicio; luego, repítelo a diario o en los momentos de estrés, en una hoja suelta.

Apertura al mundo, distensión
- Espiral girando en el sentido de las agujas del reloj.

Dejar atrás los acontecimientos del pasado y abrirse al futuro
- Trazos de derecha a izquierda y de izquierda a derecha.

Para tomar aire y eliminar la ansiedad
- Espiral ascendente y cerrada.

Regresar a la tierra y al centro
- Espiral descendente y cerrada.

Distensión
- Semicírculo abierto por abajo.

Afianza y fortalece
- Semicírculo abierto por abajo.

Reduce el estrés
- Línea de palotes de tamaño decreciente.

Elimina el estrés
- Hacer punteados dando golpecitos con la mina del lápiz.

Salir de las propias emociones
- Trazos desordenados de abajo arriba.

EL ARTETERAPIA TE PERMITE SERENARTE Y ARMONIZAR TUS ESTADOS DE ÁNIMO.

Mi momento arteterapia

✏️ Del pensamiento a su realización

◎ Pinta los afluentes (las direcciones que siguen tus elecciones) de azul y verde, y el lago (la meta final) de color azul noche.

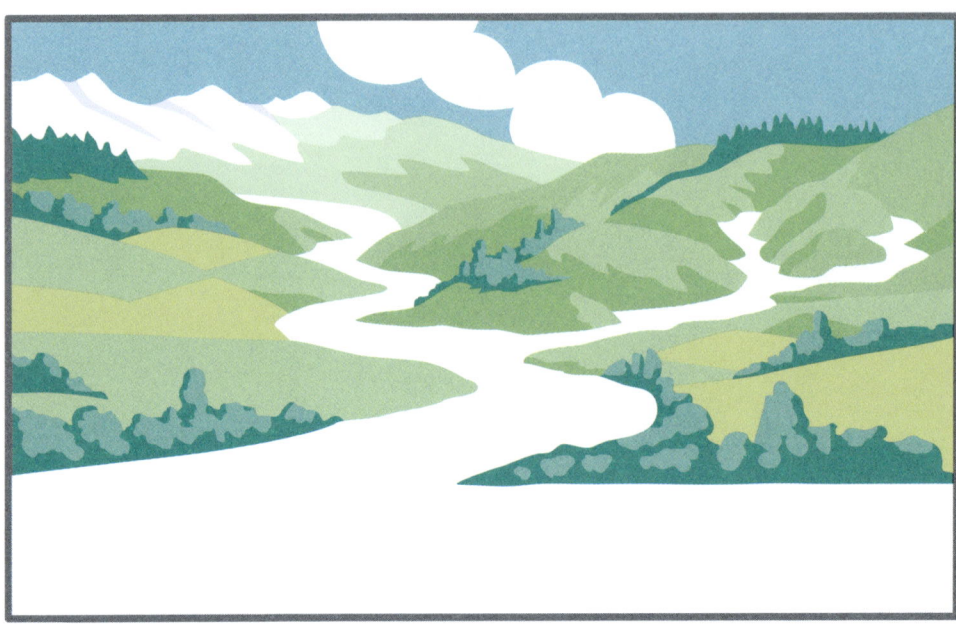

> Medita sobre esta frase:
> *La vida pende de un hilo, ¡haz que este sea de oro!*
> Brigitte Dumont

◎ Escribe en unas líneas lo que, con un cambio de actitud, podría facilitarte el camino hacia el bienestar:

....
....
....
....
....
....
....
....
....
....
....
....
....

Truco de salud

Acostúmbrate a masajearte con el pulgar derecho todo el túnel carpiano que va por el interior del antebrazo izquierdo, desde el codo hasta la muñeca; masajea el otro antebrazo con el pulgar izquierdo. Destensarás los dos brazos, con frecuencia fuente de crispaciones mentales.

Mi camino del bienestar

Por la mañana

- Caminar con sentido común fisiológico: cuando vas a trabajar, empieza andando despacio y no aprietes el paso hasta después de un rato.
- Dale tiempo a la sangre para que haga su trabajo de oxigenación; no fuerces el organismo ni respires mal de forma brusca.
- Acostúmbrate también a andar como un atleta, con los brazos flexionados a fin de que la parte superior del cuerpo tire y la inferior le siga.
- Si llevas cartera, es preferible una que puedas llevar en bandolera o incluso una mochila. Andar deprisa con los brazos pegados al cuerpo bloquea y limita poco a poco la capacidad respiratoria.
- Importante: sé consciente del correcto movimiento de la bóveda plantar; un buen apoyo en el suelo evita los dolores de espalda, mientras que uno incorrecto puede provocar dolores incluso en la mandíbula.

A mediodía

- Andar aunque solo sean 10 minutos diarios antes de comer, el caminar regulará tu ingesta de comida.
- Si pasas de una posición sentada por la mañana a otra igual para comer, es de temer que tu apetito responda más a tu estado de ánimo (o demasiada o insuficiente comida) que a tu necesidad real.
- Esta pequeña interrupción te permite oxigenar la mente, tomar distancia de las emociones del momento y ser más equilibrado respecto a tus necesidades alimentarias.

Por la noche

- Para terminar bien el día, la cena debe ser equilibrada, pero ligera: para que el cuerpo descanse bien, no debe «trabajar» intensamente en la digestión. ¡Evita las proteínas animales y los excitantes!
- Eso también puede ser la causa de que duermas mal y, como algo casual, de que te saltes el desayuno porque no tienes hambre al levantarte, lo cual produce carencias y nerviosismo al final de la mañana. Así que, cena ligero, pero disfrutando...

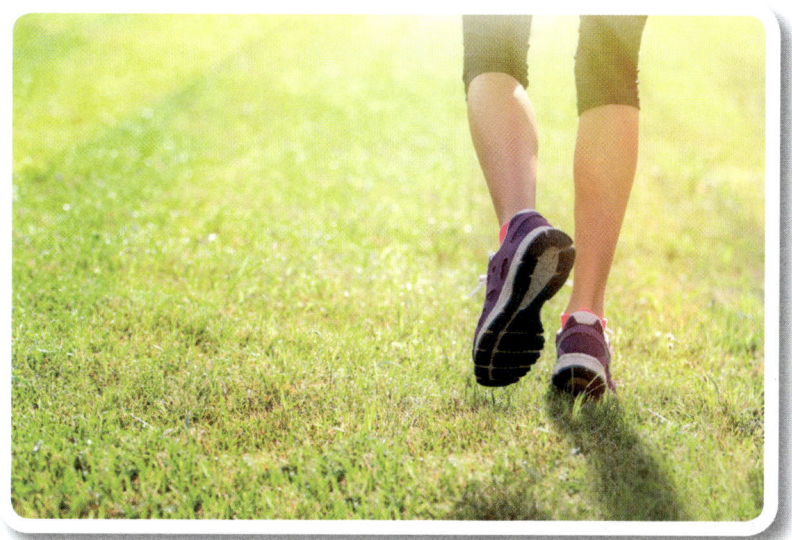

ANDAR 10 MINUTOS DIARIOS ANTES DE COMER PUEDE REGULAR TU INGESTA ALIMENTARIA.

Mi espacio cocooning

Los puntos reflejos

Los puntos reflejos pueden ser estimulados regularmente llevando plantillas adaptadas con pequeñas protuberancias de plástico que presionen puntos como el del hígado, los riñones, el corazón...

◉ Puedes ponerte esas plantillas por la noche, en las zapatillas, o los fines de semana para pasear.
◉ Entre semana, unas plantillas magnéticas te ayudarán a conservar la energía a lo largo de todo el día.
◉ Por último, unos calcetines hechos de hilo de bambú permitirán que la sangre circule mejor.

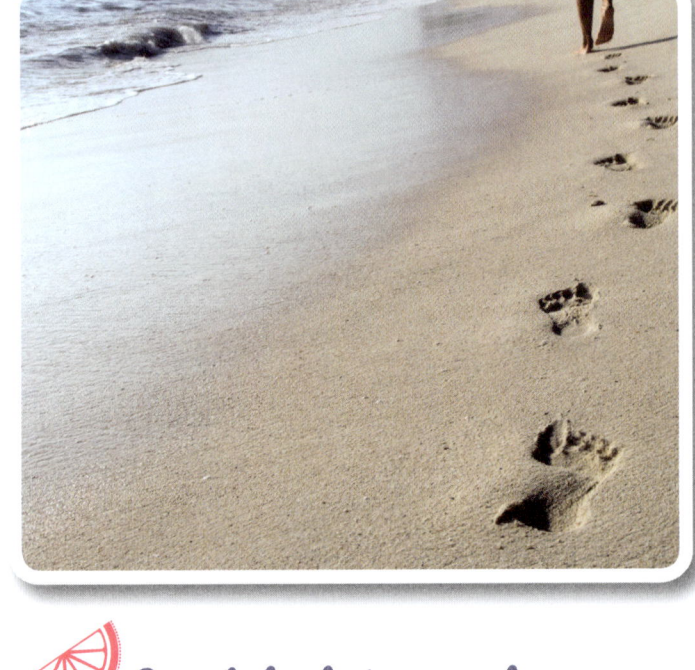

Ensalada de temporada y masticación

Acostúmbrate a tomar solo frutas y verduras de temporada. ¡El cuerpo no necesita fresas en invierno!

◉ Come la fruta al principio de la comida. No es habitual, pero el azúcar no debería cerrar una comida, ya que acidifica el cuerpo y los intestinos.
◉ Puedes mezclar canónigos, pomelo, higos o dátiles y una salsa de naranja; es delicioso y te obliga a masticar bien.
◉ ¡Muchos problemas de sobrepeso son a causa de una mala masticación! Las principales enzimas solo se liberan a partir de este trabajo de masticación, y la saliva segregada en ese momento informa al cerebro de que pronto estaremos saciados.
◉ No es necesario, por lo tanto, «sobrecargarse» de comida para saciarse, ¡al contrario!
◉ ¡Aprovecha al máximo los alimentos masticándolos largamente y gozarás de mejor salud!

Por la noche

◉ Un vaso de agua con unas gotas de limón ayudará a regular la digestión.

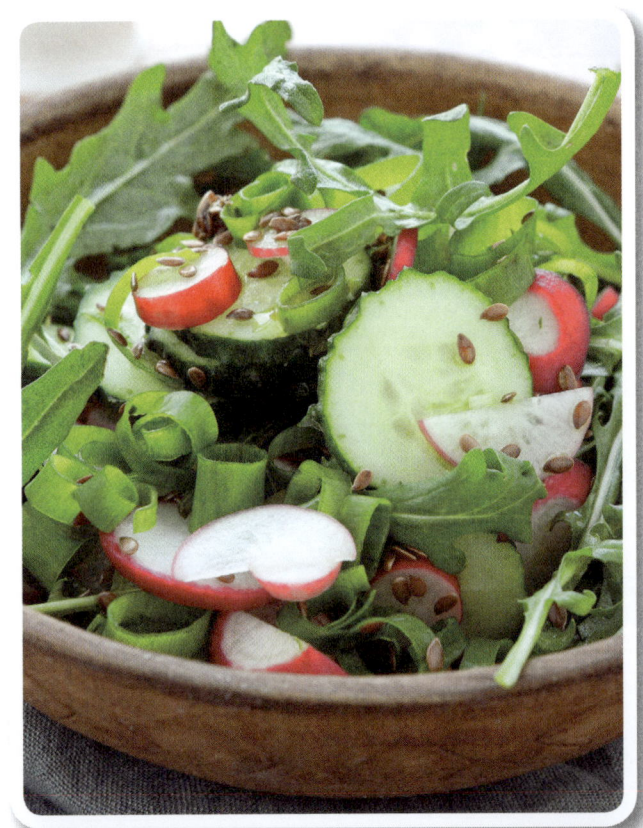

Mi momento antiestrés

SEMANA 17

Los cinco tibetanos (o cinco ritos tibetanos) se consideran a la vez cinco resúmenes de movimientos de yoga y un trabajo sobre la energía de los meridianos y los chacras. A continuación, veremos dos de ellos. Hazlos a tu ritmo, pues el primero produce un ligero vértigo. No se trata de ganar ningún trofeo, sino de estirarte y descubrir tus propios recursos.

Primer movimiento

◎ Aumenta la energía del cuerpo. En posición erguida, con los pies juntos, extiende lentamente los brazos en horizontal, como si fuesen una prolongación de los hombros.
◎ Gira despacio sobre ti mismo, de izquierda a derecha (en el sentido de las agujas del reloj), 6 veces.
◎ Después, siéntate para atenuar la sensación de vértigo.
◎ Repite con regularidad este ejercicio aumentando progresivamente el número de vueltas; te será de gran utilidad para dinamizarte manteniéndote en armonía y serenidad.

Segundo movimiento

◎ Túmbate bocarriba, con los brazos a lo largo del cuerpo y las palmas de las manos tocando el suelo.
◎ Levanta ligeramente la cabeza y tensa las piernas juntas para levantarlas rectas.
◎ No pretendas ser un atleta, sino estirar bien todo el eje desde la cabeza hasta los dedos de los pies.
◎ Así actuarás sobre el meridiano de la vesícula, que alimenta de energía todos los chacras del cuerpo etérico y distiende las vértebras.
◎ Hazlo ahora 3 veces y con el tiempo auméntalas.

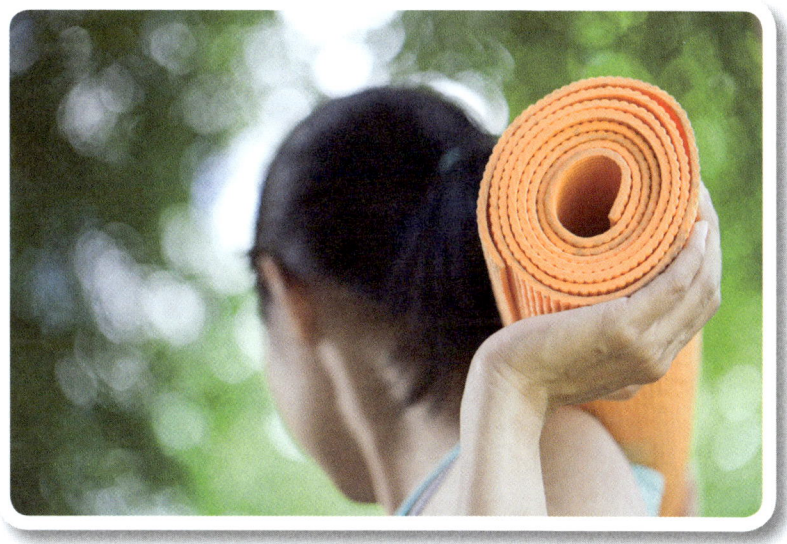

QUÉDATE UNOS INSTANTES NOTANDO CÓMO EL CUERPO ENTRA EN ARMONÍA, ¡TE SENTIRÁS TOTALMENTE CENTRADO!

Mi momento arteterapia

✏️ Lo que deseo de la vida

◎ Pinta de un color diferente cada una de las siete franjas que forman este rostro, avanzando de derecha a izquierda.

◎ Al mismo tiempo, imagina que cada uno de los colores representa lo que te gustaría recibir de tus allegados y de la vida en general.

◎ Escribe unas líneas sobre esos regalos de vida que esperas:

....
....
....
....
....
....
....
....
....
....
....
....
....
....

Medita sobre esta frase:

Un regalo es algo poco común que te dan sin razón aparente, porque lo mereces aunque no lo sepas.
Maud Lethielleux

Truco de salud

Posa los ojos unos instantes sobre esos colores y después, con los ojos cerrados, intenta verlos en tu pantalla mental; aprende a relajarte con tus propias creaciones.

Mi camino del bienestar

Empieza despacio

◎ Fija la atención en tu mano izquierda...
◎ Lentamente, muy lentamente, contrae la musculatura de la mano izquierda... Nota la tensión...
◎ Y de forma gradual distiende por completo la mano izquierda...
◎ Concéntrate en la diferencia entre el estado de tensión y el estado de relajación de la mano izquierda...
◎ Haz lo mismo con todo el brazo antes de cambiar de lado.
◎ Ahora dirige la atención a tu mano derecha, etc.

También puedes...

◎ ... cuando te sientas cómodo con el proceso, inspira mientras contraes y espira al tiempo que aflojas la tensión.

Para terminar

◎ Termina masajeándote el pecho y quédate un rato disfrutando de ese estado general de bienestar.
◎ Cuanto más practiques (ahora, unos 20 minutos), más rápido llegarás a relajarte espontáneamente centrándote en zonas particulares del cuerpo, como los antebrazos cuando se te agarrotan en el trabajo, el rostro cuando lo tienes tenso debido a la ansiedad o al nerviosismo, el plexo solar y el torso cuando estás triste, etc.

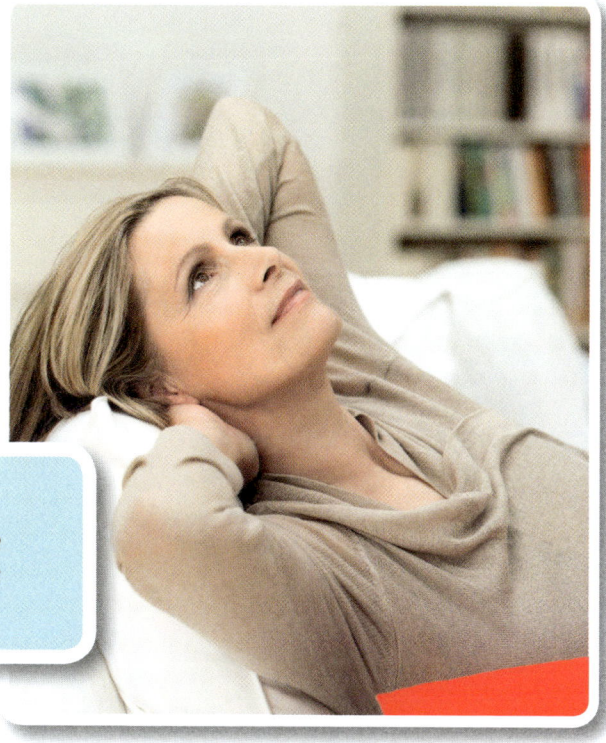

Este método es muy interesante cuando la dificultad para conciliar el sueño se debe a contrariedades importantes o a tensiones nerviosas.

ESTE TIPO DE PRÁCTICA TE PERMITE RELAJARTE MÁS RÁPIDAMENTE.

Mi espacio cocooning

Para la fatiga visual

◎ Los ojos pueden cansarse enseguida a causa de una iluminación inadecuada, y el estrés contribuye a aumentar el nerviosismo visual.

◎ Cómprate un antifaz de plástico lleno de agua (tiendas bienestar): déjalo 2 horas en el frigorífico, túmbate con las piernas en alto (esto favorece la circulación sanguínea) y ponte el antifaz sobre los ojos. El frío descongestionará toda la esfera visual y la aliviará.

Para conciliar mejor el sueño

◎ Prueba el antifaz magnético en forma de parches. Ponte uno en el centro de la frente y los otros sobre las sienes.

◎ Si te duermes con facilidad, pero tienes tendencia a despertarte a medianoche, un antifaz también te será útil. Simplemente, déjalo sobre la mesilla de noche, a punto para usarlo.

Por la noche, antes de acostarte

◎ Acuérdate de ponerte unos parches de bambú adhesivos en las bóvedas plantares.

◎ Estos parches tienen la particularidad de absorber una parte de los metales pesados presentes en la sangre.

◎ Tal vez te sorprenda, pero, cuando te los quites por la mañana, los parches se habrán puesto negros y tú te sentirás más limpio interiormente.

◎ La contaminación producida por los metales pesados es una auténtica plaga demasiado desconocida aún, ¡y causa estragos incluso en plena naturaleza!

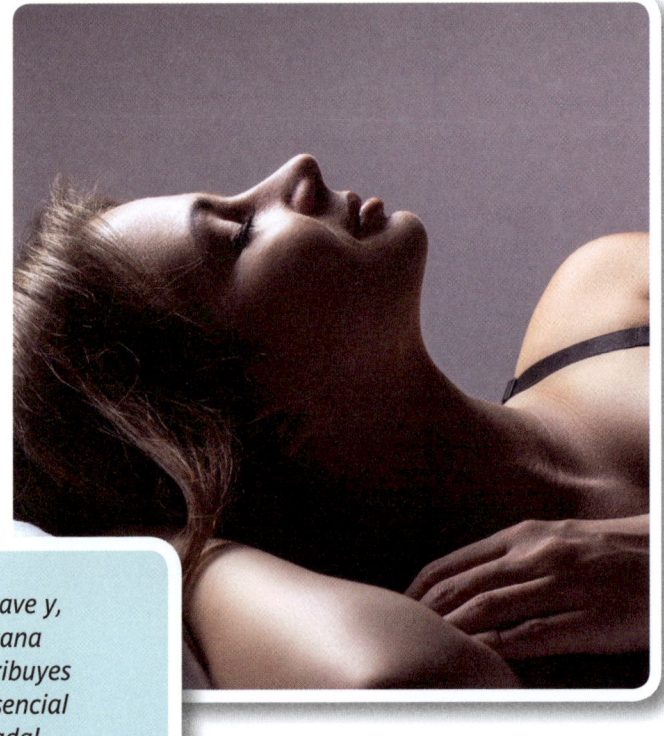

Aprovecha para escuchar una música suave y, para completar, tómate una deliciosa tisana de manzanilla y limón... ¡Si además distribuyes por la habitación unas gotas de aceite esencial de mandarina, la relajación está asegurada!

Mi momento antiestrés

SEMANA 18

Dibujo de fuego

◎ En este dibujo de llamas de fuego, escribe primero las palabras que resuman mejor tus decepciones de la semana que acaba de pasar, además de lo que te ha indignado o enfurecido. Después, píntalas de amarillo, rojo o naranja: estarás «quemando» los efectos que han causado en ti esos estados de ánimo.

Dibujo de agua

◎ En este dibujo de olas que se extienden por la playa, empieza escribiendo en la cresta de la ola las palabras que te ayudarían a recobrar la confianza en ti mismo, a alejar pequeños miedos debidos a la acumulación de estrés y que acaban por minarte. En la arena, escribe unas palabras que resuman la armonía que te gustaría alcanzar.

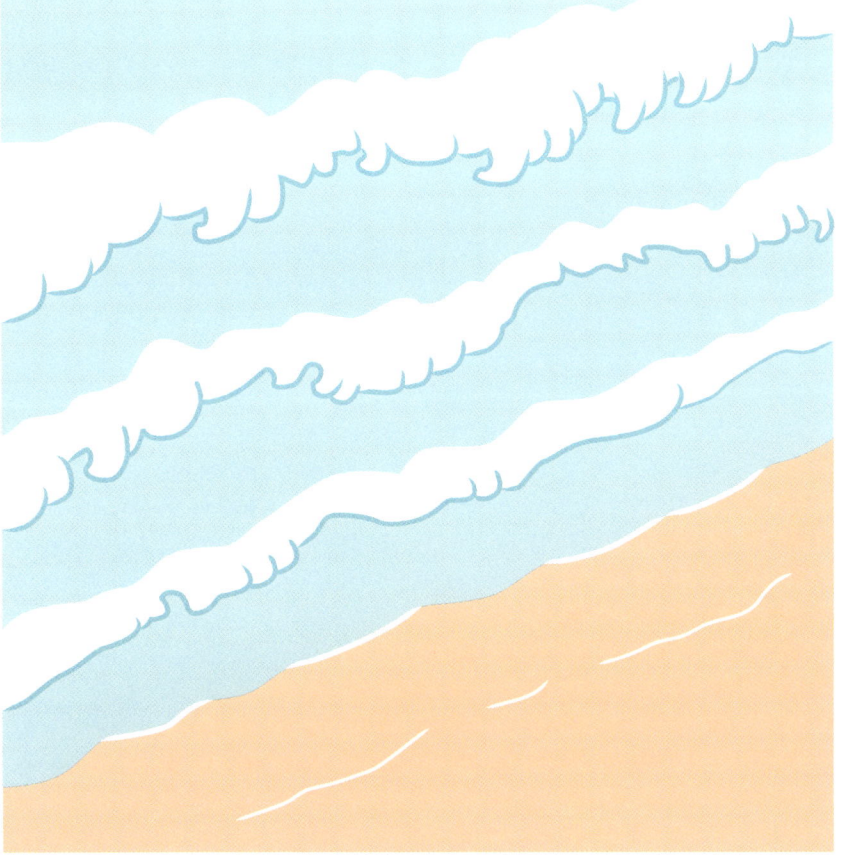

Mi momento arteterapia

✏️ Dibujo de volcán

◉ Pinta este volcán en erupción con colores que te evoquen fuerza y poder, realzando el arranque de cada trazo de color de abajo arriba.

◉ Concéntrate en acontecimientos o emociones que pueden desestabilizarte.

◉ Escanea antes el dibujo para reutilizarlo.

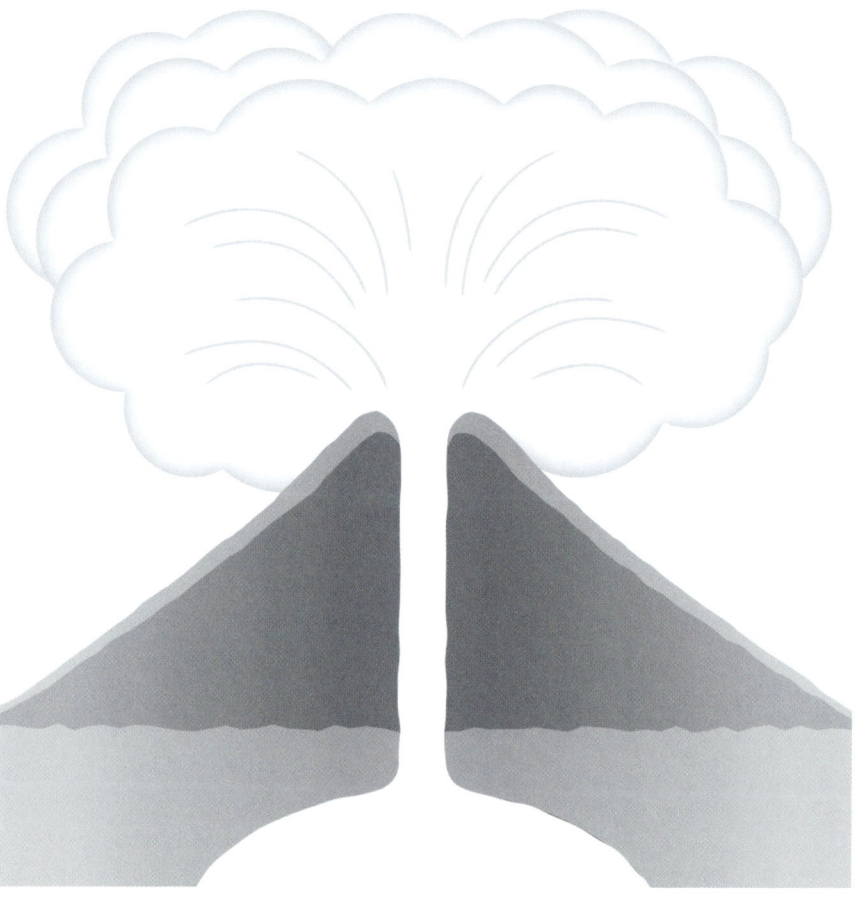

◉ Escribe lo que sientes a menudo «bullir» dentro de ti:

....
....
....
....
....
....
....
....
....
....
....
....
....

Medita sobre esta frase:
No te quedes en el pasado, no sueñes con el futuro, concentra tu mente en el momento presente.

Buda

Truco de salud

Recorre con el índice los trazos del dibujo (hacia lo alto del volcán), asociando la idea de desprender de ti escenas particulares de tu vida y las emociones que las acompañan.

Mi camino del bienestar

Después de la relajación Jakobson que hemos practicado hasta ahora, veamos el principio de la relajación de Schultz. Aquí, el acento se pone en el eje caliente y frío, pesado y ligero. Esto permite tomar verdadera conciencia de los puntos de tensión en lugares precisos del cuerpo y actuar sobre ellos. El estado de pesadez permite «despegarse de la mente» y dejar que el cuerpo se autorregule relajándose. Debe hacerse, por lo tanto, con frecuencia, al menos una vez a la semana.

Métete de lleno en el proceso

◎ Tumbado, utiliza la fórmula «estoy tranquilo» respirando despacio.
◎ Empieza por la sensación de pesadez para cada parte del cuerpo, de arriba abajo. «Respiro, el brazo me pesa, está relajado.»
◎ «Inspiro y espiro despacio, centrándome en la pierna, que me pesa», etc. Repítelo 5 o 6 veces.
◎ No olvides añadir: «El corazón me late con calma, es poderoso».
◎ Refuerza las visiones positivas de ti mismo nombrándolas.
◎ Ahora concéntrate en el conjunto del cuerpo, tómate simplemente el tiempo necesario para sentir ese estado tan particular en el que casi te has olvidado del cuerpo, que te pesa, mientras que tu mente está ligera, alerta, alegre...

Prolonga la relajación

◎ Continúa mientras pronuncias la fórmula «mi brazo está caliente» y dirige la atención hacia él.
◎ No olvides nombrar el bienestar del corazón, y también el del plexo solar, que así se relajará.
◎ Repite esto 5 o 6 veces antes de pasar a otras partes del cuerpo.
◎ Aporta esta vez una sensación de frescor nombrando la frente...
◎ Luego aprovecha el efecto general de calor, que te permite relajarte profundamente.

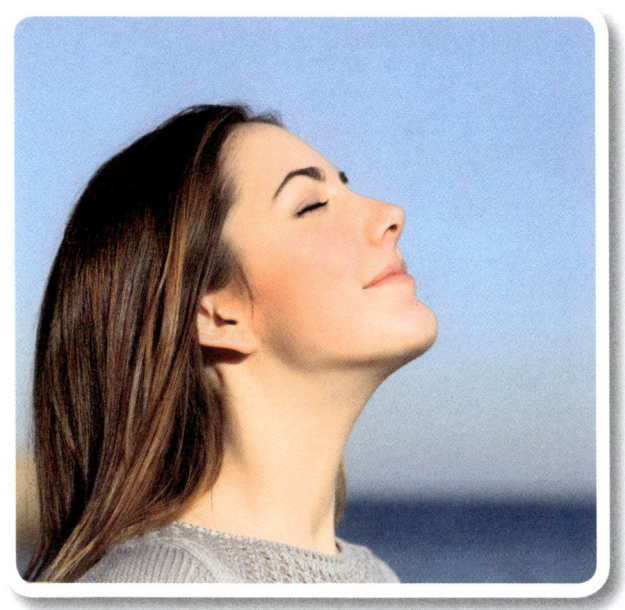

REPITE CON REGULARIDAD ESTE EJERCICIO DE RELAJACIÓN. AL POCO TIEMPO, PODRÁS DISTENDER RÁPIDAMENTE TODO EL CUERPO SIN NECESIDAD DE NOMBRAR TODAS SUS PARTES.

Mi espacio cocooning

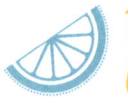 ### Recetas para eliminar las toxinas del cuerpo

◎ Pequeña limpieza interior del cuerpo: el ajo y la cebolla tienen interesantes propiedades antisépticas y diuréticas. Nuestros antepasados consumían estos alimentos prácticamente todos los días. También utilizaban la cebolla como vermífugo y el ajo para los trastornos cardiovasculares. Como se conservan bastante tiempo, cómpralos de buena calidad; no tirarás el dinero.

Ajo

◎ Hierve 4 dientes de ajo en 1 litro de agua con una rama de salvia. Toma una taza de infusión al día.
◎ Beber el agua hervida sola con ajo (sin salvia) te ayudará a limpiar el cuerpo después de haber cometido excesos.
◎ Para los niños, frota un diente de ajo en una rebanada de pan tostado o ligeramente frito, ¡les encanta!

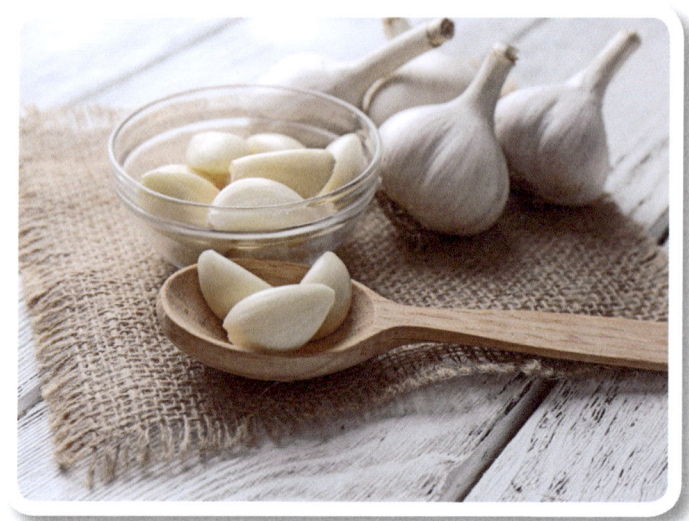

Ajo de oso (ajo silvestre)

◎ En mayo-junio, ¡en el sotobosque puedes oler el ajo de oso a 300 metros!
◎ Sal a coger flores de ajo de oso e incorpóralas a las ensaladas y a las parrilladas.
◎ El ajo de oso en tintura madre es excelente para limpiar la sangre.

Cebolla

◎ Las rojas y las de primavera, o cebolletas, se comen crudas en ensalada. Limpian la sangre y, sobre todo, depuran los intestinos.
◎ Para contrarrestar los efectos de una gripe, un resfriado o una otitis, hierve una cebolla amarilla en agua.

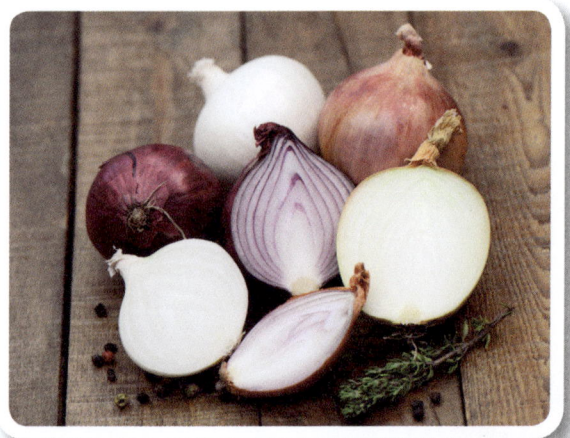

Mi momento antiestrés

SEMANA 19

La meditación con y sin objeto

◎ Para esta tercera etapa de meditación, podrás focalizar tu atención en un objeto.

◎ Es una manera eficaz de progresar en el desarrollo de tu atención en una sola cosa.

◎ Mientras te concentrabas en el aire que entraba y salía por tu nariz, como vimos antes, obligaste mentalmente al cerebro a desviar el foco de los pensamientos que se creaban.

◎ Aquí, el objeto es lo que te permite «hacer el vacío»; tu anclaje es lo que evita que te dejes llevar por las emociones de los pensamientos.

◎ Este entrenamiento se realiza en dos fases. Empieza por elegir un objeto o una imagen que te inspire: puede ser un objeto religioso, una hoja de árbol, un dibujo...

◎ Piensa simplemente que vas a impregnarte de él.

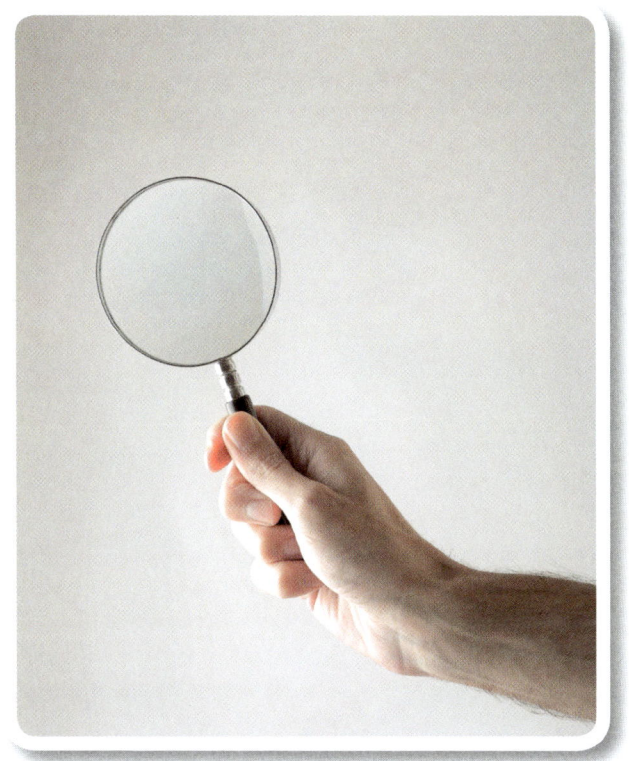

1. Con la espalda erguida, pero no tensa, tu mirada se posa sobre el objeto elegido, que se encuentra a menos de un metro de ti. Durante 3 minutos, contempla el objeto al tiempo que te relajas interiormente; para ello, respira despacio favoreciendo al principio espiraciones largas. Cada vez que un pensamiento desvíe tu atención, mira intensamente el objeto centrándote en un detalle de él (como un repentino zoom). El pensamiento se desvanecerá, dejando libre tu mente.

2. Durante 3 minutos, examina el objeto sin calificarlo. Observa con precisión, como si fuese un escáner: la forma, las dimensiones, un color, un relieve, un entrante... Es como si mirases por un microscopio: no hay lugar para ningún pensamiento perturbador... A continuación, túmbate para relajarte. Sesión tras sesión, alarga la duración de cada etapa.

FOCALIZA TU ATENCIÓN EN UN OBJETO PARA «HACER EL VACÍO» DENTRO DE TI.

Mi momento arteterapia

 ¡Mi árbol de la suerte!

◎ Se trata de un sauce llorón en invierno, y vas a «alegrarlo» pintando hojas en todas sus ramas.
◎ Utiliza todos los colores que quieras, hasta los más imaginativos.
◎ Lo importante es insuflar vida a esta representación.

◎ Escribe aquí un compromiso que estés dispuesto a respetar:

....
....
....
....
....
....
....
....
....
....
....
....
....
....

> Medita sobre esta frase:
> *El consuelo de este mundo es que no hay sufrimientos continuos. Un dolor desaparece y una alegría renace. Todo se equilibra. Este mundo está compensado.*
> — Paulo Coelho

Truco de salud
Coloca las palmas de las manos sobre las orejas y apoya los codos en la mesa, como los niños. Cierra los ojos y limítate a escuchar los sonidos que se crean: tendrán el color de la suave brisa y de las olas, ideal para relajarse 5 minutos...

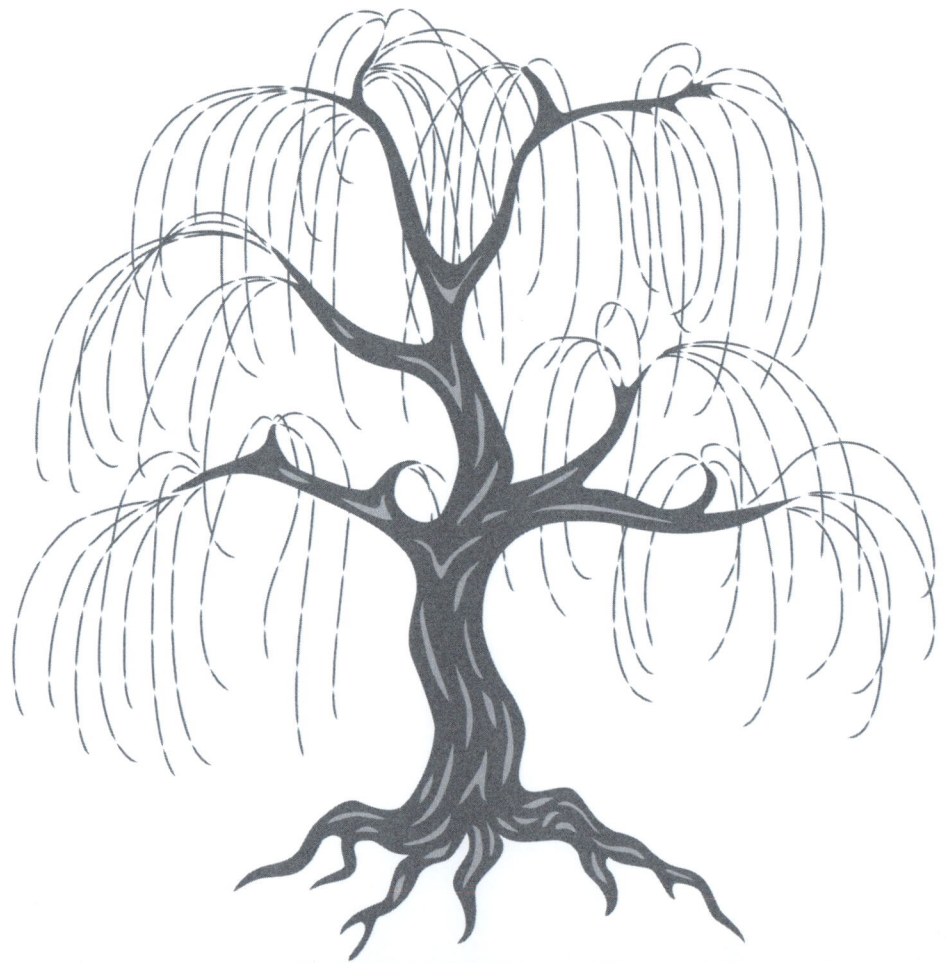

Mi camino del bienestar

A continuación, unos sencillos movimientos de flexibilización para repetir unos minutos por la mañana, a mediodía y por la noche.

Hacerlos despacio

1. Con las piernas ligeramente abiertas (en línea con la pelvis), levanta despacio el brazo derecho inspirando lentamente y llévalo por encima de la cabeza, luego espira mientras inclinas el torso hacia el lado izquierdo.
◎ Haz lo mismo levantando el brazo izquierdo e inclinando el torso hacia el lado derecho.
◎ Repítelo todo 3 veces.
◎ El objetivo es sumergirte a fondo en el trabajo de la parte superior de la espalda, acompañándola en el estiramiento.

2. También con las piernas abiertas, pon la mano derecha sobre el hombro derecho, estira el brazo izquierdo junto al cuerpo y gira el torso hacia la izquierda sin mover la pelvis.
◎ Siente cómo la parte inferior de la columna se estira.
◎ Haz lo mismo hacia el otro lado y repítelo todo 3 veces.

3. Con las piernas juntas, sube la rodilla derecha inspirando. Ayúdate con las manos para subirla más, pero sin forzar.
◎ Haz lo mismo con la otra rodilla.
◎ Repítelo todo 3 veces.
◎ Luego inclínate ligeramente hacia delante, cógete por detrás el pie derecho con la mano derecha y desplázalo hasta el glúteo (¡si puedes!).
◎ Cambia de pie y de mano. Repítelo todo 3 veces.

La postura correcta en un espacio reducido

◎ Acostúmbrate a observarte y a rectificar tu postura estando de pie. Para hacerlo, céntrate en mantener el equilibrio.

◎ Si estás 30 segundos apoyado en un pie, pasa deliberadamente el peso al otro pie y mantenlo ahí el mismo tiempo.

◎ Si estás apoyado en el codo derecho, apóyate luego en el codo izquierdo.

◎ Todo esto sirve para evitar las artimañas del cuerpo, que, en lugar de advertirte de los microtraumatismos musculares, primero «compensará» no dejando que las primeras señales de malestar muscular te «avisen» y luego... ¡Ay!

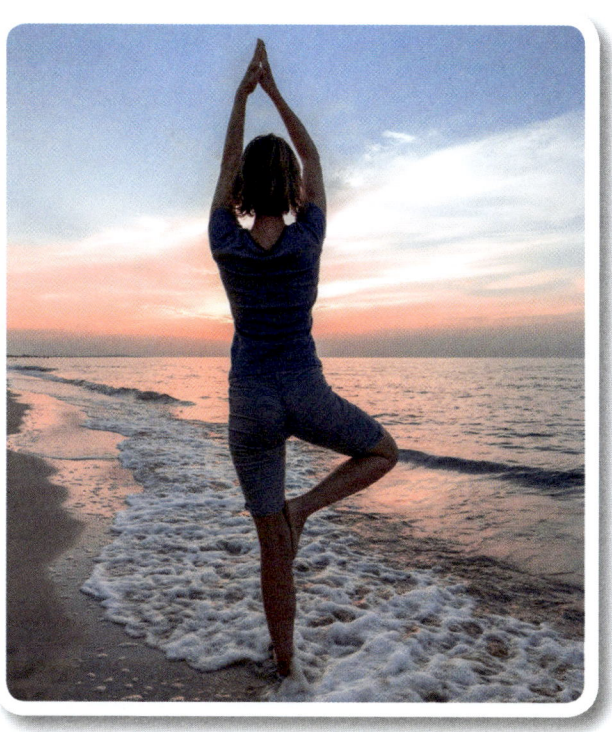

Mi espacio cocooning

La cocción al vapor

◎ Es evidente que el abuso de materia grasa para cocinar presenta grandes riesgos para la salud. Sin caer en el exceso de «todo al vapor», es interesante favorecer este tipo de cocción, que no impide en absoluto preparar excelentes platos.

◎ Lo interesante de la cocción al vapor es que permite conservar lo esencial de las vitaminas y los minerales de los alimentos, cosa que no siempre ocurre en otros tipos de cocción. Las ollas con vaporera son muy sencillas de utilizar, y la técnica del papillote tampoco presenta ninguna dificultad. Puedes, por ejemplo, elegir la cocción al vapor para preparar los purés de verduras.

Aquí tienes algunas recetas en las que puedes introducir variaciones según tus gustos y apetencias:

Puré de alcachofas

◎ Calcula 1 alcachofa por persona. Guarda las hojas exteriores para comerlas con una salsa vinagreta como entrante.
◎ Corta los corazones en trozos y cuécelos 20 minutos al vapor.
◎ Tritúralos con la batidora añadiendo dos cucharadas de *crème fraîche* por alcachofa, unas gotas de limón, un chorrito de aceite de oliva, ¡y listo!
◎ Haz lo mismo con chirivías o con apio nabo.
◎ ¡Salpimenta ligeramente!

Puré de zanahorias

◎ Para 7 zanahorias grandes y una patata, calcula 20 minutos de cocción al vapor, tritura, añade un buena pizca de comino y otra de nuez moscada, y 2 cucharadas de *crème fraîche*.

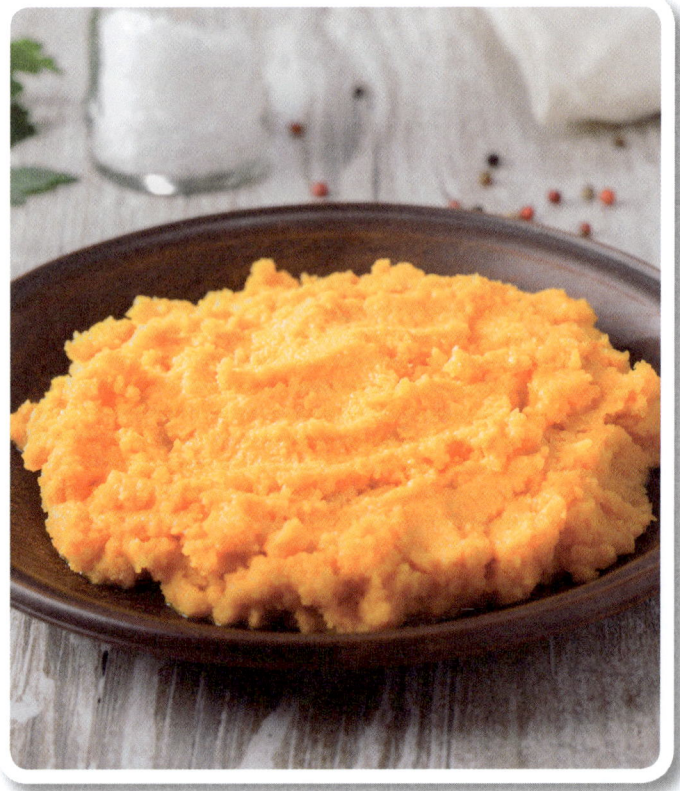

Puré de judías blancas

◎ Lava 500 g de judías blancas.
◎ Cuécelas 30 minutos al vapor.
◎ Pasa las judías por un pasapurés o un tamiz para eliminar las pieles.
◎ Incorpora 2 cucharadas de *crème fraîche*.
◎ ¡Con picatostes y una ensalada, este puré es una estupenda fuente de proteínas vegetales!

Mi momento antiestrés

SEMANA 20

Taller de escritura

Debes exponer con detalle la representación simbólica de lo que a veces te hace enfadar o te incita a ponerte violento interior o exteriormente (de forma verbal o física).

1. Disponte a escribir, sin restricciones, lo que te irrita hasta el punto de caer en la violencia. Luego coge un bolígrafo y dos hojas en blanco.

◎ La primera hoja te servirá para dejarte llevar haciendo garabatos, dibujos... En la segunda anotarás todas tus reflexiones.

2. Relájate y deja que el bolígrafo «garabatee» en la primera hoja, como en una especie de autohipnosis.

◎ Piensa, sin angustiarte, en recuerdos precisos, continúa garabateando mientras te haces este tipo de preguntas: «¿Cuál fue el elemento desencadenante de todo este episodio, un suceso, una persona, una reflexión?».
◎ Sé conciso en tus respuestas que plasmarás en la segunda hoja.

3. Vuelve a garabatear en la primera hoja para no descentrarte. ¿Qué ocurrió tras ese suceso? ¿Tienes recuerdos concretos?

◎ Resúmelos en unas palabras (o frases) en la segunda hoja, debajo del elemento desencadenante.

4. Ponte de nuevo a garabatear. ¿Cómo terminó aquel suceso? Escribe en la segunda hoja, a continuación de lo anterior, el final de la historia tal como la viviste.

◎ Luego, garabateando, pregúntate qué consecuencias tuvo en ti y en los demás protagonistas. Escríbelo.

5. Vuelve a la primera hoja y garabatea pensando en qué podrías hacer en este momento para experimentar una sensación de serenidad y de mejora en ti mismo y en los demás.

◎ ¿Qué podrías hacer en el futuro para que este tipo de situación no vuelva a producirse? ¿Qué conclusión constructiva sacas de ello?
◎ Escribe también estas respuestas en la segunda hoja.

6. Regresa al presente respirando despacio. Escribe regularmente a fin de aliviar las tensiones interiores.

◎ Lo importante es disminuir el impacto de este suceso en tus reacciones cotidianas y tomar una distancia «pacífica» en estas fases de aprendizaje.

LA ESCRITURA PUEDE AYUDARTE A EXTERIORIZAR LA CÓLERA Y TOMAR DISTANCIA.

Mi momento arteterapia

 Despertar la energía interior

◉ Colorea este árbol favoreciendo los trazos que van de abajo arriba, como si quisieras dinamizar la energía del árbol que sube desde la tierra hacia el cielo.

◉ Describe las acciones que en la vida cotidiana te aportan una energía realmente dinámica:

. . . .
. . . .
. . . .
. . . .
. . . .
. . . .
. . . .
. . . .
. . . .
. . . .
. . . .
. . . .
. . . .
. . . .
. . . .
. . . .

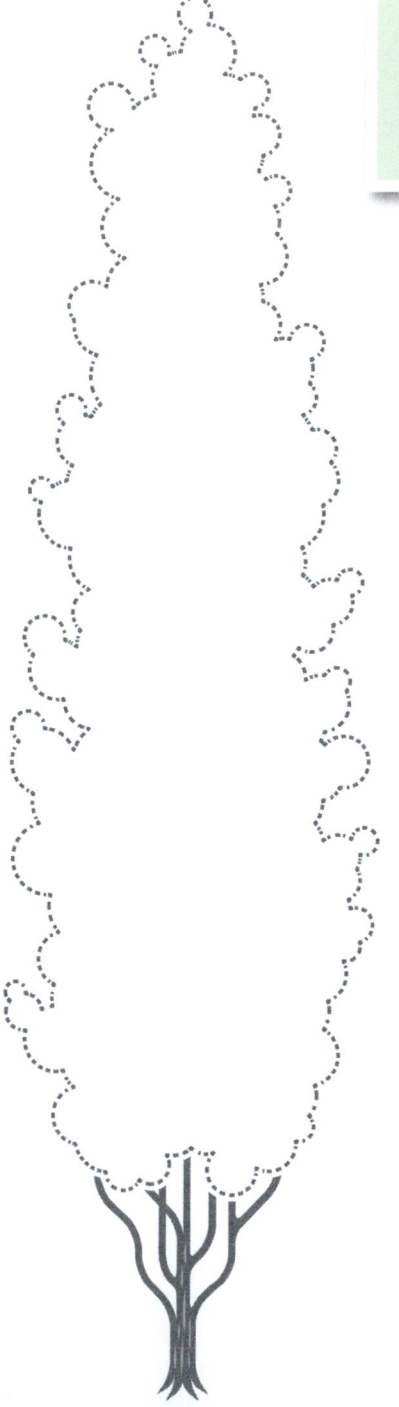

Truco de salud

Saca la lengua y métela varias veces durante 1 minuto; luego dirígela hacia los lados durante otro minuto. Es una manera de relajar el cuello y la garganta.

Medita sobre esta frase:
El buen humor tiene algo de generoso: da más de lo que recibe.

Alain

Mi camino del bienestar

Por la mañana

◎ Siéntate en el borde de la cama y masajéate el punto natural (como un pequeño hueco) situado justo en el arranque de la formación de las almohadillas de la bóveda plantar del pie derecho; lo notas desde el centro de la bóveda hacia los dedos de los pies.

◎ Es el punto principal del meridiano del riñón: tonifícalo durante 1 minuto largo, poniendo encima el índice y realizando un suave movimiento rotatorio a la vez que presionas y sueltas alternativamente.

◎ Haz lo mismo con la otra bóveda plantar. ¡Así activas toda la energía del cuerpo!

A mediodía

◎ Masajéate el punto situado a la izquierda de la muñeca derecha. Lo notarás como una ligera depresión desde el centro de la muñeca hacia la izquierda, entre la vena y el comienzo de la mano.

◎ Presiona y suelta varias veces durante 1 minuto, y luego haz lo mismo con la otra muñeca.

◎ Es un punto antiestrés muy importante, que también influye en la disminución de la tensión general.

Por la tarde

◎ Masajéate con el dedo índice las pequeñas depresiones de la parte superior de la cabeza.

◎ Piensa en la imagen de un niño que se rasca la cabeza mientras intenta que se le ocurra una idea, ¡y enseguida encontrarás esos puntos antiestrés craneales!

Por la noche

◎ Dedica un rato a estirar los dedos de los pies haciéndolos girar sobre sí mismos, de uno en uno, y tirando luego de ellos hacia delante.

◎ Masajea bien todos los «pisos». Unos zapatos demasiado ajustados o largos desplazamientos hacen que, a menudo, al final del día los dedos de los pies estén comprimidos y la sangre circule mal.

◎ Haz esto regularmente, por ejemplo, mientras ves una buena película en la televisión.

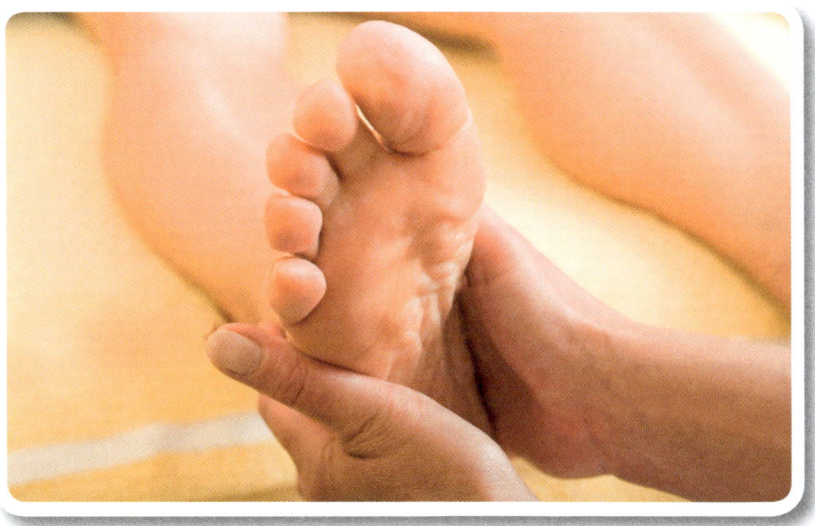

LOS AUTOMASAJES PERMITEN REACTIVAR TODA LA ENERGÍA GENERAL DEL CUERPO Y RELAJARLO.

Mi espacio cocooning

Una semana de desintoxicación y vitalidad: invierte en una licuadora o, mejor aún, un extractor de zumos. ¡Ayudarás a toda la familia a pasar el chequeo anual!

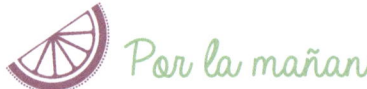 Por la mañana

◎ Empieza con un zumo de zanahoria y algunas nueces. El beta-caroteno que contiene la zanahoria se transformará en vitamina A según tus necesidades del día. El aporte de nueces reforzará esta acción.

◎ La vitamina A ayuda a realizar la síntesis de determinadas proteínas. Favorece asimismo la absorción del hierro y al parecer actúa de algún modo en la regulación de las reacciones inflamatorias. ¡Es también la vitamina de los ojos, de la vista!

◎ El betacaroteno se encuentra también en los albaricoques, las verduras de color verde oscuro... En algunas tiendas incluso se puede comprar la mezcla zanahoria-manzana ya preparada, ¡una delicia!

A mediodía

◎ La proporción que debe respetarse es: 20% de zumo de fruta y 80% de zumo de verduras.

◎ Elige sobre todo productos de temporada. No dudes en probar el zumo de pepino, de tomate, de remolacha (¡dulce!) e incluso de col lombarda (aunque en menor cantidad).

◎ La manzana es un comodín muy agradable, y unas gotas de limón añaden al conjunto un toque ligeramente ácido muy atractivo.

◎ Puedes preparar una cantidad suficiente para toda la tarde (por ejemplo, 1 litro), siempre y cuando la conserves en una botella cerrada en el frigorífico.

Por la noche

◎ El zumo de rábano negro con unas gotas de limón limpia la vesícula y el hígado.

◎ Prepara a continuación una ensalada de endivias. La endivia es rica en vitamina B9 (ácido fólico) y favorece la formación de los glóbulos rojos, un buen funcionamiento del sistema nervioso (síntesis de neurotransmisores) y del sistema inmunitario.

◎ Si añades nueces y roquefort, colmarás tus necesidades de vitaminas A, E y B12, ¡además de fibras, calcio, fósforo y ácidos grasos esenciales!

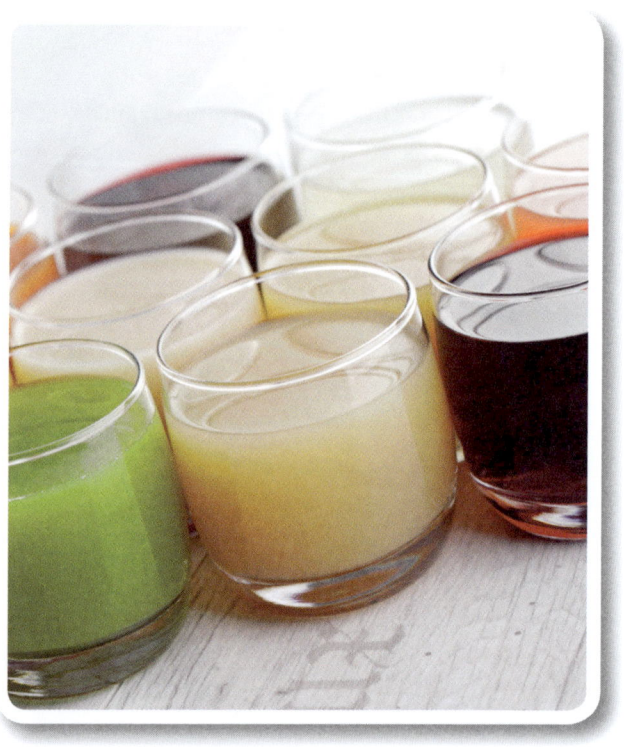

Intercambio solidario

SEMANA 21

Prestar atención...

... a los que nos rodean en el tumulto de la vida cotidiana en ocasiones se convierte, sin que nos demos cuenta siquiera, en algo delicado o superficial. Tomar de pronto consciencia de ello e intentar solucionarlo, en estos casos, resulta muy desestabilizador y produce un estrés que puede aumentar con la aparición de la muy corrosiva culpabilidad.

A continuación encontrarás varias actividades para realizar con tus allegados, a fin de reprogramar esta función esencial en una sociedad: prestar atención.

Citas de sabiduría

◎ Juega a las frases filosóficas o citas de sabiduría. Dedica algo de tiempo (para adaptarlas a todas las edades) a anotar en una hoja frases que induzcan a reflexionar. Lo importante, más que la reflexión en sí misma, es la implicación de cada uno.

◎ ¿Plantean estas frases interrogantes? ¿Aburren, sorprenden? Mejor, así establecerás el vínculo para crear una armonía colectiva y aceptar la responsabilidad de ser el referente.

◎ Para empezar, juega una vez a la semana a fin de construir una reflexión común. ¡Es un juego perfecto para animar una comida!

El menú tipo

◎ Haz un menú tipo para el fin de semana, en cuya elaboración y realización participen todos, siempre bajo tu control, puesto que eres el referente.

Instantes de escucha

◎ Establece unos minutos de silencio y, mientras, escucha. No resulta nada fácil... Y supone un magnífico espejo del estrés que sufren las personas que te rodean.

◎ Después habla de las vivencias de una manera no intrusiva. Sigues siendo el referente.

La caja de deseos

◎ Haz una caja de deseos para que cada uno deposite en ella un deseo en relación contigo.

◎ Extrae un deseo y hazlo realidad de inmediato.

Expresar mediante el dibujo

◎ Verbalizar puede resultar difícil, así que cada uno hace un dibujo o confecciona un *collage* relacionado con lo que percibe del otro y lo que le gustaría compartir. Sin juzgar a nadie, por supuesto.

Creatividad solidaria

Una manera muy sencilla de desarrollar una creatividad solidaria es concebir actividades de servicio. Tú eres el referente. Como estamos hablando de creatividad, orienta todo lo posible esas ideas hacia la cultura y el hecho de compartir.

Sitio web de ayuda mutua

◎ Propón a los niños de una clase, o a tus allegados, o incluso a tus vecinos, organizar la creación del sitio web referente (donde la gente se inscribe) de una asociación ya existente (menos trabajoso de gestionar).
◎ Tus objetivos: residencias de ancianos, hospitales, asociaciones de ayuda mutua...

Pequeños regalos

◎ Organiza la confección de pequeños regalos simbólicos, por ejemplo, por Navidad.
◎ Pídele a cada persona que haga un dibujo o un *collage*, y que añada una frase afectuosa, un «feliz Navidad», así como una golosina original (caramelos, galletas, frutas confitadas...).
◎ En el reverso del dibujo podría haber una poesía, o el recuerdo de un momento alegre, y a modo de firma el nombre de la persona que ha realizado el conjunto.

E-mails bienestar

◎ Haz un envío agrupado de mensajes electrónicos con vínculos a sitios web que permitan descubrir un conjunto de cosas agradables para que los destinatarios se beneficien de tus ideas relajantes, músicas reconfortantes, blogs sobre bienestar muy desarrollados y accesibles, documentales de evasión y de descubrimientos...

Intercambio de servicios

◎ Abre un buzón digital de referencia que sirva para que las personas de tu entorno soliciten servicios a cambio de otros servicios.
◎ Ejemplo: doy dos horas de clase de inglés y busco dos horas de jardinería en mi casa; ayudo a alguien una hora a hacer compras, a cambio de que haga una hora de administrativo conmigo, etc.

La historia colectiva

◎ Pon a disposición de las personas de tu entorno, por internet o en un cuaderno común, el principio de una historia con unos personajes básicos.
◎ Establece la trama (positiva) y el número de páginas: la búsqueda, el elemento desencadenante de la búsqueda, el desarrollo, la resolución.
◎ Cada uno tiene que escribir dos páginas. Será el inicio de una colección común que todo el mundo podrá leer y completar.

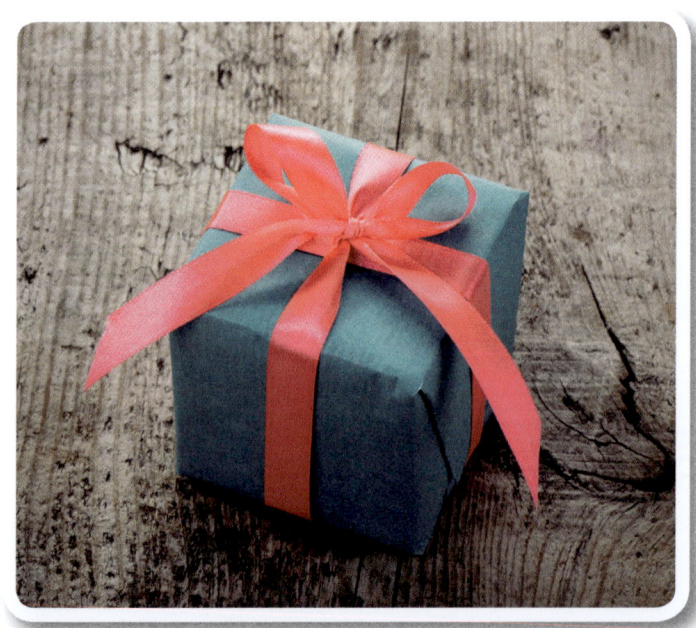

Arteterapia colectiva

◎ Con estos dos rostros, diviértete con tus allegados creando el hombre ideal y la mujer ideal. A cada uno le corresponderá una zona. Por ejemplo, papá se ocupará de los ojos; mamá, de la boca; un amigo, de las mejillas; un niño, del pelo... O bien cada uno utiliza un rotulador diferente, o bien innováis recortando detalles de revistas para pegarlos en las caras.

◎ No dudéis en tomar fotos como referencia para saber cómo expresar bien cada rasgo. El intercambio debe hacerse entre vosotros.

◎ A continuación, cada persona cuenta lo que ha querido expresar con sus elecciones. Se aprende mucho sobre los referentes de cada uno, y de ellos surge una creatividad sorprendente. Lo mejor, además, es repetirlo a menudo cambiando los papeles.

◎ Escanea y amplía el tamaño de los dibujos; eso permitirá crear más expresiones.

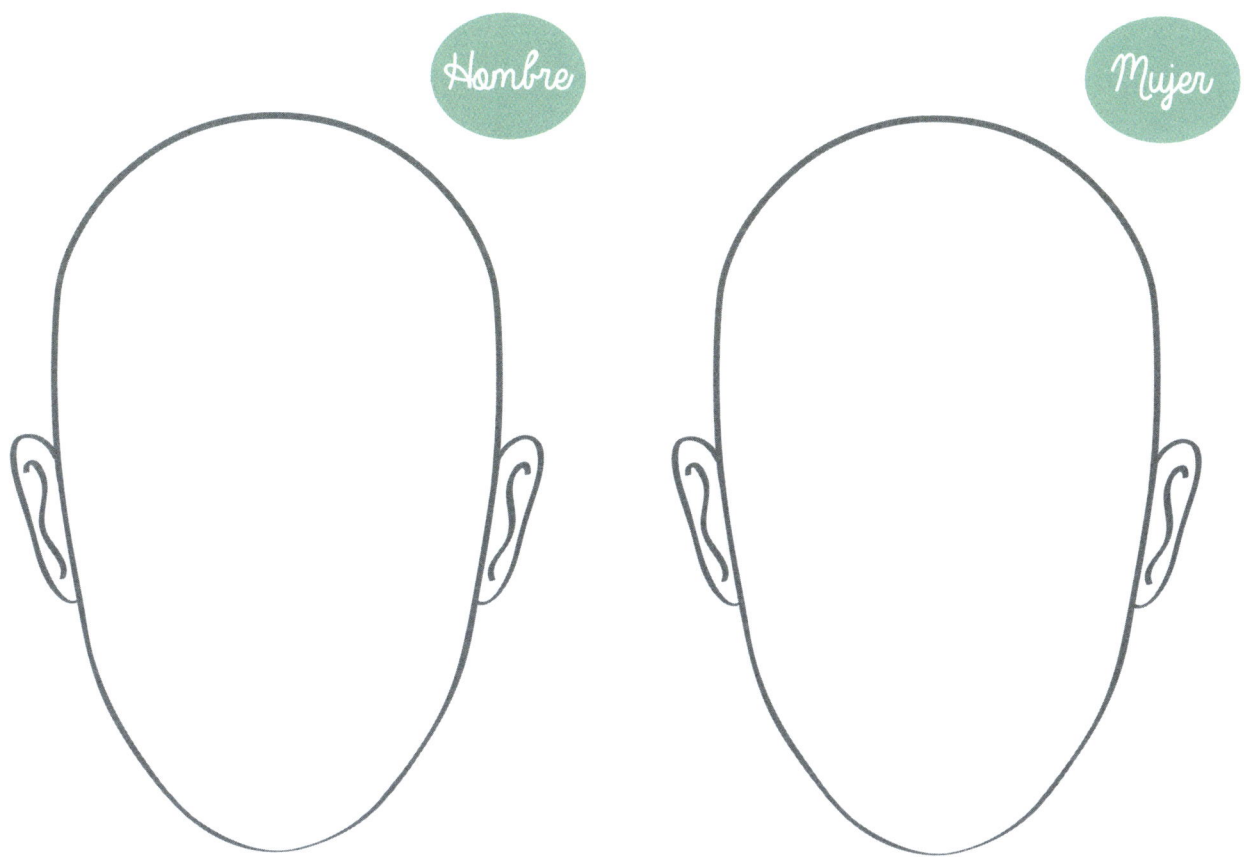

GRACIAS A ESTA ACTIVIDAD DE ARTETERAPIA COLECTIVA, APRENDERÁS MUCHO SOBRE TUS ALLEGADOS Y SUS REFERENTES.

SEMANA 22 — Mi momento antiestrés

Continuación de los cinco tibetanos que iniciamos la semana 17. Habrá que volver a empezar por los dos movimientos aprendidos anteriormente a fin de avanzar con los siguientes. Recordemos que el objetivo es realizar esos movimientos con plena conciencia, notar bien el trabajo muscular y profundizar en el ciclo respiratorio.

1. Estás de rodillas, con la espalda recta, los dedos de los pies doblados y apoyados en el suelo, y las palmas de las manos tocando justo detrás de la parte superior de los muslos.

◎ Baja la barbilla hacia el pecho espirando, e inspira al tiempo que echas la barbilla hacia atrás y estiras bien las vértebras (te arqueas y levantas la caja torácica hacia arriba sin forzar).

◎ Haz esta serie de movimientos 7 veces.

2. Estás sentado, con la espalda recta, las piernas estiradas hacia delante, las palmas de las manos junto a las nalgas y los dedos en línea con las piernas.

◎ Baja la barbilla hacia el pecho; luego, apoyándote en las palmas de las manos, echa la barbilla hacia atrás y levanta poco a poco el tronco (hazlo lentamente) para formar una mesa de cuatro patas.

◎ Respira despacio y después túmbate en el suelo para descansar.

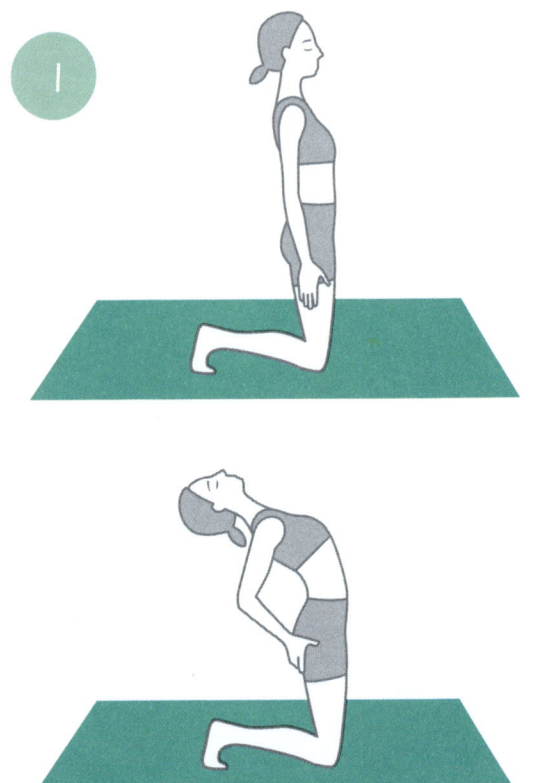

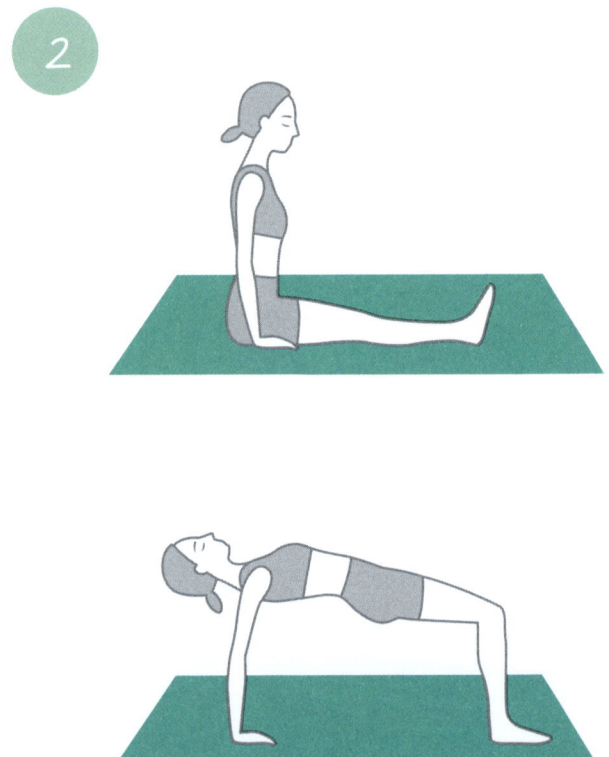

Mi momento arteterapia

✏️ Colorear

◎ Pinta este globo aerostático que simboliza tu vuelo hacia la vida: empieza por abajo con colores fríos (violeta, azul, verde) y avanza hacia arriba con colores cálidos (rojo, naranja, amarillo).

◎ Escribe unas líneas sobre lo que significa para ti el acto de elevación interior:

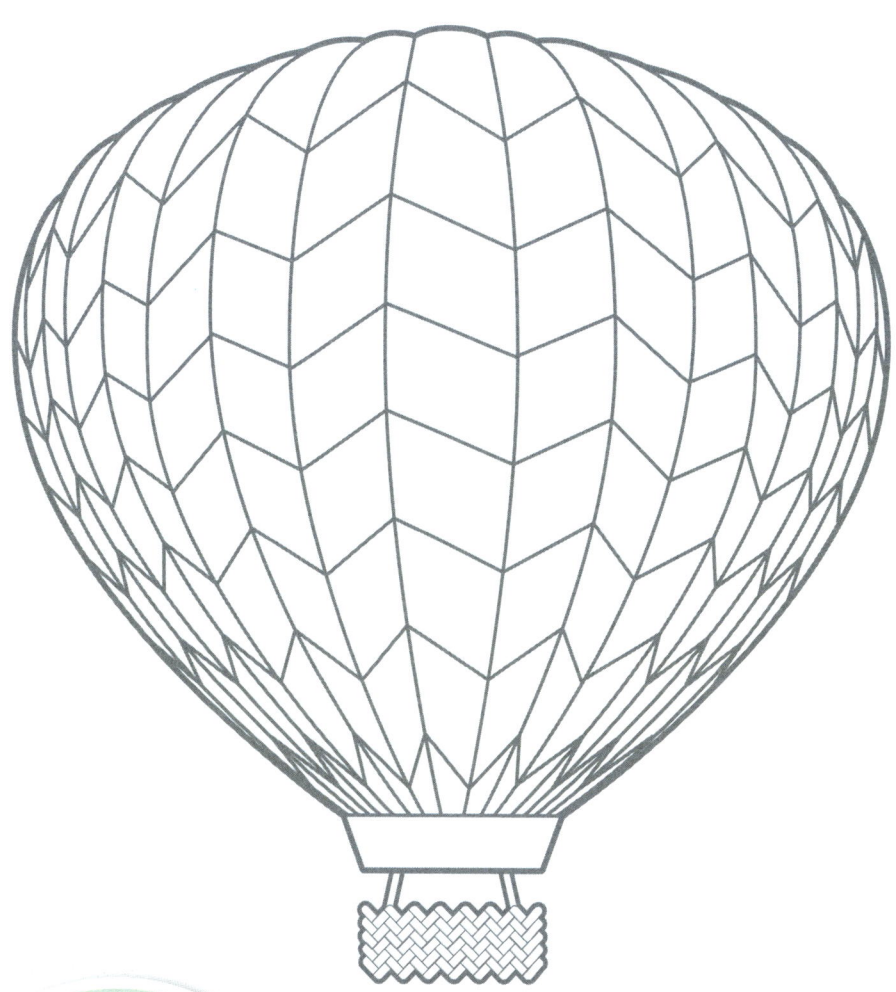

Medita sobre esta frase:
Nuestra libertad es como un círculo, cuyo diámetro varía con cada individuo.
Julien Green

Truco de salud

Estimula la nuca, zona de paso de numerosos nervios, inclinando la cabeza hacia el hombro derecho y luego hacia el izquierdo durante 1 minuto. Este ejercicio favorece la concentración.

Mi camino del bienestar

Por la mañana

◎ Camina todas las mañanas durante una semana aunque solo sean 3 minutos, si es posible en silencio.
◎ Justo antes de salir, bebe un vaso grande de agua para hidratarte.
◎ Avanza a paso moderado (tenlo en cuenta, si debes tomar un medio de transporte) con la mirada puesta a una altura media. De este modo, te das cuenta de lo que pasa a tu alrededor y a la vez te pones en autohipnosis, pues el ciclo respiratorio se adaptará y enseguida estarás en onda alfa.
◎ Cuando tengas algún pensamiento intrusivo («¿he cerrado bien la puerta?», «tengo que acordarme de...»), céntrate en la mirada y deja que el pensamiento se diluya. Así, no te llevas nada de la vida privada a la vida profesional y tu cerebro está en armonía.

A mediodía

◎ Pausa de 2 minutos: escucha con auriculares una música suave, con la frente apoyada en las manos y los ojos cerrados.
◎ Después, ve a comer. De este modo, cortas con el estrés de la mañana.

Por la tarde

◎ Pon sobre tu mesa de trabajo un objeto inspirador (una foto de paisaje o de familia) y contémplalo durante 2 minutos sin interpretarlo.
◎ Esta pausa meditativa te aportará una relajación inmediata al desconectarte de la mente saturada.

Concentración del final de la tarde

◎ Vuelve a caminar en silencio, concentrándote en la respiración.
◎ Asocia la espiración a la idea de que, cada vez que espiras, expulsas las fatigas del día.
◎ Crea una compuerta entre tu vida profesional y privada, dejando en la oficina, a tu espalda, lo que debe quedar allí. Así cierras la puerta de la jornada laboral.

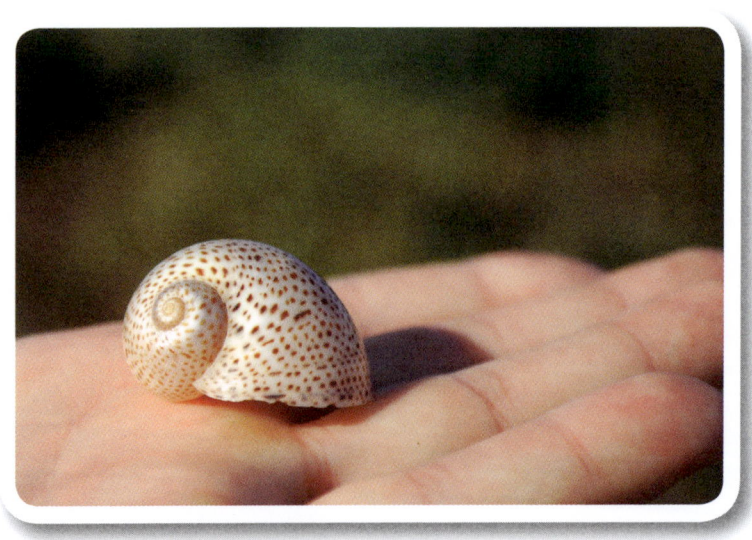

Mi espacio cocooning

Tu vivienda debe ser agradable y limpia. La armonía que reina en ella te ofrece un apoyo concreto en los momentos difíciles y favorece los momentos de serenidad. Cada vez hay más personas que trabajan en su casa a través de internet y que van menos de vacaciones. A continuación, te ofrecemos unos consejos básicos para acondicionar tu casa a fin de que se convierta en el complemento emocional que necesitas. Dedica tiempo a «rebuscar» en mercadillos de segunda mano para aportar «toques personales». Tienes un estilo, ¡encuéntralo!

Suavidad

◎ Evita todo lo que sea puntiagudo o con ángulos demasiado visibles: pon en las esquinas de los muebles un objeto decorativo que las oculte y dé un toque singular.
◎ También puedes innovar con un tapete original, étnico...
◎ En las camas, dispón pequeños cojines de colores suaves.

Apertura

◎ Cuelga en las paredes solo representaciones que «abran la habitación»: paisajes, un cuadro ligero y no demasiado sombrío, ni de evocaciones cargadas de sentido psicológico, de derrumbamiento...

Espacio

◎ Dispón los muebles de modo que se pueda circular libremente: el principio es que, cuando entras en una habitación, la mirada esté libre, no se vea obligada a fijarse constantemente para avanzar.
◎ En el dormitorio, coloca la cama en un sitio privilegiado. Es un lugar donde recuperarse, no un espacio secundario.
◎ En cuanto al televisor, este no debe dominar la estancia. Debes dar prioridad al espacio reservado al diálogo; no lo olvides.

Vida

◎ **En la entrada** (lo primero que tú o tus invitados veis), pon representaciones floridas: las flores naturales (¡aunque solo sea una!) son una señal de vida.
◎ Prepara un popurrí personalizado con cáscaras de limón y naranja, pétalos de rosa, una rama de canela...
◎ La mezcla de aromas aporta serenidad y resulta reconfortante (cambia la composición según las estaciones).
◎ Pon cada fin de semana un aceite esencial que «limpie» el lugar: lavanda, bergamota...

SEMANA 23 — *Mi momento antiestrés*

◎ Haz solo un punteado con diferentes colores, favoreciendo espiraciones largas.

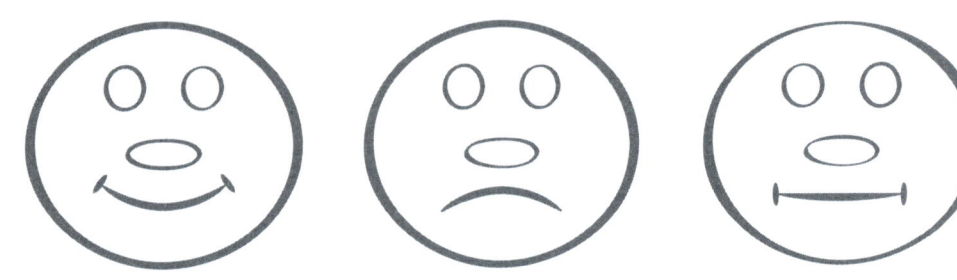

◎ Rellena este círculo solo con espirales ascendentes en el sentido de las agujas del reloj.

ESCANEA ESTA PÁGINA PARA PODER HACER CON REGULARIDAD ESTOS EJERCICIOS DESESTRESANTES.

Mi momento arteterapia

✏️ Mandala desestresante

◎ Empieza por el centro y avanza hacia el exterior eligiendo los colores. De vez en cuando, haz un punteado para dar un aspecto de relieve y desestresarte.

◎ Escribe unas palabras que simbolicen para ti la idea de plenitud:

....
....
....
....
....
....
....
....
....
....
....
....
....

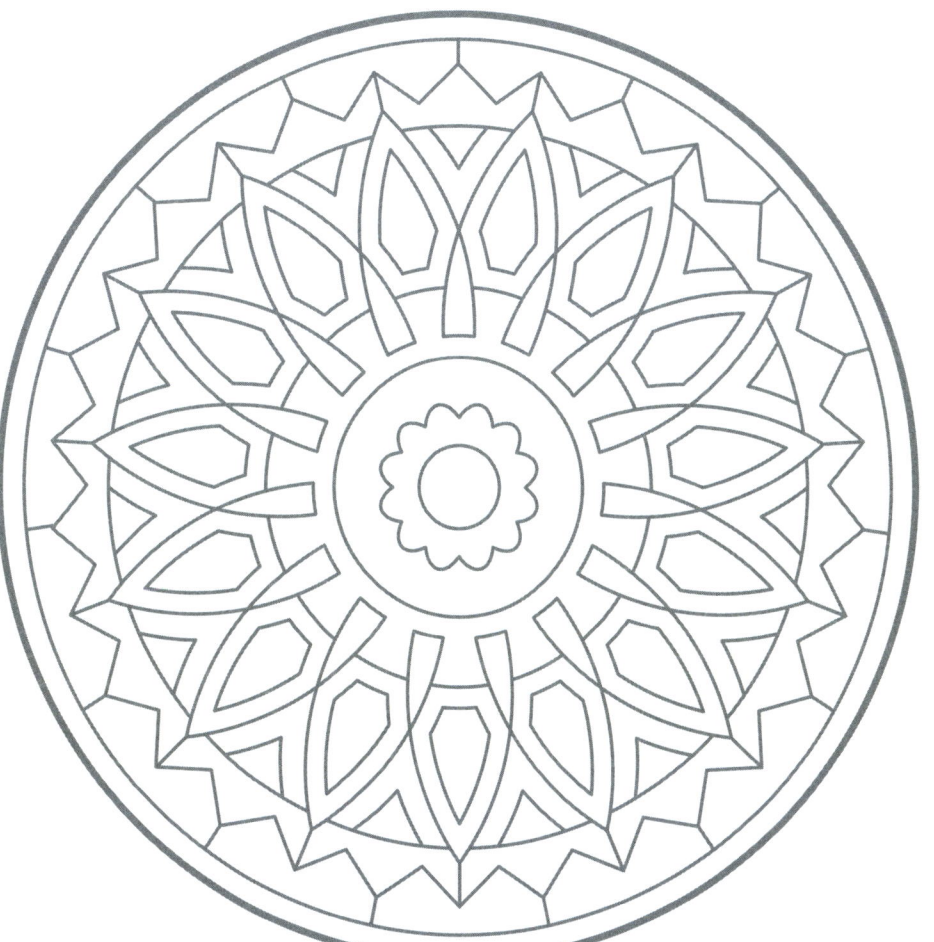

Medita sobre esta frase:
Toda actividad en armonía con la Vida, según el Presente y el Futuro, es la plenitud.
— Albert Khan

Truco de salud

Mientras coloreas, estira con regularidad la espalda a la vez que bostezas. Esto te permitirá mantenerte concentrado y relajado.

Mi camino del bienestar

Es indispensable dedicar un rato todos los fines de semana al mantenimiento muscular y el *stretching*, a fin de «alisar» el cuerpo para compensar las malas posturas adoptadas en el trabajo. Si estás bien concentrado y atento, produces una conexión eléctrica cerebro-músculos (impulsos nerviosos) equivalente al hecho de llevar peso, pero sin exigirle demasiado al cuerpo en lo relativo a resistencia muscular.

1 • Espira inclinándote hacia uno y otro lado del cuerpo (7 veces).
2 • Espira abriendo los brazos (7 veces).
3 • Espira al bajar los brazos (7 veces).
4 • Espira al estirar las piernas alternándolas (7 veces).

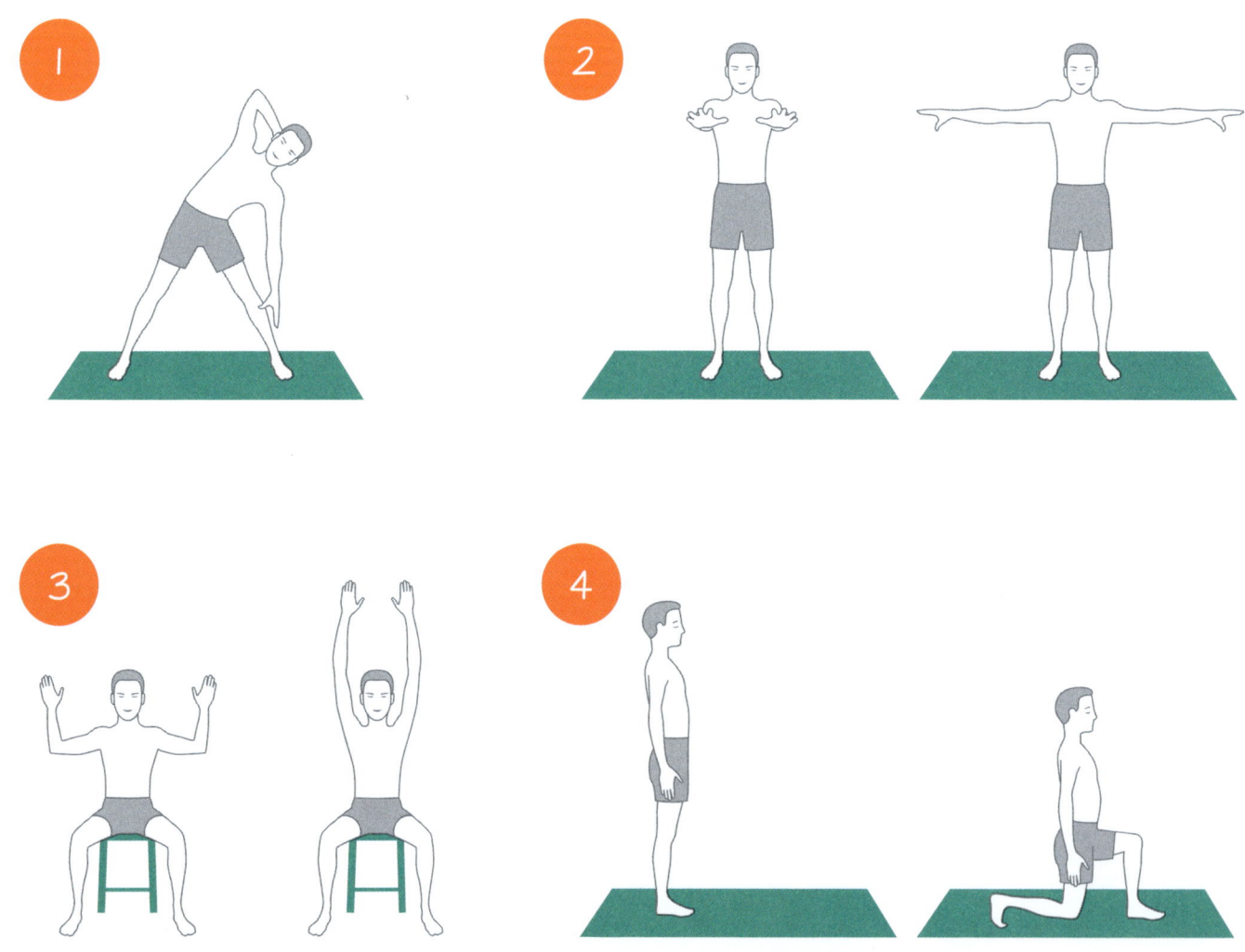

Mi espacio cocooning

La contaminación electromagnética existe. Los fabricantes de teléfonos móviles y los constructores de accesos Wi-Fi, por ejemplo, trabajan actualmente para incorporar a sus productos un atenuador de ondas. Y se crean zonas libres de ondas para las personas con hipersensibilidad electromagnética. A continuación encontrarás algunos «principios de precaución» para adoptar en tu casa, confiando en que tu vecino haga lo mismo.

Pastillas

◎ Puedes encontrar pastillas adhesivas hechas de metal y polvo de cuarzo.
◎ Se colocan en el borde de las pantallas y en la parte de atrás de los teléfonos móviles; limitan la propagación de las ondas.

Pirámides

◎ La mezcla de conos de orgonita, ideados por Wilhelm Reich, con cuarzo blanco y shungita (el resultado es una gruesa arandela o una pirámide) neutralizan una buena parte de las ondas si se colocan junto a las fuentes Wi-Fi.
◎ Se encuentran en venta en internet y en algunas tiendas de minerales.

Fundas

◎ Confeccionadas con fibras de acero inoxidable y lino, estas fundas para móvil atenúan la acción de las ondas en el organismo.

Cactus candelabro

◎ El cactus candelabro, aunque poco feng shui (¡pincha!), tiene la propiedad de absorber las ondas electromagnéticas.
◎ ¡Colócalos al lado de las pantallas y el microondas!

Palmera areca

◎ La palmera areca atenúa el alcance de las ondas y absorbe los compuestos orgánicos volátiles tóxicos procedentes de las moquetas, de las ventanas de PVC, de los ambientadores...

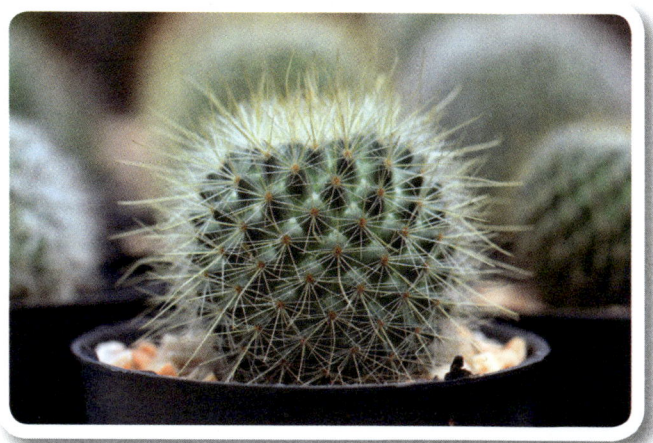

ESTOS SENCILLOS PRINCIPIOS DE PRECAUCIÓN TE PERMITIRÁN EVITAR LA CONTAMINACIÓN ELECTROMAGNÉTICA.

SEMANA 24 — Mi momento antiestrés

El quinto movimiento de los cinco ritos tibetanos (véanse semanas 17 y 22) te permitirá trabajar toda la espalda y el torso. Una vez más, hazlo según tus posibilidades, a fin de realizarlo correctamente, pero avanzando de manera gradual. Haz antes unos ejercicios de calentamiento (correr sin moverse del sitio o *stretching* muscular, amplias respiraciones...). Este movimiento se realiza en dos fases.

1. La primera fase se parece al movimiento de flexión militar.

◎ Estás tumbado boca abajo, con las manos en el suelo y los brazos doblados junto a los costados (como si fueses a hacer flexiones).

◎ Levanta primero la cabeza y estira la espalda, luego yergue el cuerpo apoyándote en los dedos de los pies al tiempo que inspiras, y a continuación vuelve a tumbarte espirando (de 1 a 7 veces).

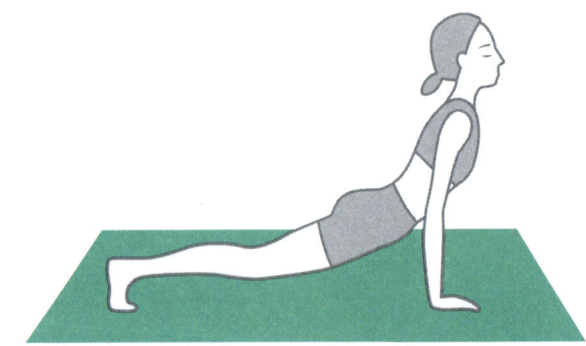

2. Termina encadenando tres movimientos más: levanta las nalgas echándolas hacia atrás todo lo que puedas para mantener los brazos estirados con las manos apoyadas en el suelo y vuelve a tumbarte.

◎ Quédate tumbado, luego apoya las nalgas en los talones y la frente en el suelo para relajarte un rato. Levántate poco a poco.

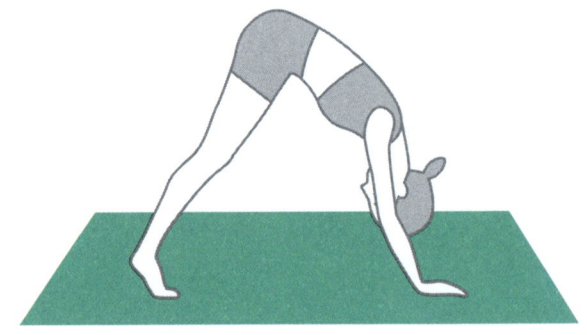

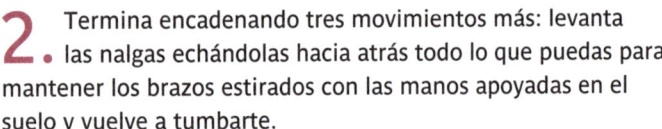

ES IMPORTANTE REALIZAR CORRECTAMENTE ESTOS MOVIMIENTOS A TU POPIO RITMO.

Mi momento arteterapia

✏️ Abrirse a los encuentros

◎ Pega en el centro del dibujo propuesto una imagen que represente simbólicamente el deseo de ir hacia el otro. Pega alrededor imágenes relacionadas con ese principio de vida (objetos, personas, paisajes, etc.).

◎ Describe cada una de las imágenes elegidas:

....
....
....
....
....
....
....
....
....
....
....
....
....
....
....
....
....
....
....

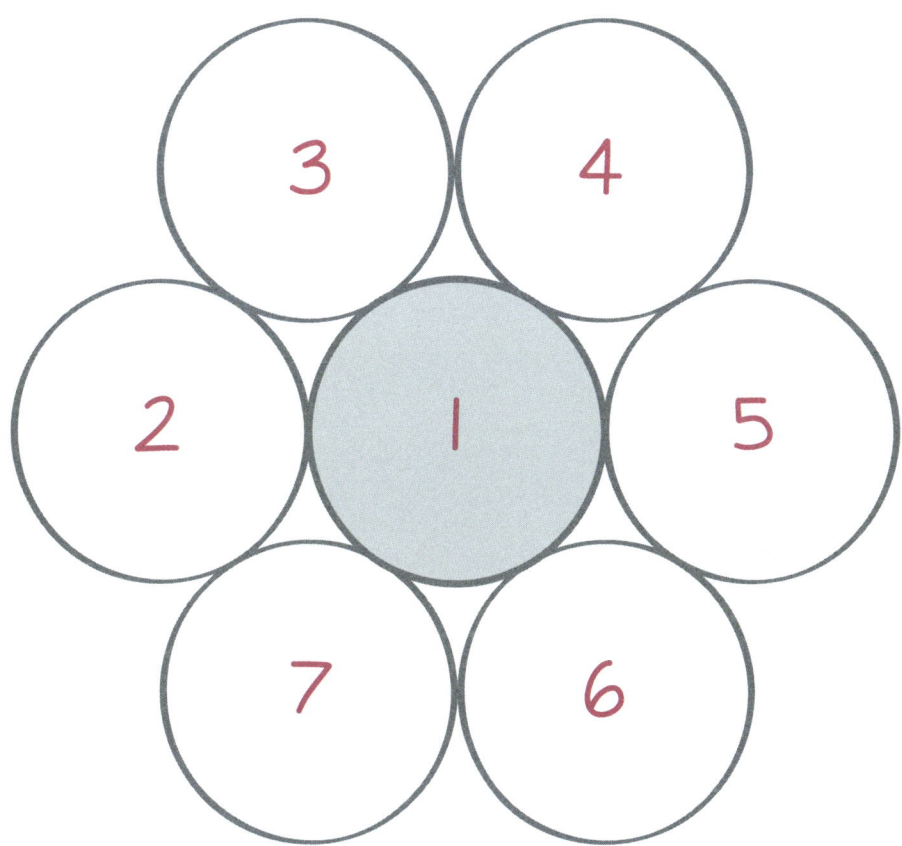

Medita sobre esta frase:
El hombre solo inventa la eternidad de su existencia en los sentimientos que comparte.
— Marc Levy

Truco de salud

Bebe con regularidad un poco de zumo de uva ecológico, excelente para conservar la memoria a corto plazo, y zumo de naranja por la vitamina C y porque va bien para la memoria a largo plazo.

Mi camino del bienestar

Por la mañana

◎ Destensa las manos, con frecuencia maltratadas por la noche, pues las muñecas se tuercen involuntariamente.

◎ Coloca los diez dedos unos contra otro hacia arriba (posición de plegaria) y levanta poco a poco los codos hacia los lados. Abre las palmas pero sin separar los dedos; así harás presión en todos ellos.

◎ Repite varias veces estos movimientos. Luego, con dos tercios de los dedos todavía juntos, mueve las manos hacia delante y hacia atrás. ¡Notarás claramente que las muñecas trabajan y a veces crujen!

◎ Apunta con los dedos de las manos juntos hacia delante, separa las palmas manteniendo las yemas de los dedos juntas y haz girar las manos de manera que queden unidas por el dorso (los codos se levantarán). Siente que fuerzas un poco las muñecas y vuelve a unir las palmas.

◎ Repite este movimiento varias veces a lo largo del día y antes de irte a dormir para aflojar todas las tensiones de los antebrazos.

A mediodía

◎ Andar hacia delante y hacia atrás (incluso unos metros) hace trabajar todo el cerebro y armoniza los hemisferios.

◎ Si puedes hacer el ejercicio bajando una escalera y subiéndola marcha atrás lentamente, además relajarás los músculos de las piernas y favorecerás el control de atención.

Por la noche

◎ Simplemente, abre los brazos hacia los lados al tiempo que inspiras y júntalos espirando. Luego, inclinado hacia delante, masajéate las lumbares con un aceite relajante.

◎ Haz unas flexiones de rodillas y ve a acostarte: tu cuerpo está en armonía.

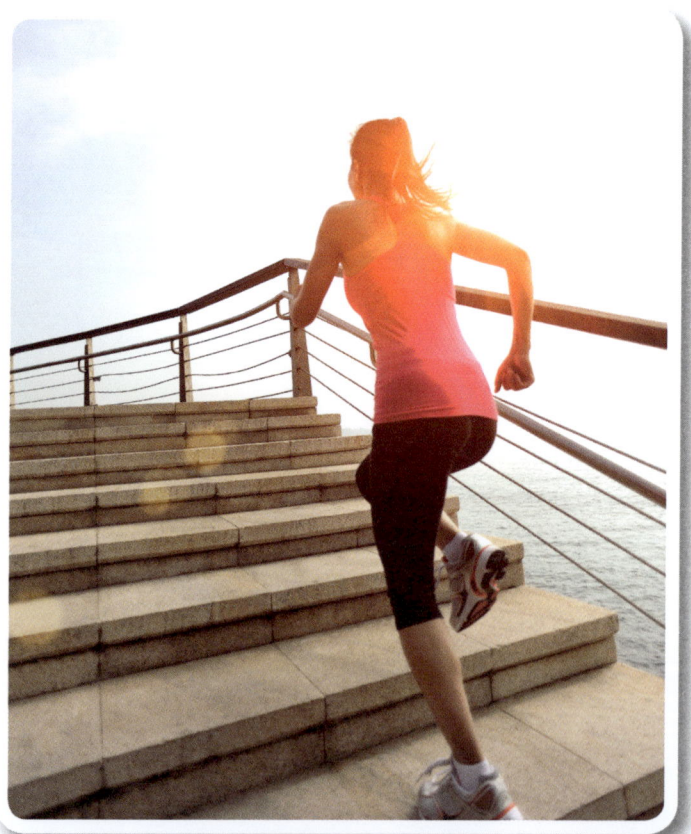

Mi espacio cocooning

Los cereales refinados solo conservan una pequeña cantidad de sus cualidades nutritivas. Eso significa que no proporcionan el aporte necesario de vitaminas y minerales para el buen funcionamiento del organismo, lo que puede despertar las ganas de «picotear», pues no se tiene sensación de saciedad. Así que plantéate pasarte a lo semiintegral (lo integral 100% puede irritar los intestinos), preferentemente ecológico.

La espelta

◎ Se encuentra tanto en forma de pasta (espaguetis, etc.) como de cereales para desayuno, y sobre todo no requiere ningún fertilizante o tratamiento químico, de modo que su consumo es muy sano. Con su gran aporte de magnesio, es un magnífico antiestrés.

Los copos de avena

◎ Son excelentes para el sistema nervioso (hierro, zinc, manganeso). No solo se toman con la leche del desayuno, sino que también pueden utilizarse en la preparación de postres. ¡Con harina de avena se hacen unas excelentes galletas!

Las semillas de girasol

◎ Aportan vitamina B9, que ayuda al cuerpo a segregar dopamina, fuente de serenidad. Añade almendras y avellanas (para un aperitivo, por ejemplo) y tendrás una composición de cereales interesante para el mantenimiento del sistema nervioso.

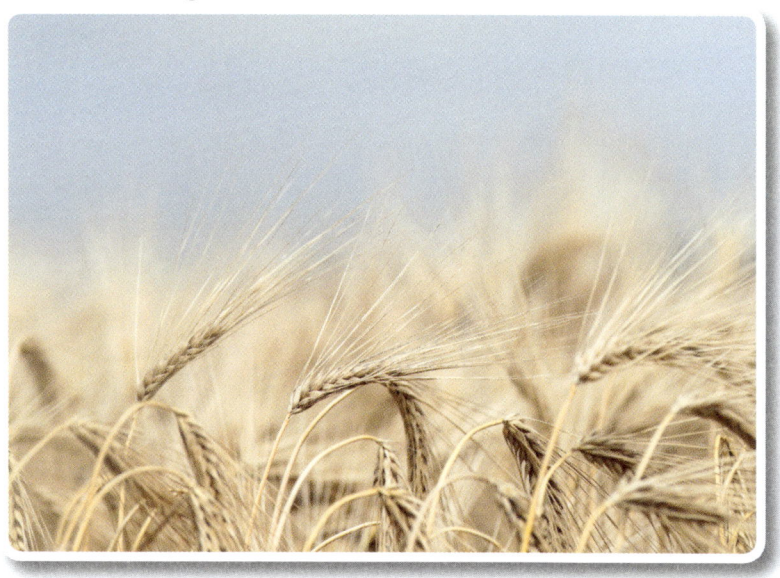

SEMANA 25 — Mi momento antiestrés

El medio idóneo para alcanzar la serenidad es poder sentirse en empatía, cuando tú lo decidas, con las personas o los acontecimientos, pero sin que ello suponga una carga para ti. A continuación, te ofrecemos tres procedimientos que te serán muy útiles. Son complementarios y deben realizarse con regularidad.

La protección

◎ La sensación de seguridad es importante, pues reduce el estrés. Empieza sentado e imagina que, poco a poco, mediante la respiración, creas a tu alrededor una energía que te envuelve.

◎ Para ello, inspira lenta y profundamente y espira sintiendo que construyes un cono invisible que te rodea y te protege de todo tipo de energía agresiva.

◎ La autosugestión es importante. Así es como conservas las raíces, como evitas sentirte descentrado, fuera de ti y vulnerable.

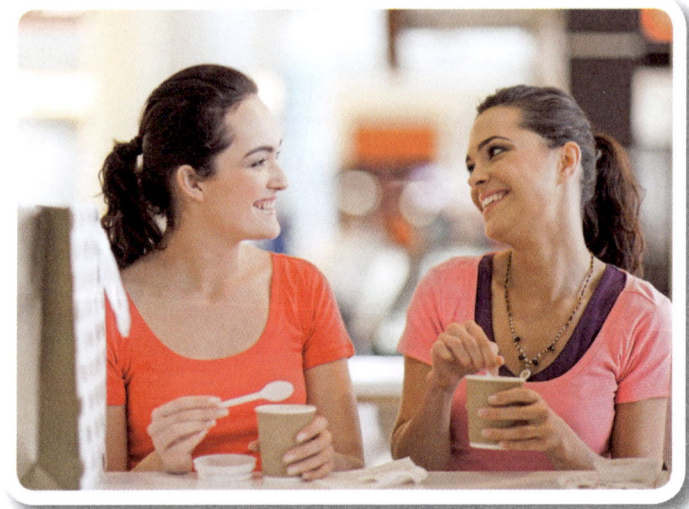

Acostúmbrate a estar en empatía postural

◎ O bien empleas los mismos gestos que tu interlocutor —brazos cruzados o caídos a lo largo del cuerpo—, o bien eliges otros complementarios para facilitar la relación: si el otro tiene una actitud nerviosa, ayúdale adoptando una relajada; si la suya es más bien fría, adopta tú una respetuosa y cálida, etc.

◎ ¡Así despejas el camino para aportar una solución constructiva y no «lastrante»!

Desconfía de la interactividad de tu propio estrés

◎ Quizá seas tú el elemento que fomenta una mala relación. Así pues, para solucionar el problema, dedica unos instantes a analizar tu manera de escuchar.

◎ ¿Mantienes realmente una actitud flexible en una relación? ¿Le quitas la palabra al otro? ¿Muestras impaciencia o irritabilidad en el tono de voz? Equilibra la relación rectificando tu actitud.

ESTOS TRES PROCEDIMIENTOS HARÁN QUE NO TE CONDICIONEN LOS PROBLEMAS DE LA VIDA COTIDIANA A LA HORA DE MOSTRARTE EMPÁTICO.

Mi momento arteterapia

🖍 Mandala diana

◎ Partiendo de la izquierda de la hoja, en la que escribirás unas palabras que resuman tus deseos de realización, lanza trazos hacia el centro de la diana con intención de éxito, de voluntad de llegar al final de todas tus decisiones.

◎ Escribe unas líneas sobre la manera concreta de llevar a la práctica esas decisiones:

. . . .
. . . .
. . . .
. . . .
. . . .
. . . .
. . . .
. . . .
. . . .
. . . .
. . . .
. . . .
. . . .
. . . .
. . . .
. . . .
. . . .

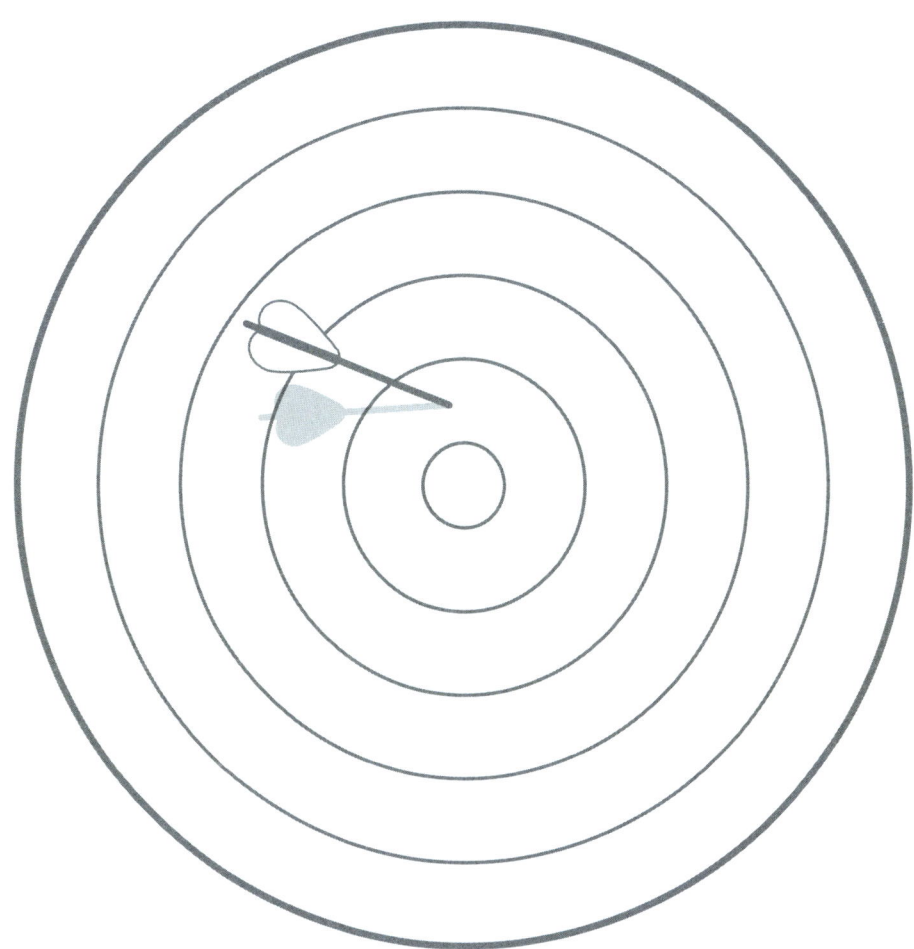

Medita sobre esta frase:
La voluntad permite escalar hasta las cimas; sin voluntad, nos quedamos al pie de la montaña.
Proverbio chino

Truco de salud

Escribe con los ojos cerrados en tu pantalla mental, a fin de anclar tu voluntad en el tiempo, las palabras «éxito», «resultado», «felicidad», «realización».

Mi camino del bienestar

Por la mañana

◎ Hincha las mejillas como si tocaras la trompeta y, con los labios fruncidos y los ojos cerrados, suelta el aire muy lentamente sobre las palmas de las manos. Aprende a utilizar el aliento para prolongar el pensamiento de bienestar.

◎ Interioriza esta idea: «Voy a estar tranquilo». Es como si prestaras un juramento, como si hicieses un pacto contigo mismo difundiendo el aliento por todo el cuerpo.

◎ Con las manos cerca de la boca, desprendes calor para dinamizarte; con las manos alejadas de la boca, aportas frío y, por lo tanto, relajación suave.

◎ Sopla sobre el desayuno en una actitud positiva, magnetiza todos los alimentos que vas a ingerir con la fuerza vital que representa tu aliento.

◎ Esta actitud de respeto te ancla en el deseo de estar de acuerdo contigo mismo desde por la mañana. Estableces así una relación constructiva con el inicio del día.

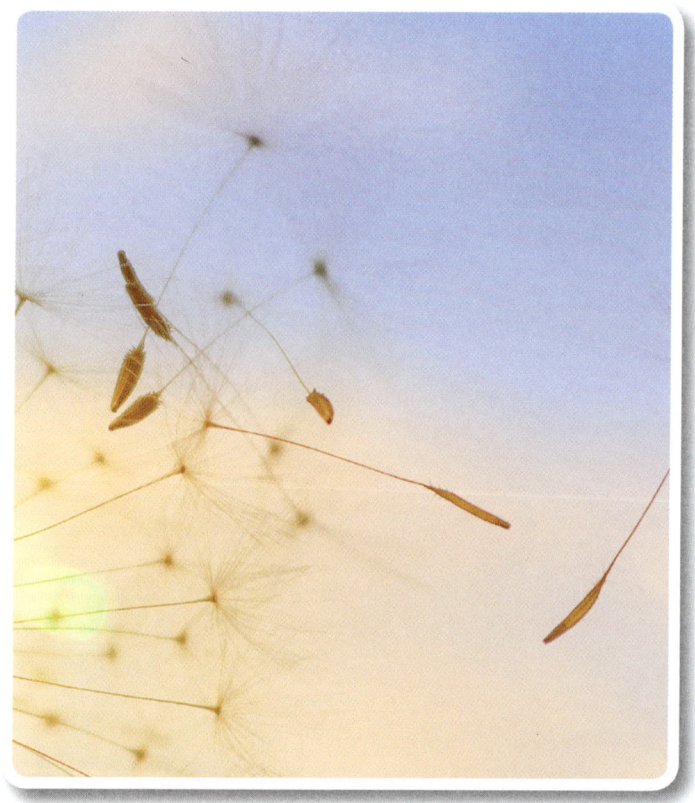

Por la tarde

◎ Sopla manteniendo un pensamiento positivo, constructivo.

◎ Sopla dando un poco de ti mismo, a fin de que el lugar donde vives se beneficie de tu estado.

◎ Comparte un poco de ti mismo todos los días. Sé también actor positivo en la vida cotidiana de los demás; para ello, el aliento es práctico, concreto.

Por la noche

◎ Prepárate para dormir deseando que tu aliento se difunda por todo el cuerpo, como un nido protector de energía que te rodea y que se crea en cada espiración.

◎ ¡De este modo creas a la vez un refugio y una nube de adormecimiento que te transportará hacia sueños benéficos!

Mi espacio cocooning

La jardinería es una estupenda afición y una manera práctica de disfrutar de buenos productos frescos (frutas, verduras, plantas aromáticas), con la satisfacción añadida de ser tú quien los cultiva. ¿Hay algo más agradable que oler y saborear tranquilamente un tomate, mirar crecer y florecer perales y manzanos?

También puedes orientar tus cultivos en función de lo que deseas para tu salud. Unas simples macetas con un poco de tierra abonada para plantas aromáticas, por ejemplo, solo requieren un riego regular y aportan muchos beneficios:

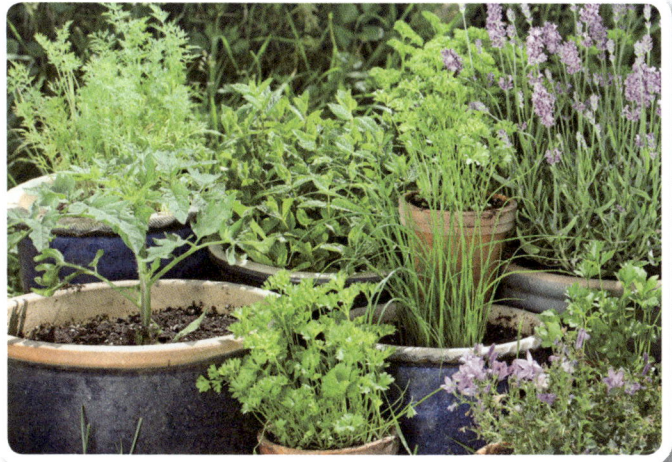

Tomillo

◎ Con las puntas floridas de la planta, haz infusiones que servirán para calmar accesos de tos y bronquitis.

Romero

◎ Facilita las digestiones pesadas y alivia los trastornos hepáticos. En infusión o en las salsas de tomate.

Albahaca

◎ Calma los espasmos y tonifica el sistema nervioso. En infusión o también en salsas y platos cocinados.

Menta

◎ Regulariza las funciones del estómago, del hígado, de la bilis y de los intestinos. En infusión, o en platos cocinados y ensaladas.

Lavanda

◎ Es calmante y relajante, favorece el sueño y mitiga el dolor de cabeza. Utiliza las flores en tisana o incluso en las ensaladas.

Eneldo

◎ Es diurético y excelente para la digestión. Perfecto para acompañar los pescados, y también puede degustarse en infusión (sin el tallo).

NO OLVIDES QUE LAS PLANTAS SON ELEMENTOS VIVOS. ¡NO ABUSES DE ELLAS!

SEMANA 26 — Mi momento antiestrés

Durante el trayecto diario para ir a trabajar, acostúmbrate a practicar una respiración que te permitirá estar distendido sobre todo en la zona del plexo solar. Esta acción preventiva es perfecta cuando notas que se te hace «un nudo en el estómago». Antes de una reunión de trabajo, de una revisión médica o de una cita importante, puede que sientas una especie de temor nervioso y bloquees la libre circulación de la respiración, de la misma forma que al final de un día difícil puedes notar que te quedas «sin respiración» y sentirte irritable.

◎ Para actuar en el cinturón abdominal tenso, frota las manos una contra otra y aplica el calor así obtenido en la parte superior del vientre. Esto, por sí solo, enviará una señal de que deseas serenarte.

◎ Inspira por la nariz sacando la barriga y espira mientras la masajeas trazando círculos con las palmas de las manos.

◎ Mientras lo haces, expresa mentalmente el deseo de calmar tus ansiedades.

◎ Una vez que el abdomen está duro y corta la respiración normal, lo importante será acelerar el metabolismo sanguíneo.

◎ Para ello, coloca los dos puños sobre el plexo solar, inspira abriendo los brazos en horizontal y alarga la inspiración mientras alargas las manos y estiras al máximo los brazos hacia atrás.

◎ Fija la atención en la parte superior del vientre emitiendo la idea de que liberas esa zona de todas las tensiones.

◎ Repítelo 7 veces.

◎ Todos los fines de semana, practica despacio la postura que aparece más abajo, abriendo bien el torso al inspirar y espirando después lentamente.

◎ Hazlo según tus posibilidades, sin forzar la nuca. ¡Si es posible, practica al aire libre!

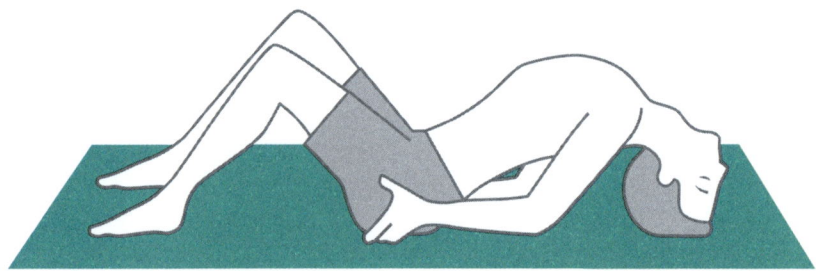

ES CONVENIENTE UNA CONCIENCIA PREVENTIVA A FIN DE MANTENER EL EQUILIBRIO EMOCIONAL EN LOS TRANCES DIFÍCILES.

Mi momento arteterapia

✏️ Navegar con toda tranquilidad

◎ Elige tus propios colores para evocar la calma de una travesía sin tropiezos...

◎ Escribe unas líneas que definan qué es para ti la tranquilidad:

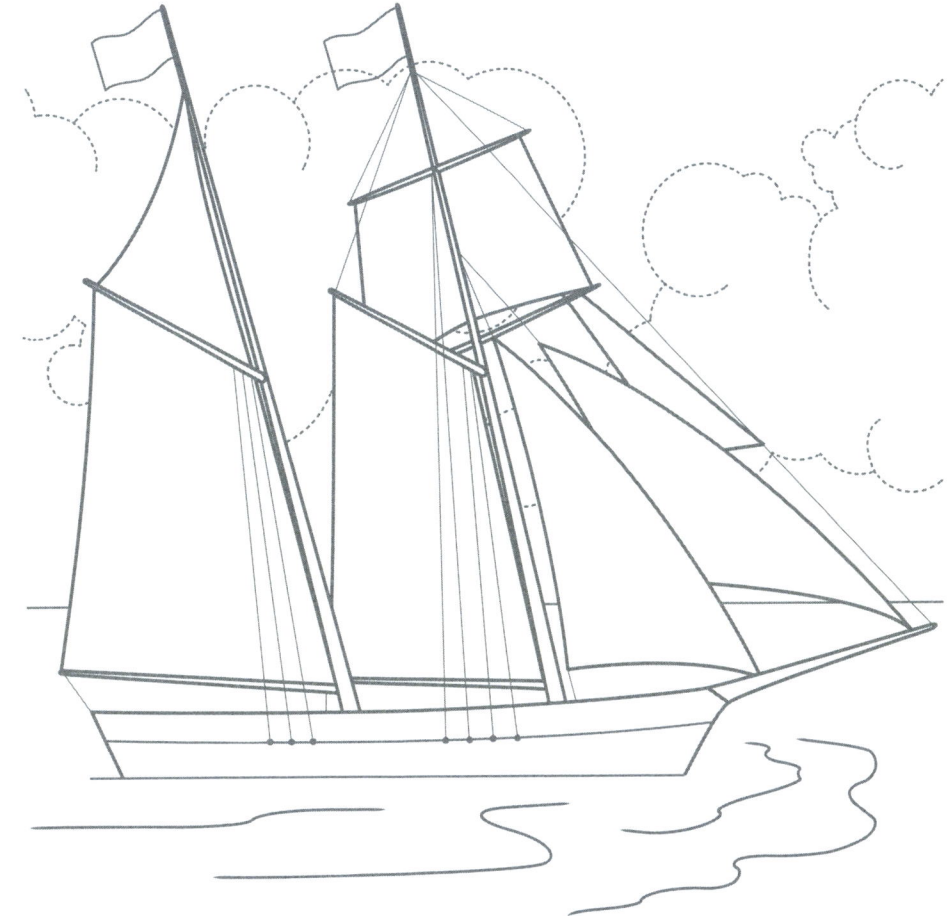

> Medita sobre esta frase:
> *La tranquilidad de dos mundos reposa sobre estas dos palabras: benevolencia con los amigos y tolerancia con los enemigos.*
>
> Proverbio persa

Truco de salud

Haz montajes sonoros con sonidos de la naturaleza (mar, pájaros...) y escúchalos mientras coloreas a fin de incrementar la distensión y la concentración.

Mi camino del bienestar

Por la mañana

◎ ¡Un breve calentamiento muscular despierta el cuerpo y dinamiza el estado de ánimo del día!
◎ Toma una ducha tónica dirigiendo un chorro potente hacia las piernas, primero hacia abajo y luego hacia arriba.
◎ Dedica un poco más de tiempo fuera de la ducha poniéndote una loción o colonia por todo el cuerpo. Date suaves palmadas en las mejillas para estimular la sangre en todos los músculos de la cara.

El inicio de la tarde

◎ Piensa en un perro mojado sacudiéndose: mueve toda la masa muscular. Haz lo mismo, pero empieza por cada uno de los muslos y sigue por los hombros.
◎ Después inclínate hacia delante y sacude el trasero. No resulta muy elegante, cierto, pero permite reactivar el tono. Es también una señal corporal para pasar de un momento de relajación a uno de concentración.

A media tarde

◎ Concédete una pausa tisana-concentración: elige preferentemente ginkgo, jengibre, té verde..., y evita sobre todo los excitantes (café o té). Si es posible, toma una pieza de fruta y un yogur.

Por la noche

◎ ¡Hay que «alisar» el cuerpo, que ha adoptado malas posturas durante todo el día y cargado sobre los hombros «tus pequeñas miserias» cotidianas!
◎ Por supuesto, una ducha es perfecta. Si no, ponte de pie con los brazos a lo largo del cuerpo y levanta lentamente las manos hacia delante mientras inspiras.
◎ Llévalas por encima de la cabeza y luego hacia la punta de los pies. Vuelve a la posición inicial al tiempo que espiras.
◎ Repítelo 7 veces sin tratar de llegar al máximo desde el principio, sino avanzando de forma progresiva.

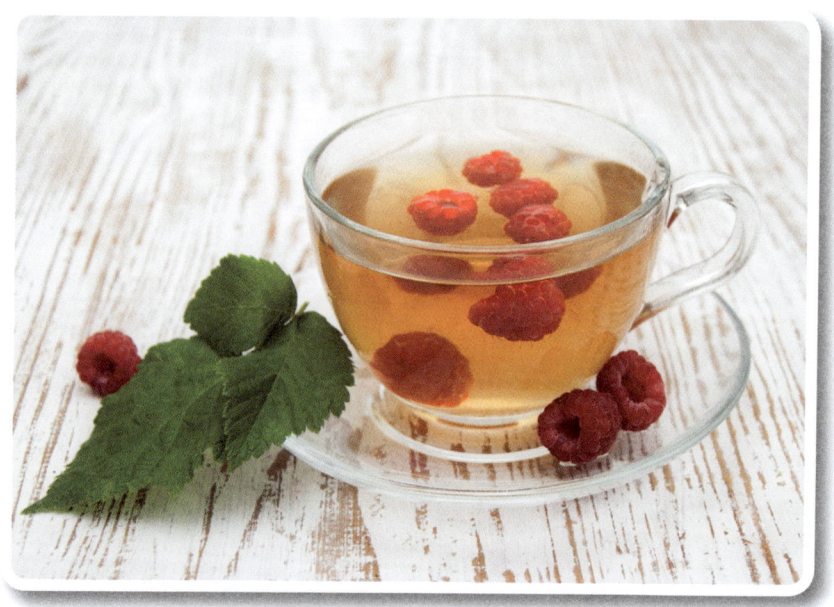

Mi espacio cocooning

Hidratar el cuerpo es una prioridad desde que te despiertas. Como hay que beber más de 1 litro al día, incluyendo los zumos de fruta, los tés, etc., puedes llevar encima una botella de agua llena de «principios activos».

Vinagre de sidra ecológico

- 2 cucharadas (o menos) en un 1½ litros.
- ¡Tiene un sabor peculiar, pero sus beneficios son grandes! Es un potente depurativo, cuyos minerales y vitaminas reforzarán tu organismo y te garantizarán una buena inmunidad. Además, resulta barato.
- Utiliza el ecológico para evitar la pasteurización y los sulfitos.
- ¡Una vez a la semana está más que bien!
- Inhalar vinagre mezclado con agua caliente, con la cabeza bajo una toalla, limpia los senos nasales taponados e infectados y proporciona un alivio inmediato.

Cinturones magnéticos con velcro

- Se encuentran en tiendas que venden imanes.
- Es una faja con magnetita en el interior, que se sujeta con velcro. La pones alrededor de la botella de agua, y en menos de una hora el agua estará magnetizada y favorecerá una buena circulación en los vasos linfáticos.
- Estos desempeñan una función de drenaje y depuración, transportan una parte de los residuos celulares y los elementos no utilizados por los tejidos, y por lo tanto refuerzan el sistema inmunitario.
- Es ideal si solo bebes agua del grifo, ya que está poco magnetizada.

Aceite esencial de romero

- ¡2 gotas en una botella de agua limpian el organismo durante todo el día!

Medio limón en 1 litro de agua

- Refresca y aporta calcio, magnesio y vitamina C. Por la mañana, actúa favorablemente en el hígado y lo prepara para posibles comidas demasiado copiosas...

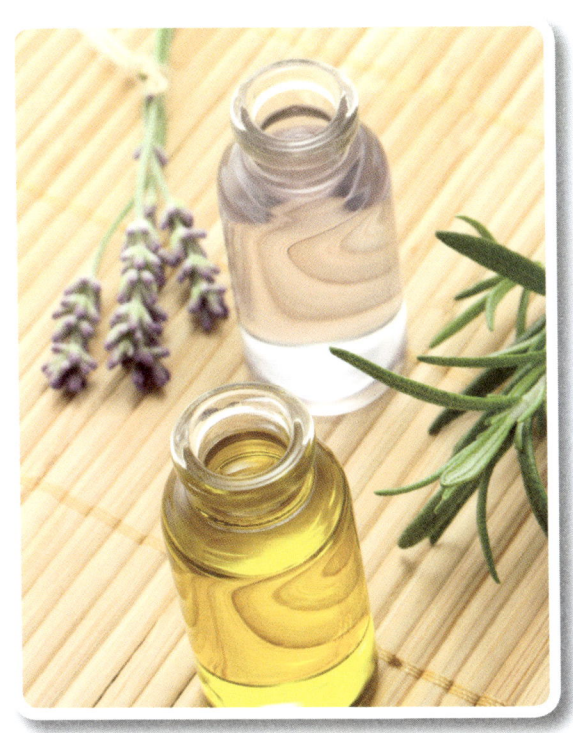

EL AGUA, ADEMÁS DE SER INDISPENSABLE PARA EL ORGANISMO, PRESENTA LA VENTAJA DE LLEVAR DIFERENTES MENSAJES DIRECTAMENTE A LAS CÉLULAS DEL CUERPO.

SEMANA 27 — Mi momento antiestrés

Las posturas de qi gong hacen trabajar la respiración y los movimientos exactamente al mismo ritmo. Esto obliga a estar muy presente en el propio cuerpo, a permanecer atento y ser riguroso, por lo que es un camino antiestrés muy interesante. A continuación, te ofrecemos algunos movimientos básicos. Si quieres, puedes ampliar este descubrimiento en lo que respecta a la relación cuerpo-mente: imagina que captas la energía del mundo a través de las manos y formas con esa energía una especie de bola que puedes estirar y extender a tu alrededor. Haz 7 veces como mínimo cada ejercicio.

1. Inspira levantando los brazos y espira mientras los bajas. Hazlo muy lentamente para adaptar la respiración al ritmo de los movimientos.

2. A través de las manos, llevas la energía del mundo hacia tu pecho inspirando, y espirando la haces descender por el torso y la sitúas simbólicamente a la altura del suelo y de tus pies.

3. Inspirando, sube los brazos estirados hacia los lados hasta la altura de los hombros; espira mientras los bajas redondeándolos, con la sensación de que formas una burbuja de energía a tu alrededor.

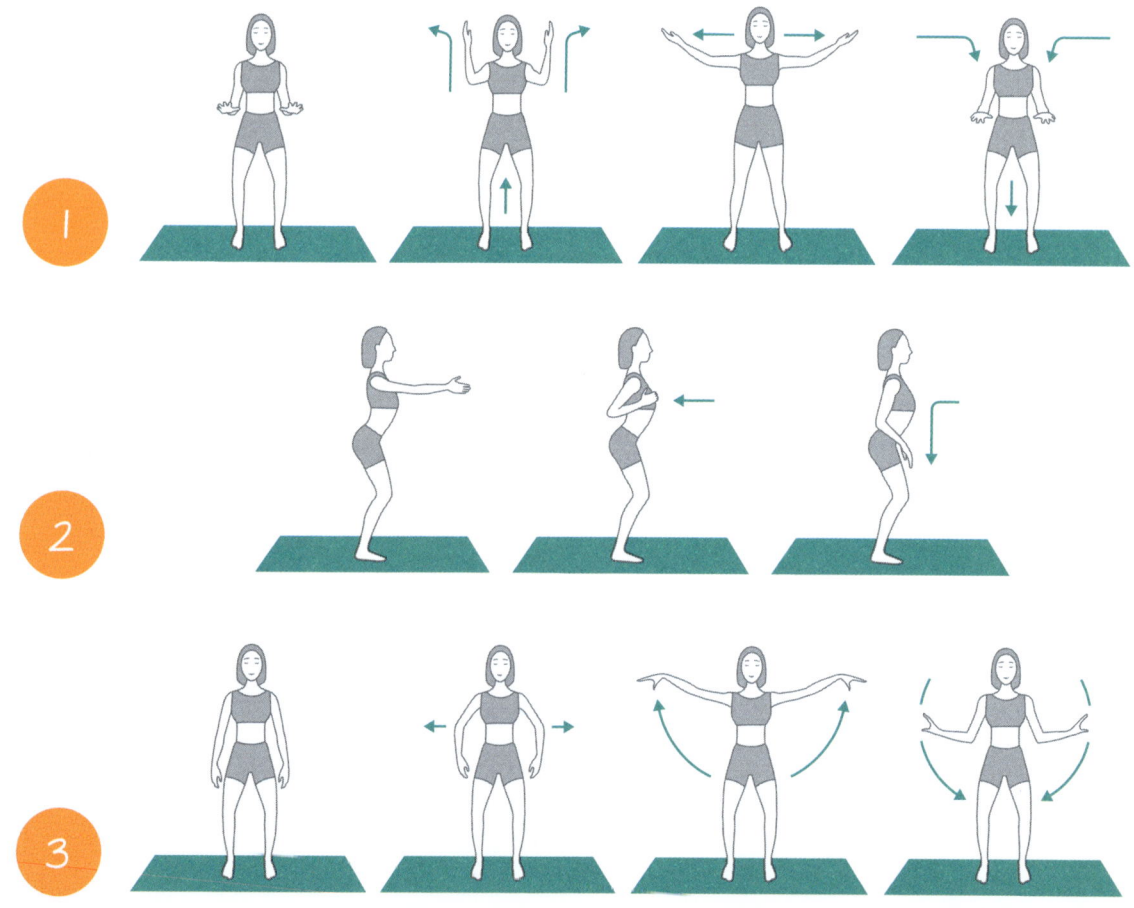

Mi momento arteterapia

 La paz aporta intercambios fructíferos

◎ Escribe en el lago el nombre de las personas con las que deseas estar en paz y colorea por encima implicándote profundamente, con un anhelo real de compartir sin trabas con ellas. Termina en la montaña, que será el sello de esta decisión.

◎ Escribe unas líneas sobre la noción de intercambio sosegado con tus allegados:

....
....
....
....
....
....
....
....
....
....
....
....
....
....
....
....

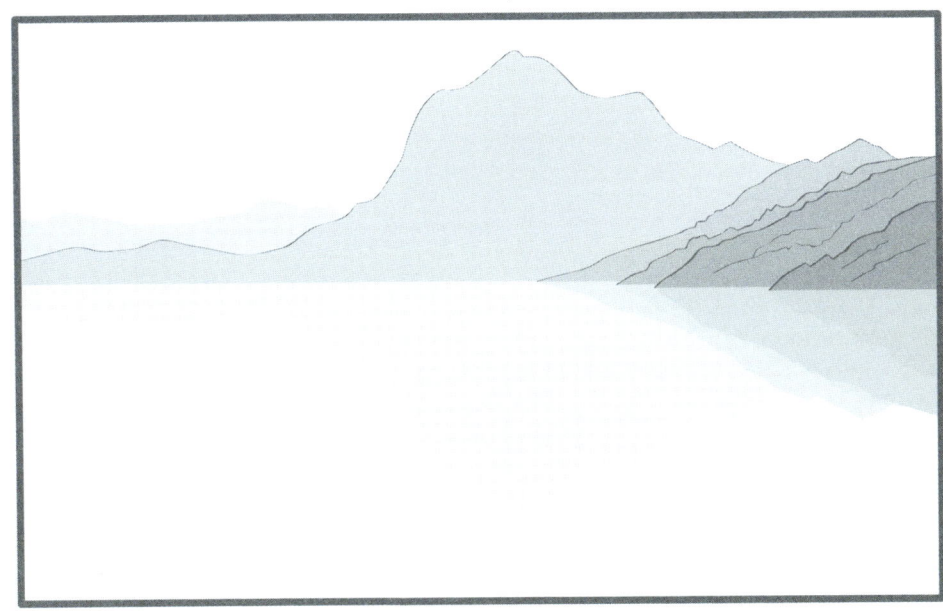

Medita sobre esta frase:
Amar es encontrar la riqueza fuera de uno mismo.
Alain

Truco coaching

Esfuérzate todos los días en ofrecer mental y simbólicamente una parte de ti mismo a alguien con quien no tienes empatía.

Mi camino del bienestar

Por la mañana

- Empieza con 3 minutos de silencio.
- Después hazlo todo de forma reposada: camina despacio, dúchate con calma, come lentamente... Te darás cuenta de que no es nada fácil y de que te has acostumbrado a arrancar a toda velocidad, incluso sin pretenderlo.
- Así pues, simplemente sé consciente de que empiezas en paz, de que estás disponible en tu presente y no proyectado ya en el «después».

Al final de la mañana

- Estira los brazos hacia arriba para obligarte a bostezar, a distender el cinturón abdominal y a actuar sobre el sistema nervioso.
- Inclina la cabeza hacia uno y otro lado, frota las manos, masajéate la cara y..., listo, a la mesa; has creado una compuerta.
- Sobre todo, come con personas sencillas ¡y no hables del fin del mundo ni del trabajo! ¡Relájate!

Por la tarde

- Acostúmbrate a escribir en un papel todas las cosas que te molestan o te abruman. Luego rómpelo y tíralo.

Por la noche, al volver a casa

- Si puedes, haz un descanso para pasar de la vida profesional a la privada escuchando una música de evocaciones suaves o coloridas.
- Lo importante es abrir la mirada interior a otro mundo, a una forma de vida que, al poco rato, te permitirá distanciarte un poco de la jornada que acabas de vivir.

Antes de dormir

- Sentado en el borde de la cama, o ya tumbado, dedica unos minutos a hacer el vacío fijando la atención únicamente en el aire que entra y sale por tu nariz.
- Deja que los pensamientos se diluyan y déjate llevar por las señales del cuerpo, que quiere dormir...

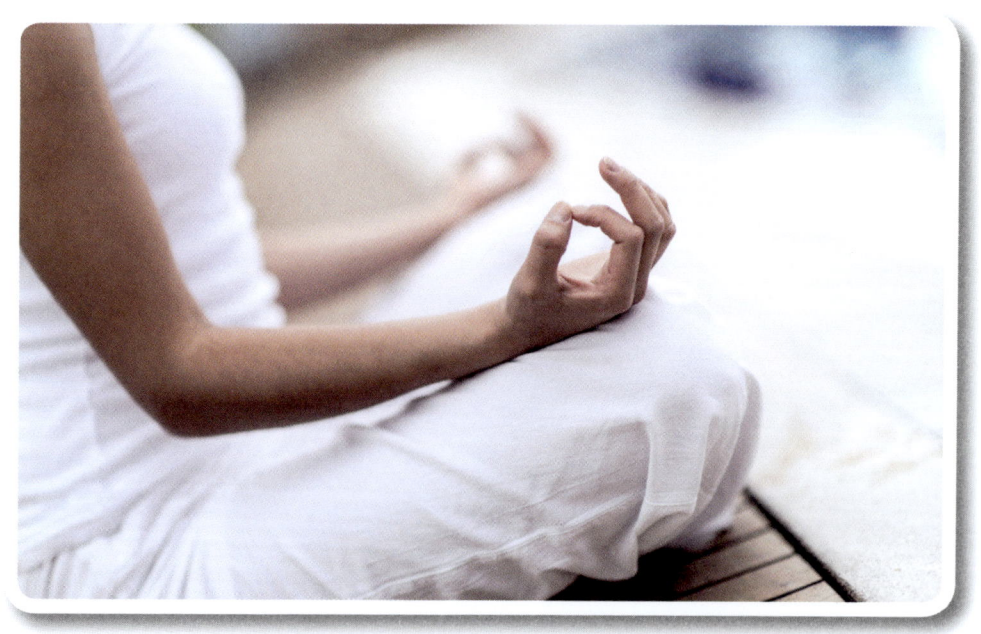

Mi espacio cocooning

Las flores aportan color y vida a nuestras viviendas. Si no tienes jardín, no te muestres reacio a las flores artificiales, de papel, de seda, de plástico, de lo que sea. Es esa intención la que iluminará tu espacio de vida cotidiana. A continuación, te ofrecemos algunos símbolos vinculados desde hace siglos a las flores. Para empezar, prepara ramos basándote en esta información, y más adelante introduce innovaciones.

Flores blancas
- Pureza, inocencia, alegría, consuelo, elegancia.

Flores amarillas
- Dicha por ser amado y amar.

Flores rojas
- Valor, energía, sentimientos apasionados.

Flores azules
- Pureza y amistad sincera.

Flores rosas
- Juventud, dulzura y afecto.

Flores naranja
- Alegría, jovialidad, equilibrio mental.

Flores violeta
- Paz, humildad, generosidad, respeto.

Flores verdes
- Alegría, esperanza, optimismo.

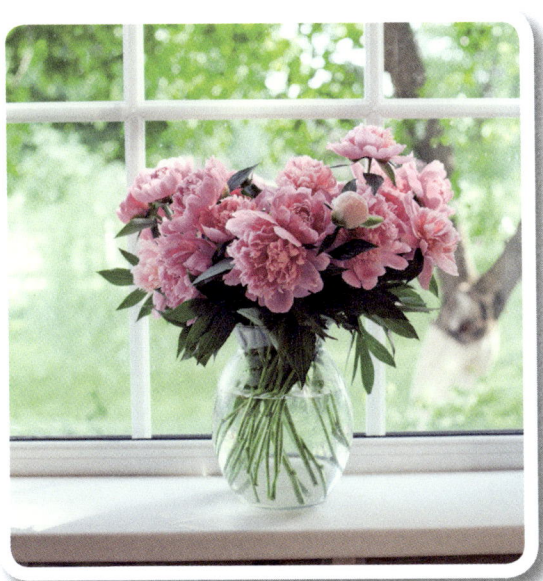

- Por supuesto, cada lugar de la casa puede transmitir un mensaje particular: flores de bienvenida en la entrada, un ramo calmante en el salón, etc.

- Acuérdate también de las plantas aromáticas y de las flores silvestres; las artificiales se encuentran con facilidad y quedan muy bien: lavanda, brezo, boj, moneda del Papa... Todas esas flores ayudan a crear un ambiente más campestre y muy agradable.

- ¡Y nadie te impide recoger piñas y hojas, o utilizar bolas de arcilla decorativas para embellecer tus composiciones florales! Encontrarás en todos los comercios, a un precio muy asequible, portavelas transparentes muy agradables.

SEMANA 28 — Mi momento antiestrés

Los colores de las flores llevan su mensaje. Coloréalas esta vez haciendo trazos muy precisos con los lápices. Sigue simplemente las instrucciones y aprovecha este instante para crear el vacío en ti; déjate guiar... Los tallos se mantienen de color verde.

◎ Rosa y amarillo, favoreciendo los trazos hacia arriba.

◎ Colores diferentes para cada pétalo en espirales ascendentes.

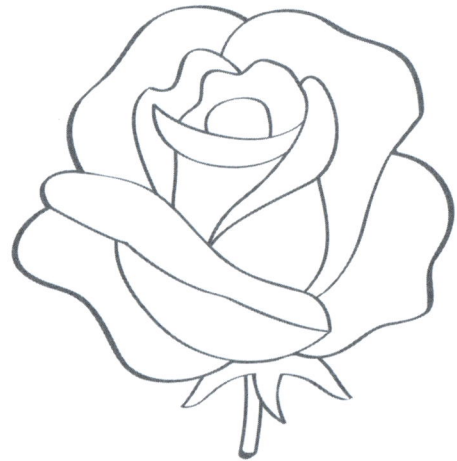

◎ Haz un punteado en malva y blanco.

◎ Rojo y azul con semicírculos hacia arriba.

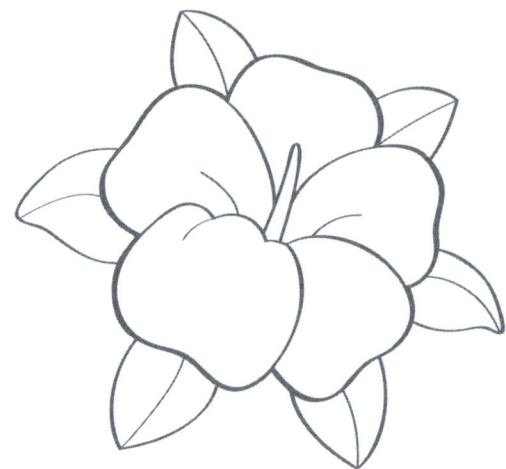

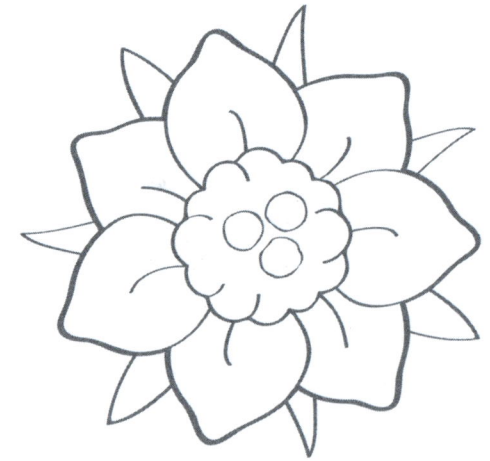

Mi momento arteterapia

🖉 Mandala de evasión

◎ Colorea desde la oscuridad hacia la claridad, concentrándote en la idea de que eres tú quien sale por fin de la concha para descubrir otro mundo.

◎ Escribe unas líneas sobre lo que te gustaría descubrir en ese nuevo camino:

....
....
....
....
....
....
....
....
....
....
....
....
....
....
....

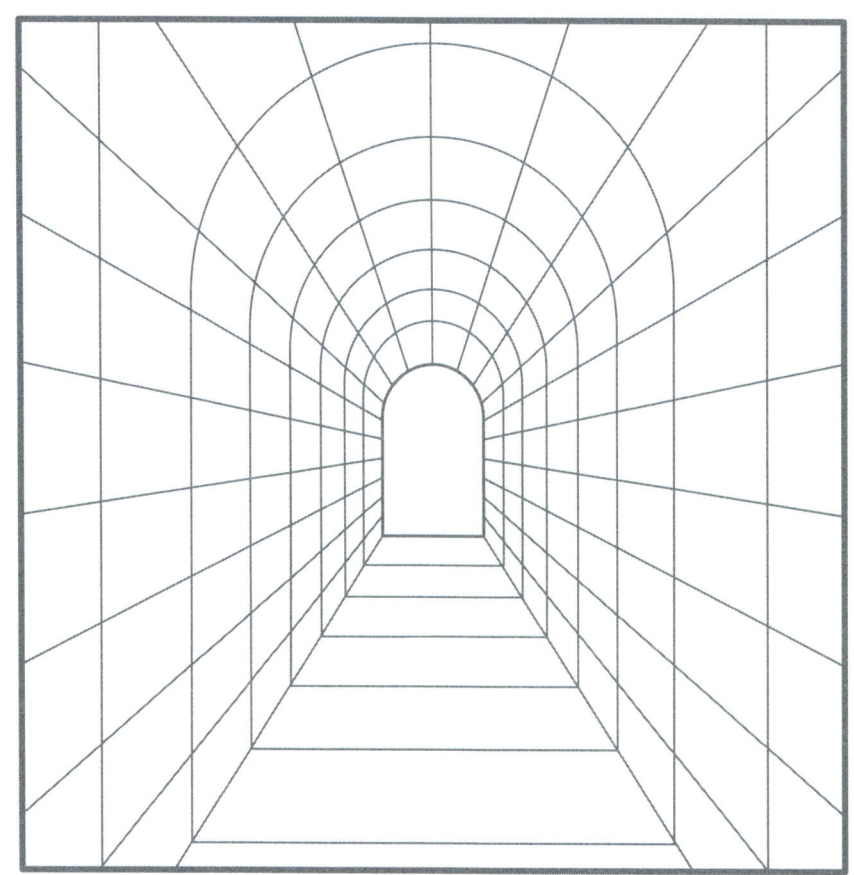

Medita sobre esta frase:
Que respondamos con nuestra presencia al renacer del mundo, como es necesaria la levadura para la harina blanca.
— Léopold Senghor

Truco de salud

Cuando necesites pasar a un estado de ánimo más solar, acuérdate de difundir olores como el del romero, la ajedrea silvestre, el sándalo...

Mi camino del bienestar

¡Practicar la meditación en el lugar de trabajo, en público o en familia es posible! Por supuesto, no se trata de sentarse y evadirse interiormente. Al contrario, tomarás plena conciencia, y de forma intencionada, de todo lo que sucede en un momento concreto de tu cotidianidad: es una instantánea del presente, pero sin esperar nada de ella y sin hacer ningún juicio de valor. Estás ahí y participas a tu manera, eso es todo.

¡Y no es tan sencillo! Vas a tomar conciencia de actitudes, de relieves de personalidad, de ausencia o presencia de alguien, de la alegría o tristeza de un lugar o de una persona, de lo que podría simplificar el acontecimiento, de olores, de sonidos inesperados, pero... no intervienes. Más adelante, tu nueva actitud mental hará que la situación cambie, pero por el momento:

◉ Haz que la postura te ayude a relajarte respirando a tu ritmo, con comodidad.

◉ Durante 1 minuto, mira un punto en la pared, escucha tu ritmo respiratorio, practica la coherencia cardíaca (vista en la primera sesión) y no dejes que nada te perturbe.

◉ Deja vagar la mirada y, si se detiene en un lugar o en una situación, observa los detalles, la atmósfera, pero no juzgues, deja vivir.

◉ Tómate tiempo para escuchar todos los sonidos cercanos o lejanos, dirige la atención hacia los colores, la forma de los objetos...

◉ Siente lo «acechador» que eres, como un animal en el sentido «instintivo», hasta qué punto los gestos súbitos de una persona pueden parecerte que dan información a espuertas, el cruce de miradas, revelar emociones antes invisibles...

◉ Ves que el presente está plagado de interdependencias y que el hecho de detener un poco el mundo de esta manera te invita a interiorizarte y a difundir una onda de armonía, pues, al no juzgar, también permites que la situación evolucione favorablemente, aligeras el conjunto.

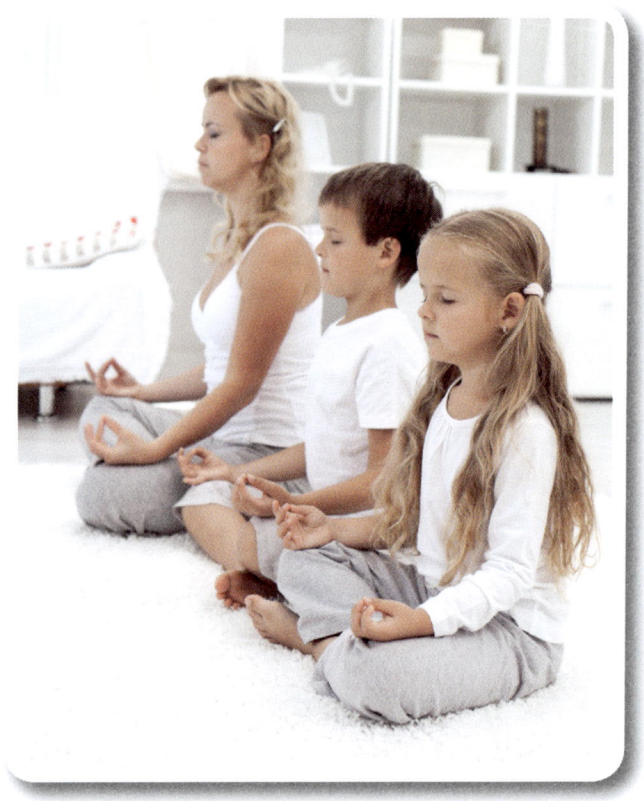

MEDITAR ES APRENDER A CONOCERSE, CON SUS BUENOS Y SUS MALOS MOMENTOS: ENTRE ESOS DOS ASPECTOS ES CUANDO LA SERENIDAD SE DESARROLLA...

Mi espacio cocooning

Los colores que llevas reflejan quién eres o, al menos, lo que quieres decir. Esto es lo que transmites, a veces sin ser consciente de ello:

Rojo
◎ Dinamismo y vitalidad. Necesidad de calor, color sanguíneo en el ámbito del carácter.

Naranja
◎ Optimismo, emociones compartidas, buen humor.

Amarillo
◎ Desarrollo del intelecto, de lo mental. También puede enviar un mensaje de lujo y prosperidad.

Verde
◎ Benevolencia, anhelo de corazón, de vitalidad y equilibrio. Es aconsejable llevarlo si deseas emprender un proyecto, iniciar una actividad.

Azul
◎ Voluntad de orden, de tranquilidad, deseo de creatividad «práctica».

Violeta
◎ Deseo de búsqueda personal, espiritual, de trabajo en el inconsciente, cierta forma de austeridad y discreción.

Gris
◎ Transmite el mensaje de una persona servicial, que sirve más a los otros que a sí misma; el término «servidor» sería el apropiado.

Blanco
◎ Es un «no color» que da más dimensión a las personas que lo llevan. Símbolo de pureza, lealtad y compromiso.

Negro
◎ Absorbe, da seguridad y favorece la concentración; da la impresión de una voluntad de poder sobre quien lo mira.

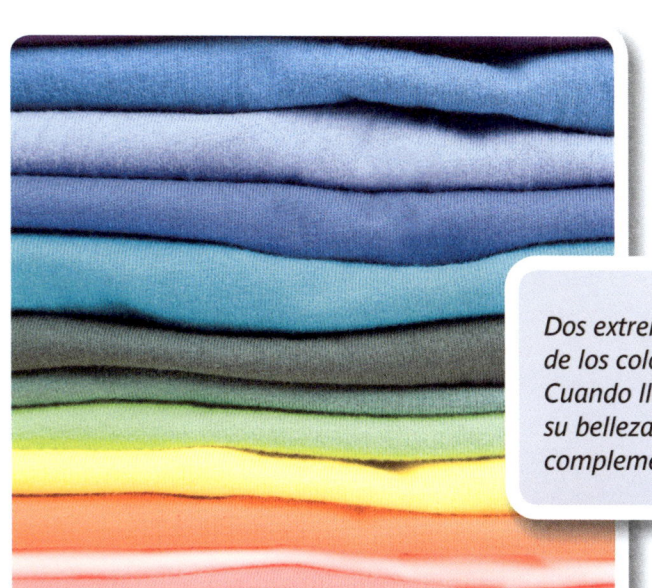

Dos extremos no complementarios en el ámbito de los colores envían un mensaje confuso de ti. Cuando lleves un solo color, no dudes en realzar su belleza con un accesorio de color complementario único.

SEMANA 29 — Mi momento antiestrés

Dibuja en esta hoja el contorno de los dedos de ambas manos. A continuación apoya una mano en la hoja, sin doblar la muñeca y colocando cada dedo en el lugar correspondiente. Levanta lentamente los dedos, uno a uno, y vuelve a apoyarlos sobre la hoja, también lentamente y uno a uno. Inspira al levantarlos y espira al apoyarlos. Pasa a la otra mano. Centra la atención en estos gestos y deja que los pensamientos se diluyan: el estrés se reducirá. Repítelo con regularidad en el trabajo, o sobre la pierna cuando estás sentado. En la punta de los dedos es donde se encuentran los puntos reflejos que actúan sobre el bienestar del cerebro, así que recréate...

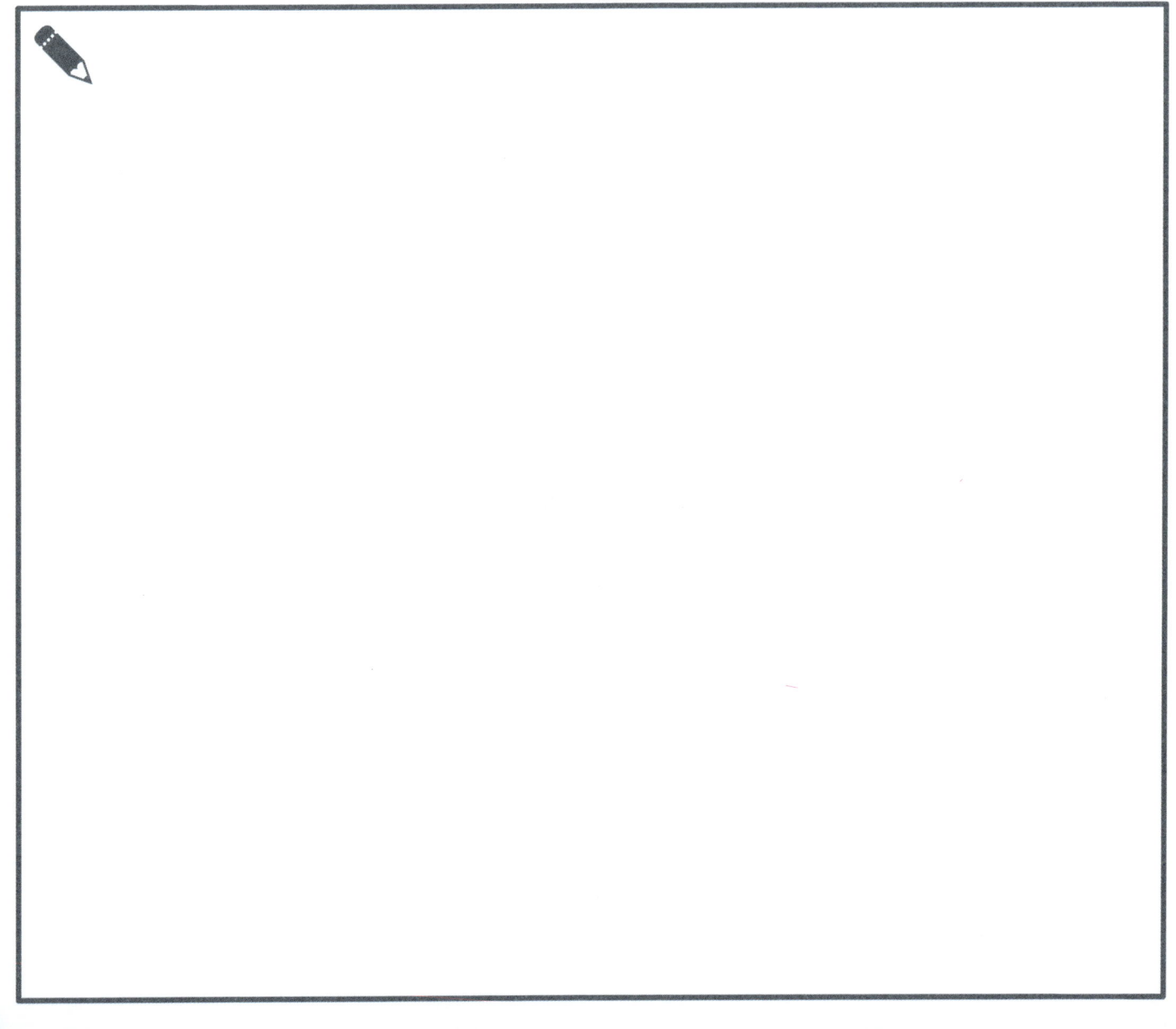

Mi momento arteterapia

Mandala de expresión

◎ Dibuja la lluvia que cae de las nubes, tanto con trazos largos como punteados. Piensa que al mismo tiempo das salida a tus tristezas. Termina rellenando bien el lago con trazos personales.

◎ Expresa en unas líneas los sentimientos de tristeza que existen en ti:

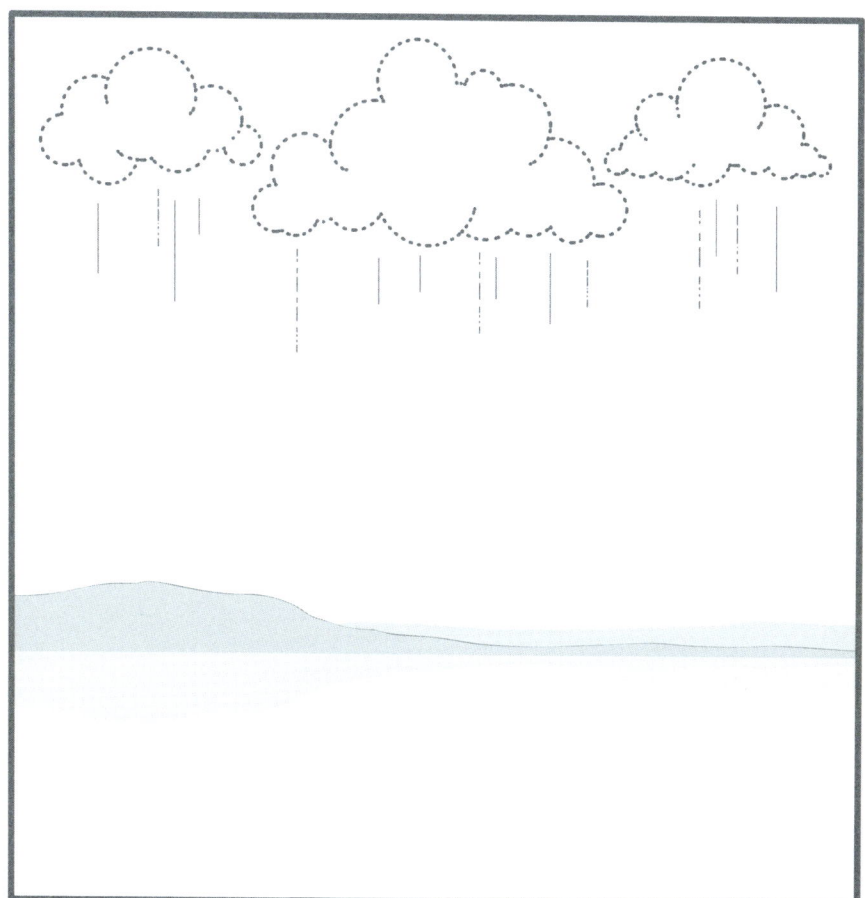

Medita sobre esta frase:
Si los placeres son pasajeros, las penas también lo son.
— Marcel Proust

Truco de salud

Haz pausas durante la realización del dibujo y amasa la pelota antiestrés primero con una mano y luego con la otra.

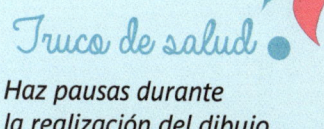

Mi camino del bienestar

Por la mañana

◎ ¡Decide estar de buen humor! Para conseguirlo, elige varias palabras que expresen este estado de ánimo, por ejemplo: primavera, sol, alegría, sonrisa, el nombre de una persona, el nombre de un objeto, etc.

◎ El objetivo es sencillo: comprométete a emplear esas palabras en las conversaciones de trabajo y personales a lo largo de todo el día.

◎ Tienen que encajar en el contexto, y por lo tanto una actitud mental constructiva hará que surjan estas palabras de efecto positivo.

◎ Si lo haces con regularidad, entregarás en los intercambios con los otros una parte de ti mismo abierta a compartir sobre la base de tu aspecto solar y tu buen humor.

◎ Es, por supuesto, una manera de construir conscientemente una reserva de energía positiva a la que puedes recurrir cuando la cotidianidad sea más delicada. Este vínculo se crea, pues, mediante una implicación personal muy focalizada.

◎ También puedes elegir otros temas (el respeto, el compartir, etc.).

A mediodía

◎ Decide dejar a un lado ciertas cuestiones. Puede ser la familia, el trabajo, las dificultades...

◎ ¡El principio es hacer un descanso mental voluntario! Debes aprender a neutralizar los pensamientos que amenazan con parasitarte y que, al final, te dejan intelectualmente exhausto.

Por la noche

◎ Procura irte a dormir siempre a la misa hora. Piensa que, si «pierdes el tren del sueño» (es decir, el momento en que notas que se te cierran los ojos), necesitarás dos horas más para dormirte de forma natural.

◎ Así pues, vale más respetar el lenguaje del cuerpo, que te avisa de su necesidad de recuperarse, que imponerle después el sueño con productos que no le hacen ninguna falta.

◎ Escuchar las señales del cuerpo es el primer indicador del momento propicio para conciliar el sueño.

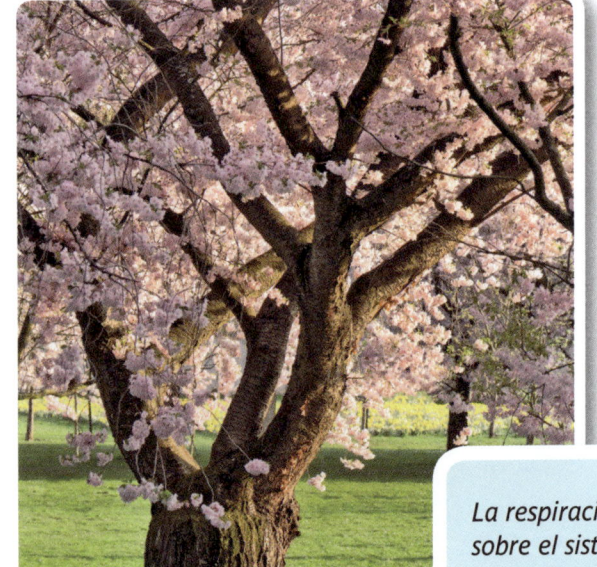

La respiración es el medio más directo para trabajar sobre el sistema nervioso. A menudo olvidamos que una buena respiración garantiza también una buena salud y, por lo tanto, que es importante observar con regularidad cómo respiramos para poder rectificar.

Mi espacio cocooning

Por la mañana

◎ ¡El despertar tranquilo se programa la noche antes! Hay que tomar una cena ligera, sin abusar de proteínas animales ni cereales. Así, el cuerpo no tiene que trabajar en exceso para hacer una buena digestión.

◎ Al despertar, debes sentir un poco de hambre. Y tener ya ganas de disfrutar de un buen desayuno, ¡nada de obligaciones o castigos alimentarios!

◎ Prepara la bandeja la noche anterior; eso evitará también los ruidos de vajilla y puertas de armarios.

◎ Previamente, habrás puesto un vaso y una botella de agua en la mesilla de noche para hidratarte en cuanto te despiertes.

◎ En el lugar donde desayunas, pon una luz suave, sobre todo nada de bombillas halógenas o deprimentes tubos de neón.

◎ No dudes en invertir en una iluminación ambiental tipo «suave despertar gradual»; respeta tu vista en el momento en que empieza a trabajar (si es posible, acondiciona un espacio para ello en una habitación).

◎ Si tienes un radio-despertador con CD, elige música suave y sonidos de la naturaleza a fin de restablecer contacto con un mundo agradable. Si es sin CD, evita las emisoras de información. ¡O ponlo para que suene a las 7.03 en lugar de a las 7 en punto!

◎ Antes de levantarte, tómate 5 minutos simplemente para estirarte en la cama y hacer que la sangre vuelva a circular. ¡Sobre todo, no saltes de la cama!

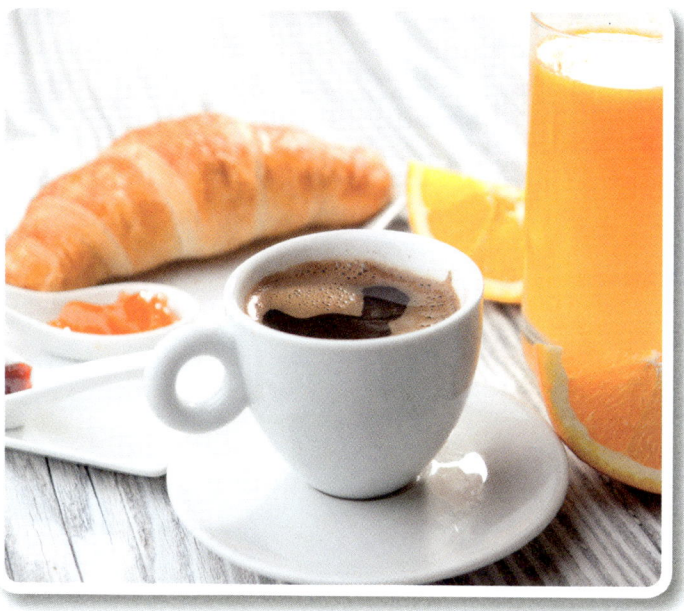

Por la noche

◎ Acondiciona un espacio, tipo sofá y cojines, para una breve relajación con las piernas en alto. Eso permite eliminar las tensiones y hacer que circule la sangre.

◎ Impón este momento de distensión a tu entorno: ¡papá o mamá necesita un rato de tranquilidad para estar más en forma, punto! La casa no se vendrá abajo en estos 10 minutos de bienestar que te tomas, ¡disfrútalos!

DESARROLLAR UNA ATENCIÓN REPOSADA EN LA TRANSICIÓN DEL SUEÑO AL DESPERTAR HACE QUE INICIES EL DÍA CON ACTITUD POSITIVA.

SEMANA 30 — Mi momento antiestrés

Prepara el día anterior un programa antiestrés. Escanea esta hoja y utilízala para hacer un programa diferente para cinco días (para empezar). Ten en cuenta cómo te ha ido hoy para rectificar o mejorar la jornada de mañana. Así, podrás utilizar este tipo de programación cuando sepas con antelación que van a producirse acontecimientos difíciles, o simplemente para evitar verte superado o desbordado.

FECHA __ __ / __ __ / __ __

Mañana

Tarde

Noche

Ejemplos de palabras positivas:
- *pausa desestresante*
- *respiración*
- *automasaje*
- *hidratación*
- *movimientos...*

Mi momento arteterapia

✏️ Acordarse de las cosas bonitas

◎ Escribe en las hojas de este árbol los acontecimientos positivos que ya has vivido y qué tipo de satisfacción te han aportado esas experiencias (más abajo). Coloréalas después como quieras.

◎ Expresa en unas líneas qué tipo de satisfacción te han aportado esas experiencias:

Medita sobre esta frase:
No temas ir despacio, teme no avanzar..
Proverbio chino

Truco de salud

Una vez al día, tómate tiempo para visualizar interiormente, o en una pantalla, o paseando, un elemento natural cuyo simbolismo o belleza te reconforte. ¡Ancla esa reserva viva en ti, en tu jardín secreto!

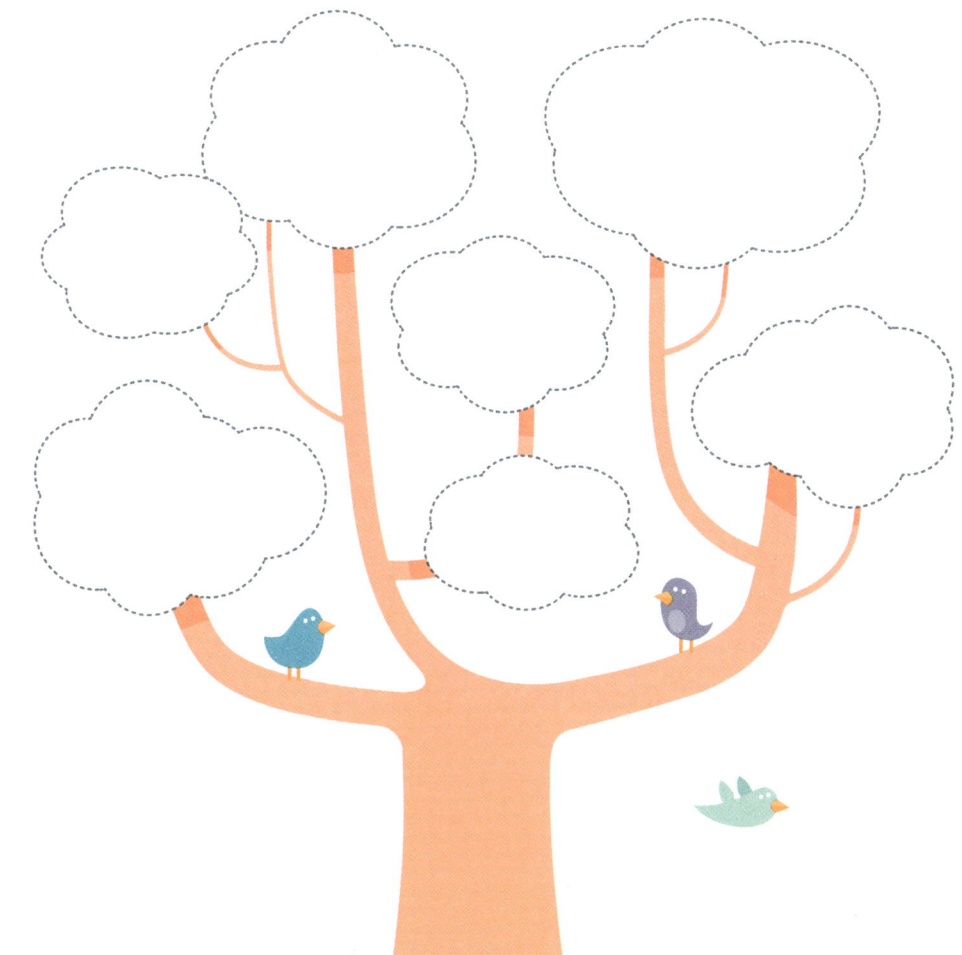

Mi camino del bienestar

Te proponemos ahora tres actividades para encadenar en tres etapas del día: mañana, tarde y noche. Repítelas con plena conciencia, es decir, atento a todas tus reacciones, totalmente disponible. ¡No se gana nada haciendo veinte, empieza simplemente con una implicación personal completa!

1. Estira el contorno de las orejas utilizando el índice y el pulgar a modo de pinzas. ¡Lo importante es notar que la oreja se estira, se «despega» de la piel!

◎ Hazlo con suavidad e insiste en los lóbulos.

◎ En esta parte blanda hay terminaciones nerviosas y pequeños puntos reflejos unidos, entre otras cosas, a la visión y al sistema inmunitario. En caso de dolor de garganta o de principio de anginas, presiona sobre esos puntos.

2. De pie, con las piernas ligeramente separadas y los brazos caídos a lo largo del cuerpo, lleva despacio la cabeza hacia atrás, siente cómo se ahueca suavemente la nuca, tómate tiempo para notar el trabajo en cada vértebra y cómo estiras las lumbares mientras el cuello se tensa.

◎ Ahora dirige la cabeza hacia delante: sentirás que toda la parte superior de la espalda se tensa progresivamente y luego también la nuca.

◎ Enderézala muy lentamente.

◎ Termina levantando y bajando los hombros varias veces, al tiempo que masajeas las clavículas.

3. De pie, alarga los brazos hacia delante, flexiona ligeramente las rodillas espirando y levántate mientras inspiras.

◎ Una vez más, lo importante es ser muy consciente de todo el movimiento.

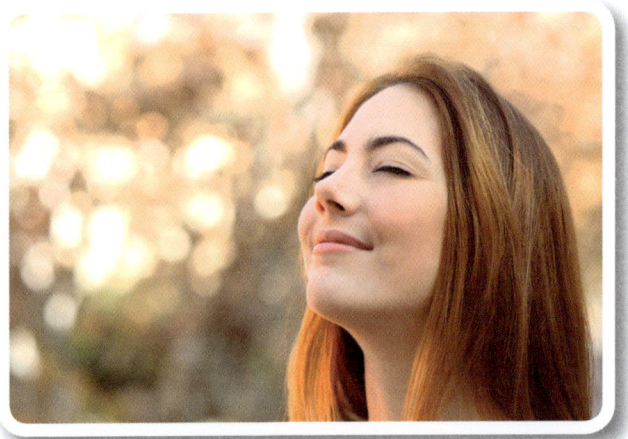

ASÍ SE RESPETAN EN LA VIDA COTIDIANA TANTO LOS BIORRITMOS COMO EL EQUILIBRIO ENTRE EMOCIÓN Y SOBREEXCITACIÓN.

Mi espacio cocooning

La musicoterapia utiliza las frecuencias sonoras para influir en las emociones, suscitar una apertura de conciencia, permitir cambiar de ambiente mental, como un oxígeno salpicado de notas musicales. A continuación, te ofrecemos unos consejos básicos para construir paso a paso una «CDteca» práctica. Favorece la escucha dedicando un espacio a esta actividad de bienestar. ¡Recordemos que también eres tú quien sabe lo que musicalmente te beneficiará!

Empieza escuchando una música que apacigüe el estado en el que te encuentras. Por ejemplo, si estás estresado, elige una música que te evoque espacio, como si pasaras de un estado de estrechamiento, de encierro, a una apertura panorámica al exterior.

Excitación nerviosa

◎ Contra la irritación mental, en la que eres totalmente permeable a lo que te rodea, escucha una música que centre y, por lo tanto, con muy pocos instrumentos (piano, arpa, voz, guitarra). Esto te hace simplificar y volver a lo esencial.

Tristeza

◎ No hay que frenarla, pero debe poder exteriorizarse positivamente.

◎ Escoge melodías que no sean repetitivas, más largas que la media, con instrumentos que te conmuevan.

◎ Termina con una pieza luminosa —por ejemplo, música tropical— o alegre, a tu gusto.

Falta de positividad

◎ Se transmuta gracias a una pieza con ritmo regular que te induzca poco a poco a moverte, aunque sea despacio. ¡Tu cuerpo debe dejarse llevar por el movimiento!

Cólera

◎ También debe salir fuera, no quedarse bloqueada.

◎ Sinfonías para unos, ritmos trepidantes para otros... ¡En cualquier caso, lo que escuches debe ir acompañado de gestos que te liberen!

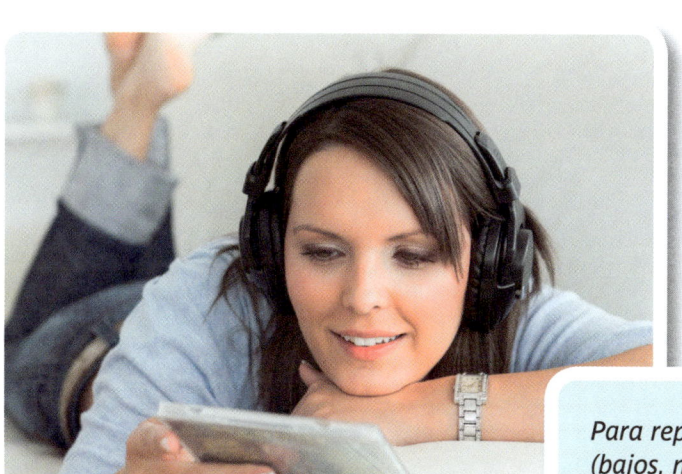

Para reproducir la música, unos altavoces de tres vías (bajos, medios, agudos) serían lo ideal (si es posible, que estén uno a cada lado del cuerpo), y un ecualizador para ajustar directamente los graves y agudos sería perfecto.

SEMANA 31 — Intercambio solidario

El esfuerzo físico, cuando es proporcionado, es ideal para acompañar una acción antiestrés. En el terreno de la solidaridad, su interés es mayor si pone en contacto a personas que actuarán juntas por el interés común. Veamos una actividad que se practica en el bosque y aligera a la naturaleza de todo aquello que le impide crecer. Sé el referente para elegir bien las acciones que se van a realizar y las que no.

◎ En primavera, verano y otoño, el bosque no siempre consigue eliminar lo que obstaculiza su crecimiento. Reúne a un grupo motivado y pídeles a todos que lleven guantes y ropa que se pueda ensuciar si todo está mojado.

◎ Delimita un espacio para limpiar y un lugar donde todos llevarán lo que recojan.

◎ Algunos se ocuparán de aligerar los árboles de ramas secas accesibles. Toda esa madera muerta «lastra» el árbol con su energía. ¡Algunas veces habrá que derribar pequeños árboles enteros y no podrá hacerlo uno solo!

◎ Ocúpate de todas las enredaderas que asfixian insidiosamente a los arbustos y, en ocasiones, a árboles enteros. Intenta, como mínimo, apartarlas; o, mejor aún, retíralas y arranca las raíces. ¡Sudarás seguro!

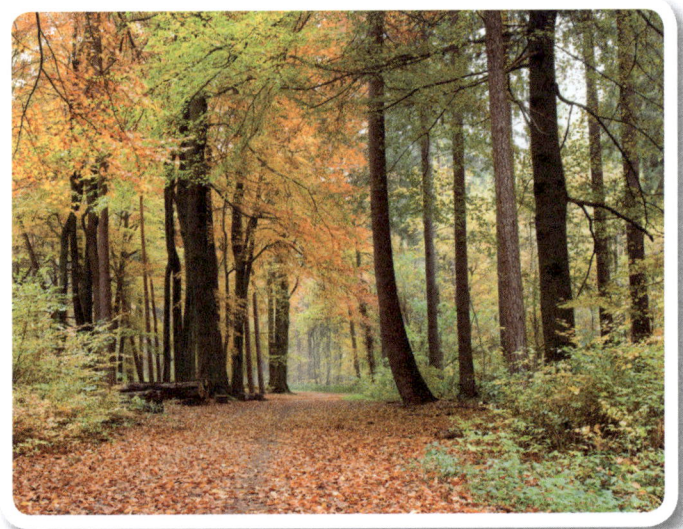

◎ Aparta los arbustos que el viento ha hecho caer sobre otros, a los que impiden crecer.

◎ Recoge las hojas acumuladas por el viento alrededor de los árboles y que asfixian los brotes nuevos.

◎ Retira las hojas y ramas secas que ensucian las charcas donde beben los animales.

◎ Limpia los ríos de piedras, ramas secas y hojas que forman barreras y hacen que el agua inunde las orillas.

ESTAMOS UNIDOS A LA NATURALEZA, RESPETARLA SIGNIFICA TAMBIÉN PRESTAR ATENCIÓN A NUESTRO PROPIO BIENESTAR.

Creatividad solidaria

Ofrecer un espacio florido para todos ya es una actividad en auge. En un barrio, en un terreno común, en balcones y azoteas, todo el mundo pone manos a la obra y se afana con el mismo objetivo. Cuando unos habitantes deciden instalar jardineras, todos los transeúntes se benefician de los colores y perfumes en un sitio donde antes no había nada.

◎ Siempre como referente, crea un blog o utiliza el boca a boca para proponer esta actividad y organizar las diferentes fases del trabajo.

◎ Pide a todos que lleven jardineras y dales una mano de pintura, o simplemente material viejo con el que construirlas: paletas de madera, clavos, una sierra, etc. Después, pide layas, regaderas, tierra o mantillo, semillas, bulbos... Si cada uno pone algo, lo único que tendrás que invertir es un poco de tiempo.

◎ Elegid todos juntos el lugar o los lugares que vais a decorar: un espacio vacío entre dos inmuebles, un solar abandonado, unas azoteas, el patio de una vivienda, una acera, ventanas...

◎ Cada uno se encarga de una cosa: arar, repartir el mantillo, sembrar, regar...

◎ Después, estableces simples reglas de conducta: ¿quién va a estar pendiente de cuándo hay que regar y está dispuesto a hacerlo?, ¿dejamos que quien quiera coja un ramo de flores con regularidad?, etc.

◎ Tú has sido el referente este año, así que hay que nombrar a otra persona que se encargue de proponer otra acción solidaria para el próximo. ¡El movimiento no debe parar!

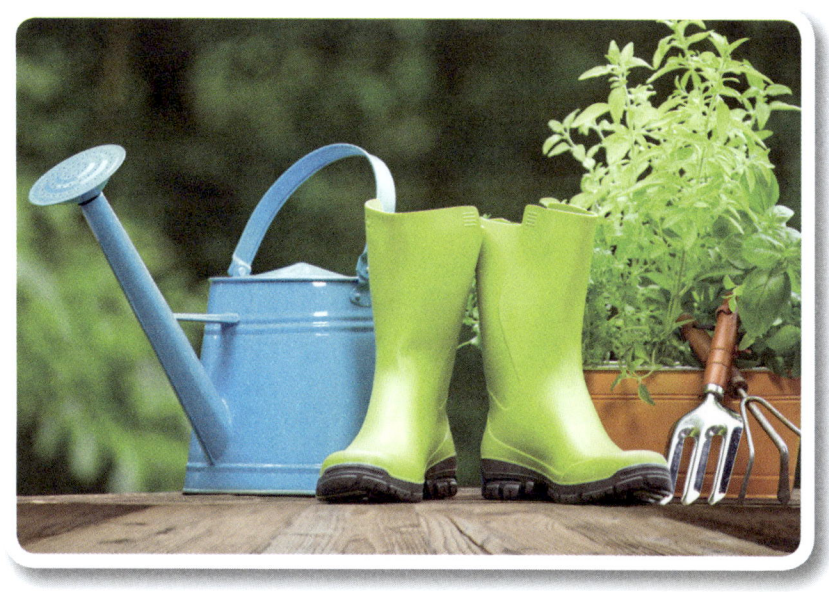

Arteterapia colectiva

Utilizar la naturaleza con el objetivo de desarrollar la creatividad y una obra común es uno de los ejes principales del arteterapia. La idea es muy simple: crear un mandala formado por elementos de la naturaleza como hojas, musgo, semillas, guijarros, pétalos..., así como por elementos naturales de consumo general: frutas, verduras, pastelillos...

◉ Vas a crear un mandala real de gran tamaño, formado por elementos únicamente naturales.

◉ Define los objetivos al alcance del grupo que has constituido.

◉ Un compartimento para las frutas, uno para las semillas, uno para las hojas, uno para las flores, etc. O bien un compartimento con frutas rodeado de flores, un compartimento con verduras rodeado de hojas, etc.

◉ En el centro colocarás una cesta de golosinas (a modo de postre).

◉ Busca un lugar donde puedas «trazar» los contornos de tu futura obra culinaria.

◉ Cada uno empieza depositando en el centro su aportación de golosinas (pastel, frutos secos, etc.).

◉ A continuación, sal de paseo con los demás después de haberles pedido que piensen en la decoración del mandala: pétalos, hojas decorativas, piedras de diferentes colores, castañas...

◉ Al regresar, cada uno aporta su toque creativo al mandala rellenándolo.

◉ ¡Y por fin llega el momento de compartir!

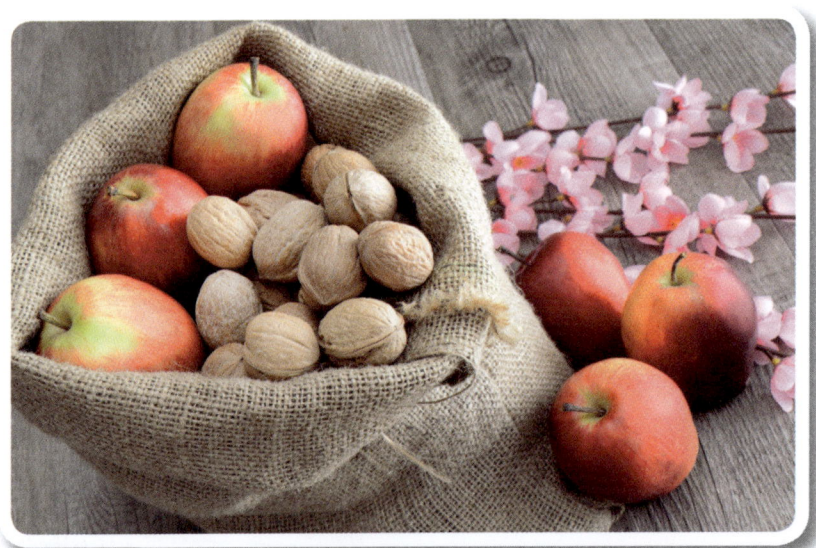

ESTOS «PEQUEÑOS PLUSES NATURALES» TENDRÁN MUY BUENOS EFECTOS SOBRE LA MENTE EN LA VIDA COTIDIANA.

Mi momento antiestrés

SEMANA 32

El humor y la burla no humillante te permiten tomar distancia y no dejarte llevar por la cólera o la ironía desmesurada. Tomar distancia te permite comprender mejor de qué se compone tu presente y, en consecuencia, no verte arrollado por sus manifestaciones.

◎ Aquí tienes unas cuantas expresiones fáciles de reproducir. Coge una hoja en blanco y desahógate reproduciendo estas burbujas de expresión, pero añádeles orejas, pelo, etc., y escribe abajo rasgos de carácter, comportamientos, frases liberadoras... Porque, por supuesto, puedes aprovechar para desconectar la fuente de tu estrés tomando los ejemplos de personas de tu entorno y sobre las que necesitas expresar algo.

◎ Repítelo a voluntad, y termina siempre rasgando la hoja para eliminar todo eso de tu cabeza.

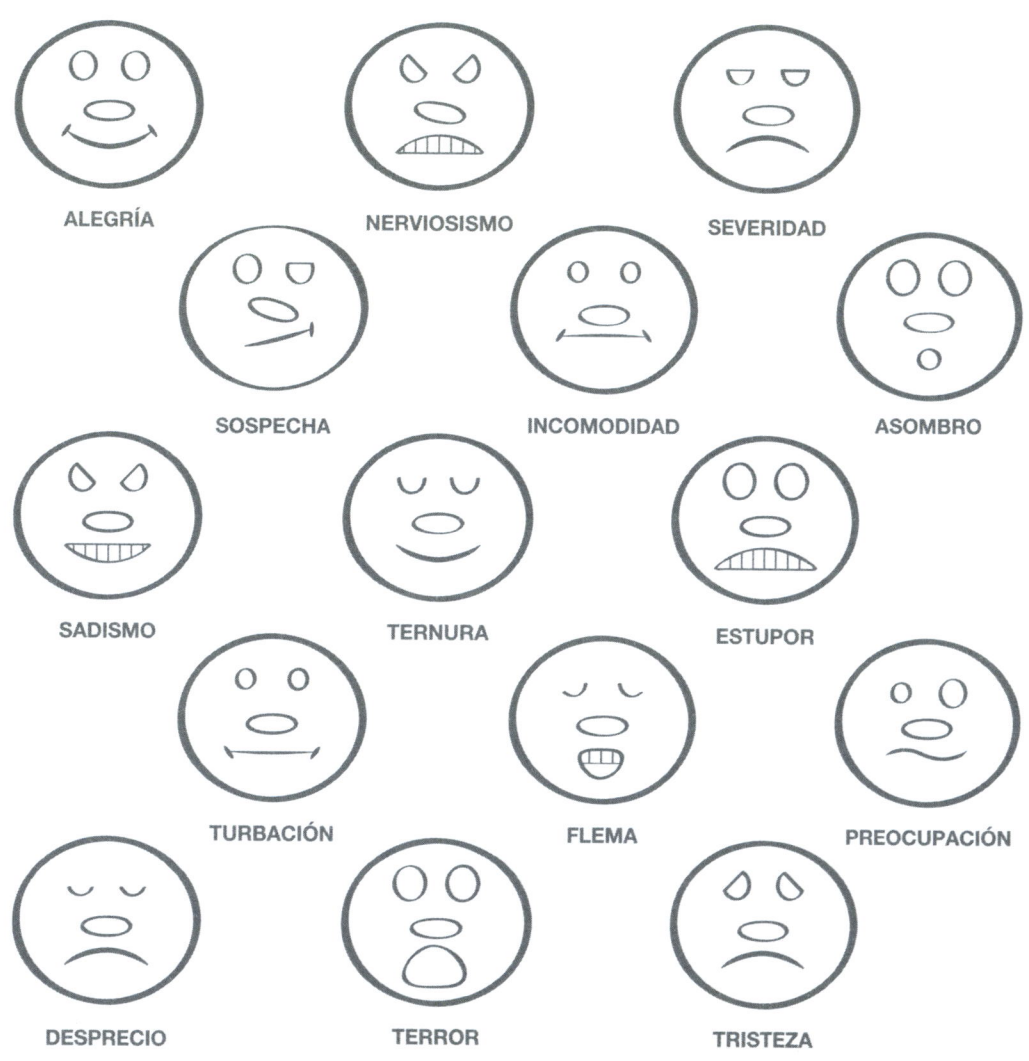

Mi momento arteterapia

✏️ Mandala colorista

◉ Partiendo del centro, pinta con colores cálidos (rojo, naranja, amarillo) y ve pasando a otros fríos (verde, azul, violeta) a medida que avanzas hacia el exterior.

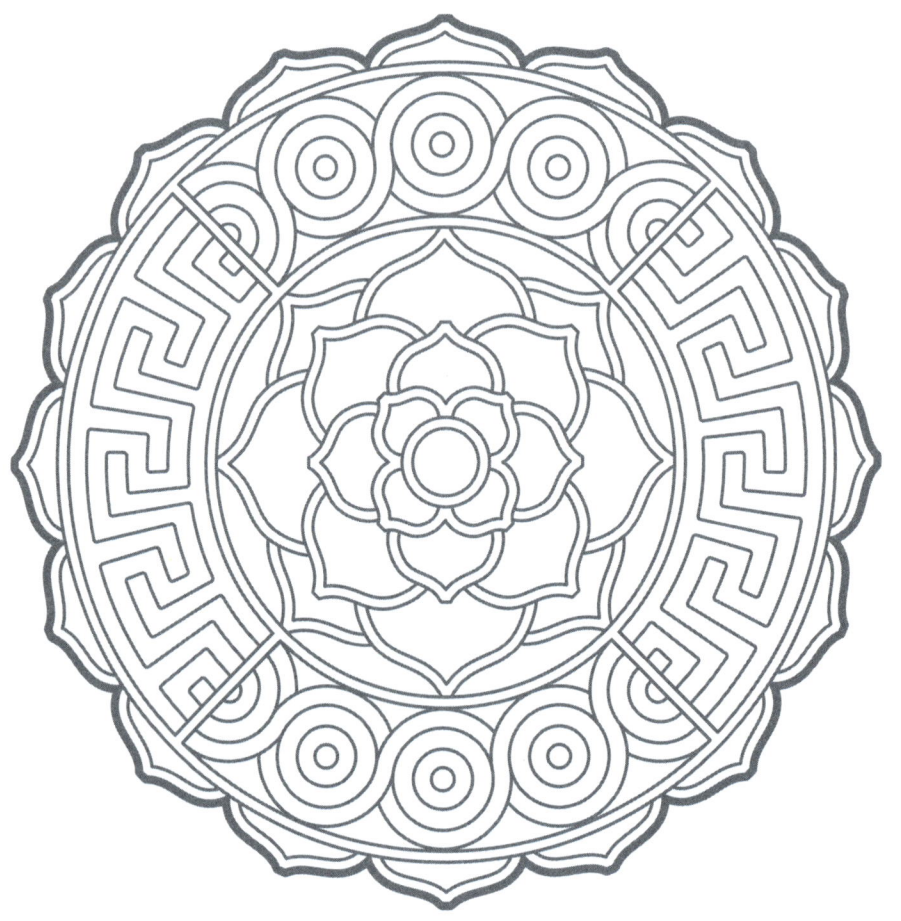

◉ Escribe lo que te evocan emocionalmente los diferentes ritmos de las estaciones:

....
....
....
....
....
....
....
....
....
....
....
....
....
....
....

Medita sobre esta frase:
Dicen que el tiempo cambia las cosas, pero de hecho el tiempo no hace sino pasar, y somos nosotros los que debemos cambiar las cosas.

Andy Warhol

Truco de salud

Acuérdate de aflojar las mandíbulas. A menudo, cuando la concentración se vuelve intensa, tenemos tendencia a contraer inconscientemente el rostro. Para relajarlo, saca la lengua y traza círculos con ella durante unos instantes.

Mi camino del bienestar

Para esta segunda sesión de *qi gong* (primera sesión, la semana 27), deberás concentrarte exclusivamente en la respiración y en el control de los movimientos que vas a realizar.

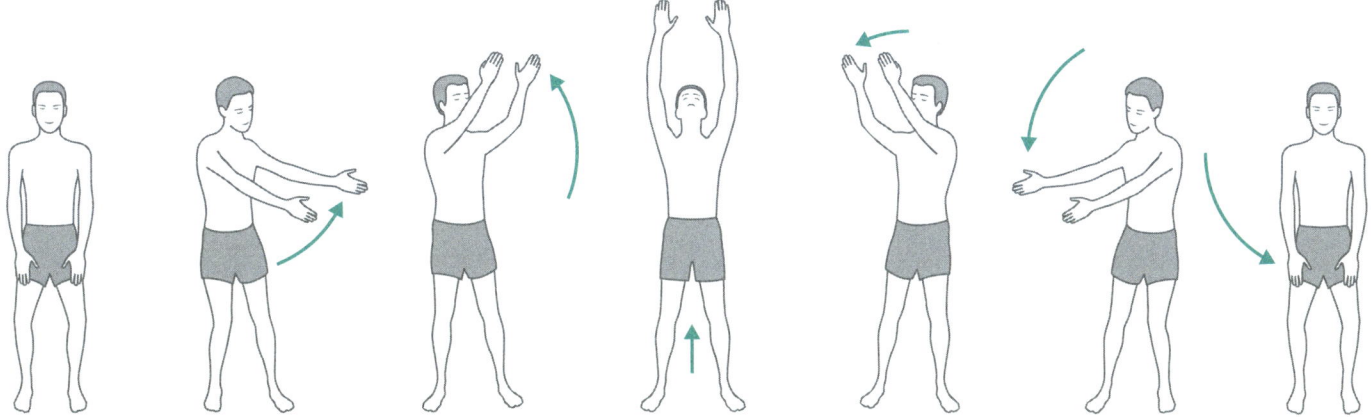

1. Mueve la pelvis en círculo. Inspira, al tiempo que sientes que, a través de las manos, desarrollas una energía que te envuelve todo el cuerpo, pasando por encima de la cabeza y por el otro costado.
◎ Hazlo en ambos sentidos 3 veces.

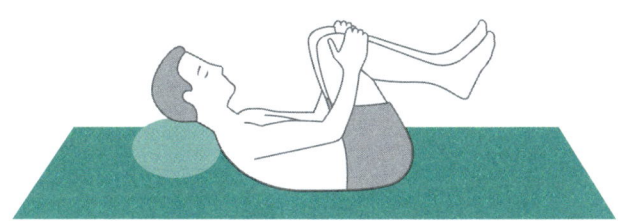

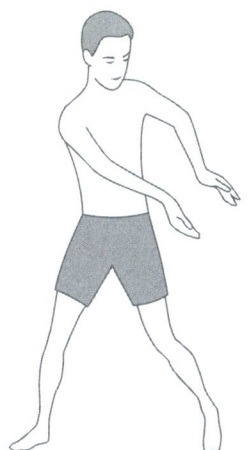

2. Túmbate. Sube las rodillas hasta el pecho y sujétalas con las manos.
◎ Haz un movimiento de balanceo hacia delante y hacia atrás para redondear bien la espalda y estirar todas las vértebras.
◎ Luego, las rodillas se desplazan ligeramente hacia la derecha y tú haces contrapeso con la cabeza y los hombros hacia la izquierda, y a la inversa; siente cómo estiras la parte superior de la espalda.

3. Coloca las palmas de las manos una contra otra. Diviértete un poco separándolas unos centímetros y acercándolas de nuevo, pero sin que se toquen.
◎ Imagina que creas una bola de energía entre las manos: puedes darle vueltas, pasarla de una mano a la otra, acercar y alejar otra vez las palmas, bailar al mismo tiempo... Moldea esa bola con tu energía mental y corporal.
◎ Cuando notes las manos muy calientes, reparte ese calor por la cara y el torso; siéntete en armonía gracias a tu propia creación energética.

Mi espacio cocooning

Desde hace unos años, la arcilla es muy apreciada en cosmética, pero también se aconseja para el bienestar del cuerpo. ¡Su atractivo precio es un buen argumento! Aquí tienes algunos consejos de uso de la arcilla verde:

Para fortalecer el organismo

◎ Como tiene muchos minerales, la arcilla fortalece el organismo. Pero procura no abusar, pues absorbe los principios activos de ciertos medicamentos (evítala en caso de riesgo de cálculos renales); en cambio, alivia los dolores intestinales.
◎ Para una cura de 3 días, disuelve una cucharadita en un vaso de agua, déjalo reposar toda la noche y bébete solo el agua, no la arcilla depositada en el fondo del vaso.

Para las pequeñas heridas

◎ El polvo de arcilla verde se puede espolvorear sobre los rasguños, los granos infectados, los eccemas, los cortes...

Para los esguinces

◎ Mezcla arcilla con un poco de agua y prepara cataplasmas para ponerlas sobre esguinces, rodillas dislocadas o doloridas, tobillos frágiles...
◎ Ponla directamente sobre la zona a tratar, o bien envuelta en lino.

Para las grietas

◎ ¡El polvo de arcilla verde es ideal para evitar las grietas en la entrepierna de los bebés, cuando los pañales ya han empezado a levantar la piel!

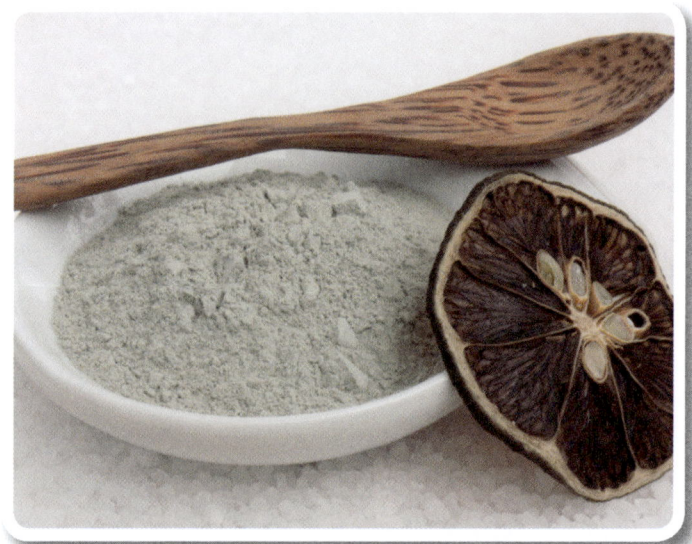

Para la piel

◎ Una mascarilla facial de arcilla verde regenera la piel del rostro.
◎ Mezcla 3 cucharadas de arcilla con 2 de agua.
◎ Aplica la pasta en la cara evitando el contorno de los ojos. Déjatela puesta unos 10 minutos (antes de que se seque) y retírala con agua templada.
◎ Luego hidrátate la piel con una crema adecuada.

Para el pelo

◎ Mezcla un poco de arcilla con agua para obtener una pasta fluida, no espesa.
◎ Humedécete el pelo y aplícala con un pequeño masaje. No la dejes secar, luego aclara con abundante agua. La grasa habrá desaparecido.
◎ No lo hagas más de una vez a la semana.

Mi momento antiestrés

> SEMANA 33

La marcha puede ser un momento perfecto para desestresarse, puesto que se realiza prestando atención a los diferentes ritmos que combinan respiración y movimientos. Los deportistas conocen muy bien ese proceso que permite estar concentrado y atento a lo que dice el cuerpo.

Vístete de forma apropiada, con un calzado que te proporcione comodidad y sujeción. Te proponemos un programa corto para iniciarte en esta actividad. De momento, da pasos de marcha normales; más adelante, según tu grado de resistencia, podrás ir más deprisa y alargar el tiempo de práctica. ¡Permanece atento a las señales de ahogo! Para una progresión básica a lo largo de 5 días:

En llano

◎ Empieza en terreno llano, a fin de habituar al corazón al ritmo que le impones.
◎ A lo largo de una distancia que puede llegar hasta 500 metros: inspira por la nariz mientras das los tres primeros pasos (una pierna que avanza = un paso).
◎ En el cuarto paso, retén el aire en los pulmones. Espira por la boca con los labios fruncidos mientras das los tres pasos siguientes. Te quedas con los pulmones vacíos en el paso de después y vuelves a empezar.
◎ El cuerpo registrará esto enseguida y ya no hará falta que cuentes mentalmente. Es una excelente tonificación.
◎ Al acabar, descansa 3 minutos para que el ritmo cardíaco se tranquilice.

En una pendiente suave

◎ En un camino ligeramente ascendente, inspira al dar los primeros pasos. No interrumpas la respiración con los pulmones llenos. Espira mientras das los tres pasos siguientes y no interrumpas tampoco la respiración con los pulmones vacíos.
◎ Este sistema de bombeo de la sangre aligerará el trabajo cardiovascular.
◎ Recorre así entre 200 y 400 metros durante 5 días.

Para una relajación total

◎ Si necesitas una relajación total, este es un ritmo muy particular que te ayudará a deshacerte de las tensiones mentales y emocionales.
◎ Inspira mientras das los cuatro primeros pasos, retén el aire en los pulmones en los dos siguientes, espira en los próximos cuatro y quédate con los pulmones vacíos durante dos pasos más.
◎ Establece la distancia adecuada según tu necesidad de relajación, evitando quedarte sin aliento. ¡Para antes!

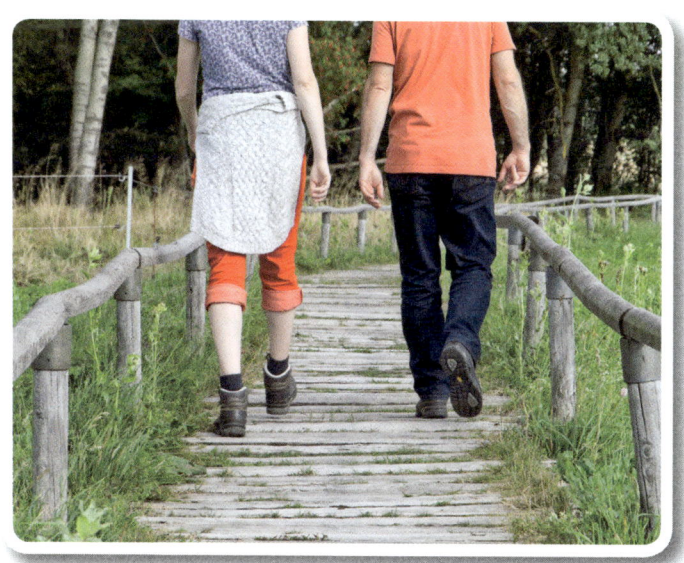

LA MARCHA RÍTMICA HACE QUE TOMES CONCIENCIA DE LA IMPORTANCIA DE LA RESPIRACIÓN PARA MEJORAR TU ESTADO DE BIENESTAR.

Mi momento arteterapia

Hoy vas a reunir floras u hojas, bien durante un paseo, bien en el jardín, o incluso comprando un sencillo ramo. Después colocarás las flores de modo que formen un mandala natural, dotado de cierto relieve visual. Eso te permitirá crear, en función del tamaño de las flores y de tus ganas, un ramo-mandala.

◎ Dispón las flores sobre una hoja de papel absorbente y cúbrelas con otra hoja. Pon un libro encima.

◎ Dos semanas después, coge una hoja decorativa y crea el mandala pegando las flores secas sobre ella con cola blanca.

◎ Enmárcalo y cuélgalo en un lugar necesitado de alegría (un pasillo, un sitio apartado...).

◎ Renuévalo en cada cambio de estación o cuando te apetezcan colores naturales.

◎ Escribe unas líneas sobre la belleza natural:

....
....
....
....
....
....
....
....
....
....
....
....

Medita sobre esta frase:
La belleza nace de la mirada del hombre. Pero la mirada del hombre nace de la naturaleza.
Hubert Reeves

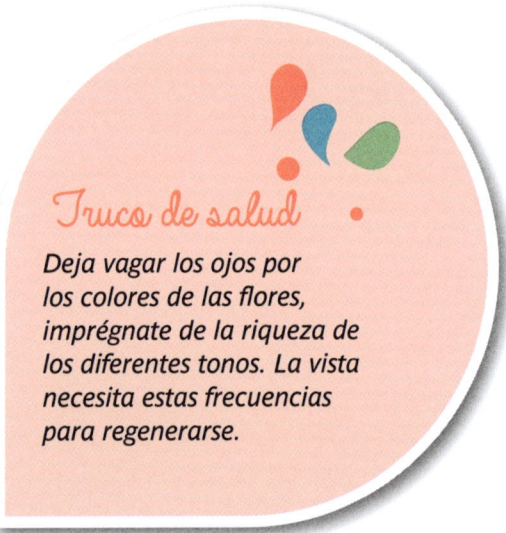

Truco de salud

Deja vagar los ojos por los colores de las flores, imprégnate de la riqueza de los diferentes tonos. La vista necesita estas frecuencias para regenerarse.

Mi camino del bienestar

Por la mañana

Elabora un programa preciso de cosas concretas para hacer, así como aquello que ayudará o no a realizarlas. ¡Es una manera muy sencilla de no perder energía al evitar dispersarse! Anota tu deseo especial del día en un «cuaderno de deseos».

◎ Un objetivo de realización personal que deberás llevar a cabo obligatoriamente durante el día, del estilo de «hoy le diré a Fulanito que...», «antes de que acabe el día voy a...», «no esperaré a mañana para...».

◎ Obstáculos que hay que sortear: el agobio producido por el trabajo o las obligaciones anexas que pueden alejarte de tus objetivos, incluso hacer que los olvides... ¡Quizá evitar también a las personas latosas o que te «chupan» la energía!

◎ Ayudas que hay que definir: es fundamental determinar cuál es el mejor momento para alcanzar ese objetivo porque tal vez estés más en forma al final de la mañana que al principio; también puedes pedir ayuda a compañeros o a familiares...

◎ Una vez realizado el programa, te felicitarás por haberlo hecho y haber llegado hasta el final.

Por la noche

Es importante saber si son siempre los mismos obstáculos los que frenan tus acciones, o el mismo tipo de ayuda el que te funciona bien. Deja constancia también de esto en tu «cuaderno de deseos».

◎ Al principio te parecerá anecdótico, pero enseguida verás que una persona, un hecho repetitivo o un acontecimiento exterior o personal se interpone para frenar o acelerar las cosas.

◎ Desactiva los efectos indeseables tomando conciencia de ellos y creando un camino de interdependencias que limite esas influencias en tus proyectos. ¡Así podrás incrementar muchísimo las ayudas!

◎ Hacer balance con regularidad de lo que has conseguido y lo que no ayuda a trazar una vía muy simple que contribuirá enormemente a aumentar tus posibilidades de éxito.

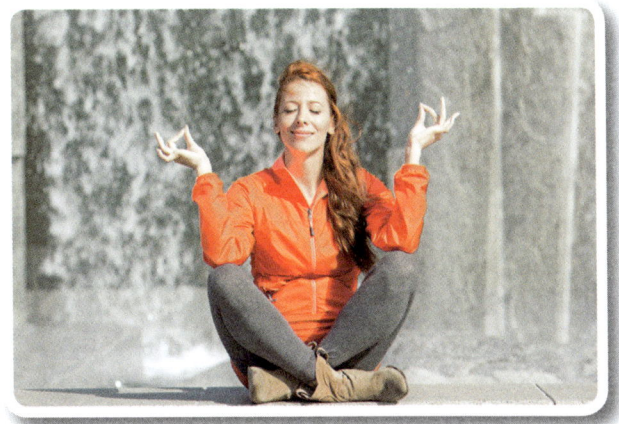

HACER BALANCE REGULARMENTE ES SENCILLO A LA VEZ QUE EFICAZ PARA GESTIONAR EL ESTRÉS.

Mi espacio cocooning

Piedra de arcilla

◎ Con ella puedes frotar y desengrasar fregaderos, grifos, vitrocerámicas, superficies de trabajo, limpiar calzado deportivo, la rejilla de la barbacoa...

◎ Prepara un bote ancho con tapa, un cuenco y una espátula, y mezcla 50 g de arcilla blanca en polvo con 25 g de jabón líquido ecológico, remueve bien con la espátula, añade 30 g de bicarbonato de sodio y 30 gotas de aceite esencial de limón.

◎ Mete la mezcla en el bote, no lo tapes y déjala secar 2 semanas.

◎ Utiliza la pasta poniendo un poco en una esponja húmeda y tapa el recipiente.

Para los suelos, los WC y la bañera

◎ Disuelve 2 cucharadas de bicarbonato de sodio en 2 litros de agua caliente. Añade 1 vaso de vinagre blanco y 5 gotas de aceite esencial de limón.

◎ Agita antes de usarlo.

◎ Diluye un poco en un cubo de agua templada para limpiar grandes superficies de baldosas o azulejos.

Lavavajillas

◎ Llena una botella de plástico de vinagre blanco, añade 2 cucharadas de cristales de sodio y 3 gotas de aceite esencial de limón.

◎ Se producirá una efervescencia natural. Espera a que termine, tapa la botella, ¡y ya está listo!

Lejía para lavadora

◎ Lleva a ebullición 3 litros de agua, añade 150 g de jabón de Marsella en escamas, 1 vaso de cristales de sodio y 1 cucharadita de aceite esencial de árbol del té.

◎ Un solo tapón dosificador de producto basta para un lavado.

◎ Suavizante: medio vaso de vinagre blanco y 3 gotas de aceite esencial de limón o de lavanda.

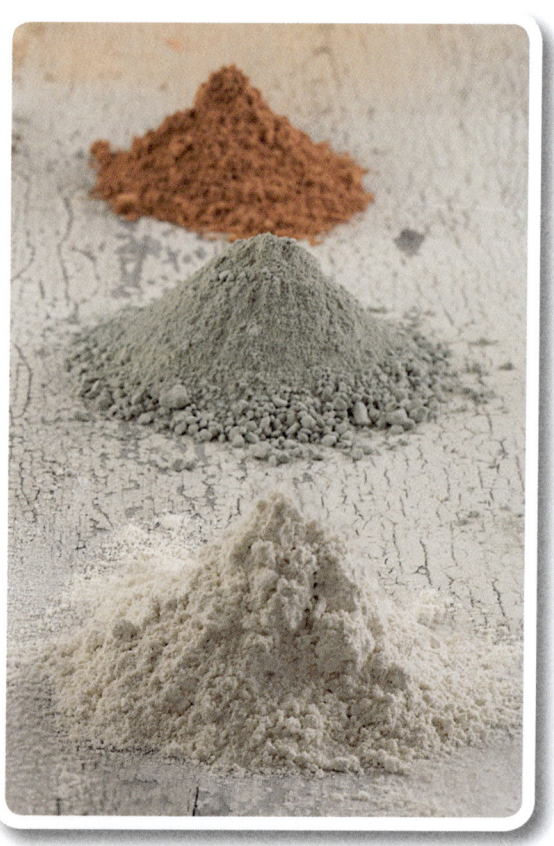

Mi momento antiestrés

> **SEMANA 34**

Veamos ahora un camino completo de automasaje antiestrés. Ya conoces algunos puntos reflejos; en este caso, será el encadenamiento de las diferentes presiones lo que te ayudará a hacer «saltar» rápidamente la coraza nerviosa que a veces se puede imponer a tus comportamientos.

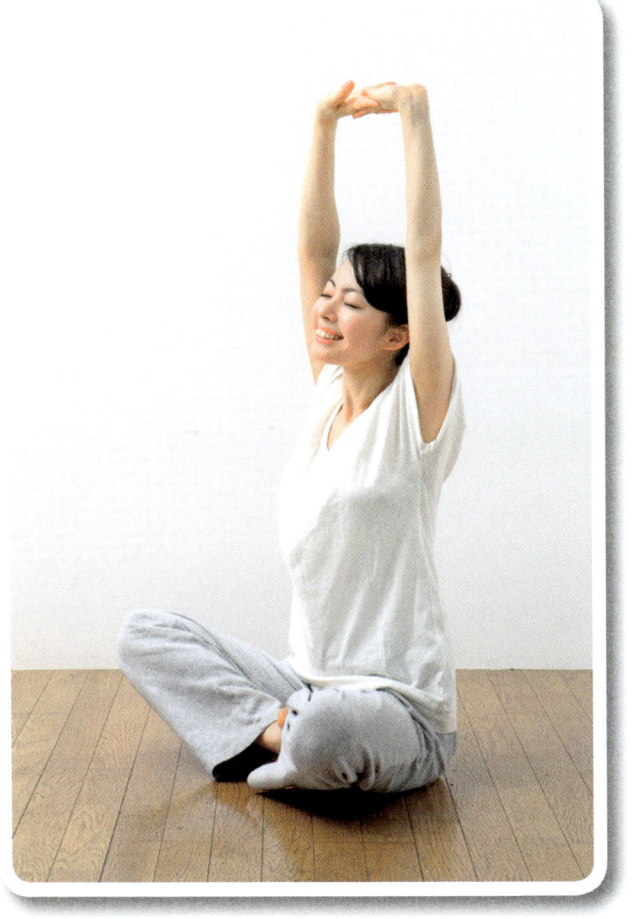

1. El plexo solar capta el nerviosismo de la gente y puede concentrar el tuyo. Está situado entre el esternón y el ombligo, y agrupa todo un conjunto de nervios. Coloca los dedos índice y corazón encima y presiona ligeramente, masajeando con la yema de los dedos al tiempo que espiras muy despacio; suelta al inspirar. Hazlo 7 veces. Después mantén la presión durante 3 respiraciones completas. Para terminar, masajea unos instantes trazando un amplio círculo.

2. Con la espalda erguida, coloca las dos manos sobre la nuca, que también concentra la tensión mental. Inclina la nuca y teclea con la yema de los dedos a ambos lados de las vértebras presionando sobre los músculos. Sube hacia la coronilla y desciende varias veces.

3. Avanzando con la yema de los dedos de una mano, masajea la línea del cuerpo que va del esternón al principio del cuello.

4. Cierra la mano derecha y masajea con las falanges el centro de la palma de la otra mano. Haz lo mismo a la inversa.

5. Cierra las manos y, con las falanges, masajéate los muslos y las pantorrillas.

6. Sentado, dobla una pierna para cogerte el pie, en concreto la bóveda plantar, y apoya el tobillo sobre la rodilla. Con el puño, masajea la bóveda plantar desde el talón hacia la punta del pie y vuelve hacia el talón haciendo lo mismo. Pasa al otro pie.

> **¡IDEAL EN CUALQUIER MOMENTO DEL DÍA, Y PRÁCTICO PARA EQUILIBRAR LOS ESTADOS DE ÁNIMO!**

Mi momento arteterapia

✏️ Colorear

◎ Pinta cada uno de estos mandalas solo con tres colores de tu elección.

◎ Escribe unas líneas sobre tu elección de asociación de colores:

: :
: :
: :
: :
: :
: :
: :
: :
: :
: :
: :

Truco de salud

Pon las palmas de las manos sobre las mejillas y cierra los ojos. Haz vibrar un «mmm» dentro de la boca cerrada. Siente cómo poco a poco te vibra toda la cara y que la vibración llega hasta el hueso del cráneo. Te relajarás.

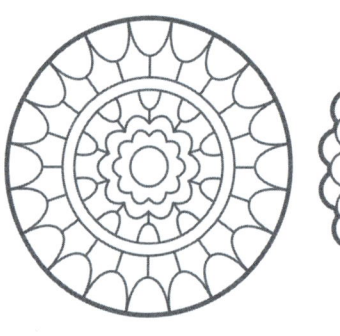  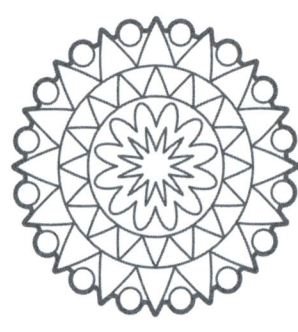
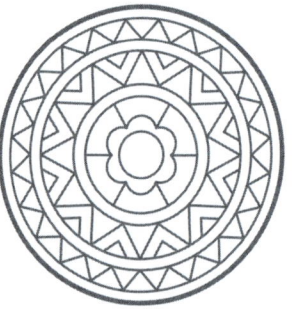  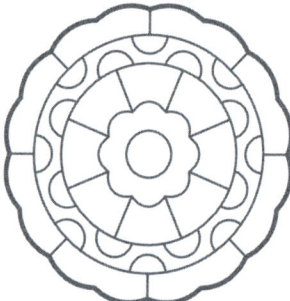
 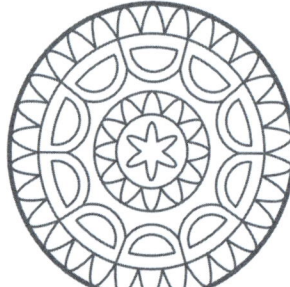

Medita sobre esta frase:

Oímos el estruendo de los árboles que caen, pero no el murmullo del bosque que brota.

Proverbio tuareg

Mi camino del bienestar

¡Un día de meditación! Unos minutos en momentos clave del día, repetirlo de forma regular, y muy pronto podrás actuar y reaccionar sobre tu estado actual, encontrar tu centro, que quizá se vea afectado por las circunstancias.

Por la mañana

◎ Sentado o de pie, mira un punto enfrente de ti hacia abajo. Utiliza ese punto de ayuda simplemente para centrar la atención en la respiración.

◎ Cuando un pensamiento te perturbe, di mentalmente «adiós», como un reflejo mental, y recupera tu centro posando la vista en el suelo mientras espiras muy lentamente. Continúa.

◎ Prueba durante 5 minutos para empezar.

A mediodía

◎ Aprovecha el descanso de la comida para meditar, esta vez ayudándote con una imagen mental de estabilidad y de espacio.

◎ Puedes optar por identificarte con un árbol cuyas raíces están bien hundidas en la tierra y cuyas ramas tocan el cielo.

◎ Lo importante es que, con los ojos cerrados o no, eso te ayude a sentirte totalmente presente en tu cuerpo y que tu mente aporte sus estímulos creativos haciéndote sentir tu enraizamiento, la sensación de suavidad del viento, del sol sobre tu corteza... Estás bien y tranquilo...

◎ Es posible que algunos prefieran construir una imagen a partir de los detalles de una foto que represente, por ejemplo, una roca inamovible en medio de la tormenta.

◎ Utiliza esta meditación para ayudarte a abrir una ventana a una parte de ti mismo en armonía.

Durante la velada

◎ Sentado o tumbado, prestas atención a lo que te rodea: los colores, los sonidos, las personas cercanas que hablan. Pero tú no participas en nada, mantienes una distancia benéfica, no estás ausente, pero permaneces de nuevo en tu centro, como observador y sin juzgar.

◎ Así te mantendrás sereno y aprenderás a no derrochar tu energía.

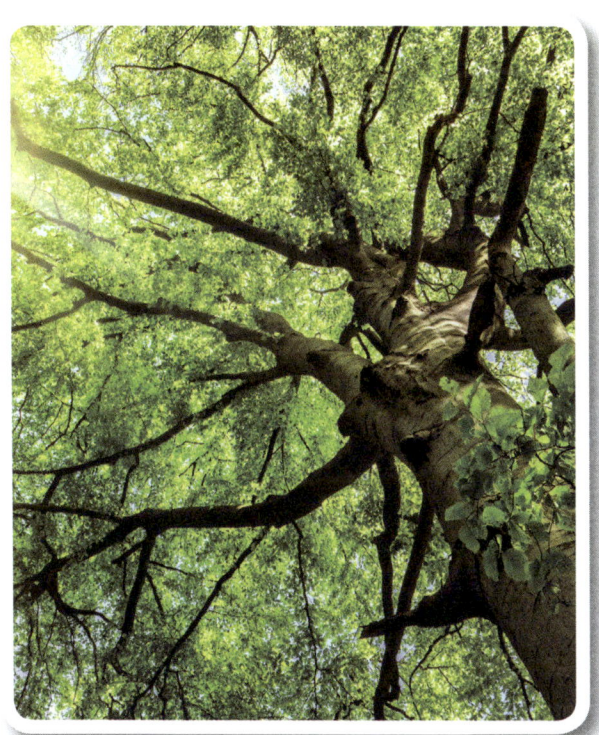

LA MEDITACIÓN EN MOMENTOS CLAVE DEL DÍA DESEMPEÑA EL PAPEL DE REGULADOR NERVIOSO Y EMOCIONAL.

Mi espacio cocooning

 Te ofrecemos un pequeño botiquín de primeros auxilios para compartir con tus allegados. ¡Productos asequibles, que han demostrado su eficacia y aptos para niños!

Árnica
◎ Ideal para todos los pequeños traumatismos físicos. En pomada o en gránulos homeopáticos.

Flores de Bach
◎ ¡Remedio de urgencia! En caso de pánico interior o gran choque emocional, tomar 4 gotas 2 o 3 veces al día bajo la lengua.

Carbón vegetal
◎ Si es posible, en polvo. Contra los gases o la intoxicación alimentaria, tomar 1 cucharadita en agua (¡tiene un sabor peculiar!). Cuidado: absorbe las vitaminas y los minerales.

Semillas de pomelo
◎ Preventivo y curativo para los trastornos intestinales, y refuerza la inmunidad. ¡Llévalo siempre contigo de viaje! 3 gotas de extracto de semillas de pomelo en ½ litro de agua.

Lápiz de mentol
◎ En forma de barra como las del carmín de labios, se pasa por las sienes en los momentos de calor intenso y aporta muy rápidamente frescor y descongestión cerebral.

Vinagre de sidra ecológico
◎ 2 cucharaditas de café disueltas en 1 litro de agua actúa como poderosísimo antioxidante.

Nux vomica
◎ ¡Preventivo y curativo en caso de comida rica en grasas y regada con alcohol con sulfitos!

Raíces de valeriana
◎ En tisana, para favorecer el sueño. Añadir medio limón por el sabor.

Flores de corazoncillo
◎ En tisana, para hacer más llevaderos los momentos de depresión y suavizar el recalentamiento del cerebro.

Rabos de cereza
◎ En tisana, para limpiar la sangre y drenar.

Ajo de oso
◎ En extracto de planta fresca, para proteger el sistema cardiovascular. Añade majuelo para soportar mejor el calor estival.

Vid roja, castaño de Indias
◎ En ampollas bebibles, para favorecer la circulación de la sangre y aligerar las piernas pesadas.

Arcilla verde
◎ En polvo para diluir en agua: se hacen cataplasmas para aplicar en caso de esguince.

Cataplasmas de mostaza
◎ ¡Descongestionan los pulmones cargados!

Equinácea
◎ El jugo de equinácea fortalece el organismo para afrontar el frío del invierno.

Mi momento antiestrés

SEMANA 35

El sonido se utiliza desde la Antigüedad para dinamizar o apaciguar, inducir a la interiorización. En el caso del estrés, es aconsejable acompañarlo con movimiento. Eso te ayudará también a regresar a tu centro, disponible y atento a ti mismo, lejos de las tentaciones exteriores que te agreden.

Esta sesión de musicoterapia se practica, si es posible, sentado:

◉ Con los ojos cerrados, masajeándote las sienes con la yema de los dedos, emite mentalmente, muy despacio, la sucesión de sonidos siguiente: A-O-U-E-I, y termina con el sonido «mmm» alargándolo, como si se prolongara en el fondo de una gruta.

◉ Imagina que ese «mmm» suena sin fin, recorre toda tu cabeza, y que tiene el poder de calmar el flujo eléctrico del cerebro.

◉ Prolonga ese sonido que te sienta bien tanto como desees; es como un bálsamo que tiene la capacidad de calmarte, de disminuir tu tensión mental y emocional.

◉ La mecedora sonora: continúa, ahora, con la boca abierta y la voz bastante baja para que resuene bien toda la máscara facial (no intentes entonar, simplemente expresa). Permite a tu cuerpo que actúe sin que la mente intervenga y sin dejar de encadenar esos sonidos.

◉ De manera espontánea, uno empieza a oscilar el cuerpo; balancearse hacia los lados o quizá más bien hacia delante. El cuerpo, de manera natural, busca la frecuencia del balanceo, lo que induce un ritmo cardíaco un poco más lento, cercano al del umbral del sueño. Esta frecuencia de balanceo ayuda al cerebro a descargarse de las excitaciones eléctricas, a armonizarse con el ritmo universal...

◉ Después cierra los ojos. Llegará un momento en que instintivamente interrumpirás el sonido: tu cuerpo está en el tono adecuado, afinado, y tú, sereno. ¡Disfruta del momento!

◉ Emite mentalmente el sonido «i» en un continuo, modulando la voz del grave al agudo y del agudo al grave para mantenerte bien enraizado. ¡Ya estás armonizado y recargado!

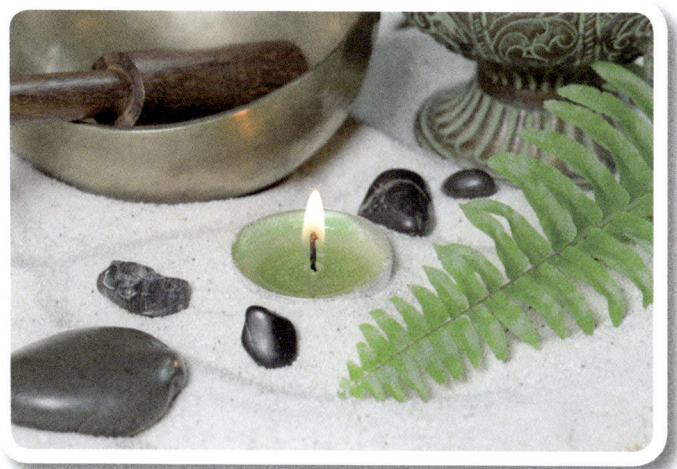

ESTA SESIÓN RECUERDA EL APACIGUADOR BALANCEO MATERNAL Y TAMBIÉN PERMITE SENTIRSE SEGURO.

Mi momento arteterapia

✏️ Colorear

◎ Pinta estas olas utilizando todos tus colores, pero respetando el trazo natural que exijan en cada caso: hacia la derecha, hacia la izquierda, redondeadas...

◎ Describe en unas líneas qué movimientos de las olas podrían simbolizar emociones como el amor, el odio, la cólera, la ternura, la amistad, la paz y el acto de compartir:

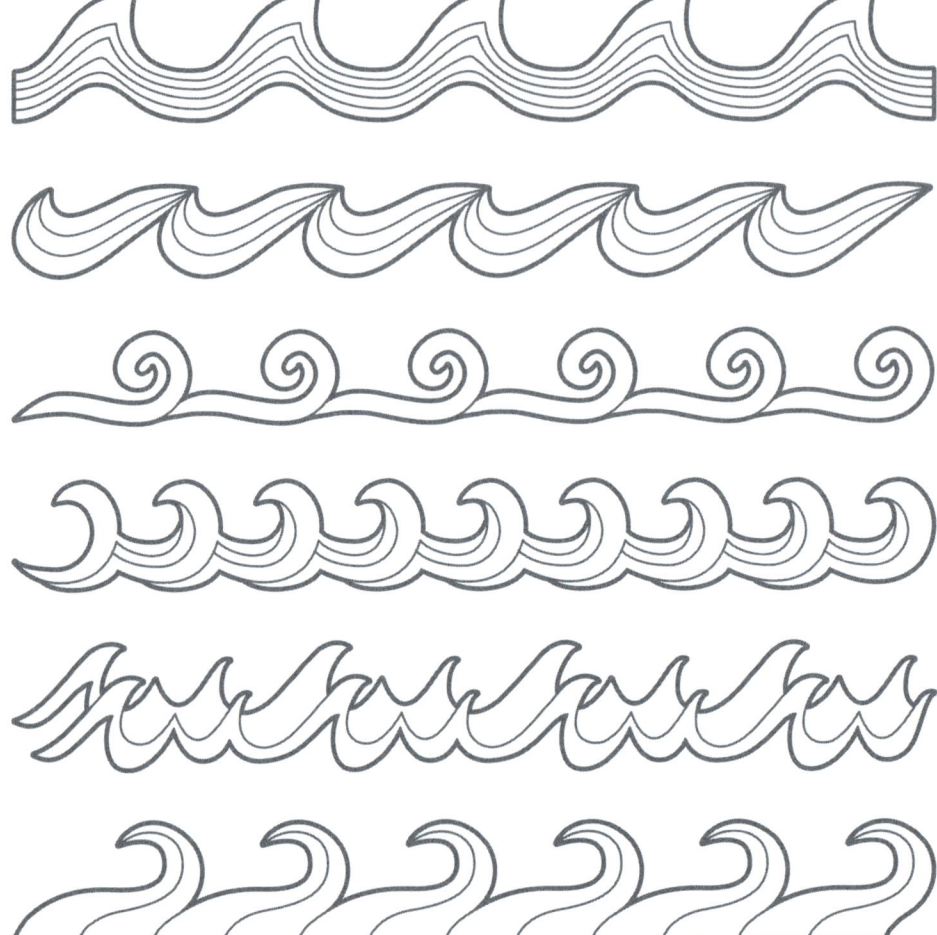

Medita sobre esta frase:
A las emociones les faltan las palabras.
Victor Hugo

Truco de salud

Acostúmbrate a beber un poco de agua antes de empezar una actividad, esto te facilitará la concentración y evitará que vayas de una cosa a otra. Haz lo mismo antes de empezar a comer: el estómago se llena, se produce un efecto de saciedad y eso evita el apetito desmesurado.

Mi camino del bienestar

A continuación, te ofrcemos un programa de mantenimiento físico muy sencillo para repetirlo a diario.

Por la mañana

◎ Levanta los brazos por encima de la cabeza inspirando; espira al tiempo que abres los brazos hacia los lados dibujando una gran O y los acercas al cuerpo.

◎ Repite esto 3 veces vaciando los pulmones cada vez que espiras.

◎ A lo largo de la mañana, sube varias veces escaleras lentamente, primero de frente y luego marcha atrás. ¡No se trata de subir 10 pisos! La idea es ser consciente de todos tus gestos, tu respiración, tu grado de concentración. En caso de estrés intenso, es un ejercicio ideal para centrarte en un solo objetivo, sin pensamientos parásitos.

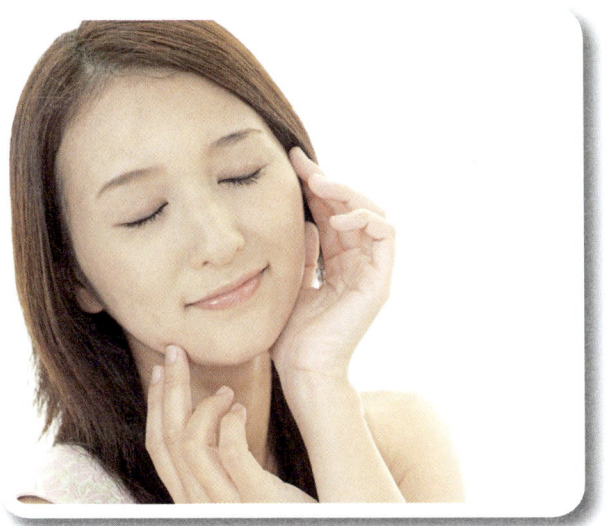

Por la tarde

◎ Sentado, date palmadas en la parte anterior de los muslos en un movimiento de ida y vuelta constante; luego, en ambos lados de los antebrazos, a fin de reactivar la sangre y regular el tono.

◎ Mueve los tobillos en círculo levantando alternativamente la punta del pie y el talón para dar flexibilidad a las bóvedas plantares.

◎ Al final de la tarde, unos minutos antes de salir del trabajo, empieza a crear esa compuerta de transición entre vida profesional y vida privada poniendo la cabeza entre las manos y masajeándote un poco la cara.

Durante la velada

◎ Continúa el masaje facial para eliminar todas las arrugas debidas a las contracciones producto de las tensiones del día.

SABER DINAMIZAR O REGULAR EL METABOLISMO SANGUÍNEO ES UNA CLAVE IMPORTANTE PARA SENTIRSE EN ARMONÍA.

Mi espacio cocooning

 A continuación, te ofrecemos unas ideas de menús y recetas muy sencillos y agradables para todo el año, que por supuesto puedes amenizar con otros acompañamientos.

Entrante básico

◎ Queso de cabra, rúcula y miel, ingredientes a los que puedes añadir tomatitos, pepino, aceitunas negras...

Ensaladas completas

◎ Quinoa, remolacha, queso comté, rúcula y semillas germinadas.
◎ Lechuga de temporada, lentejas verdes cocidas, zanahoria rallada, col lombarda rallada, salmón ahumado y limón.
◎ Atún, champiñones, semillas germinadas y lechuga de temporada.

Receta de albóndigas de verduras

◎ Ralla 2 calabacines y mézclalos con 1 cebolla cortada en láminas, 2 dientes de ajo picados, orégano y perejil.
◎ En otro recipiente, mezcla 2 huevos y dos cucharadas de leche con 75 g de harina, incorporando esta poco a poco.
◎ Mezcla los dos preparados, haz bolitas con las manos y dóralas en una sartén con un poco de aceite de oliva.
◎ Sírvelas calientes.

Receta de chips de apio nabo

◎ Pela una bola de apio nabo y córtala en finas láminas.
◎ Lávalas y sécalas cuidadosamente.
◎ Ponlas en un cuenco, añade aceite de oliva, remuévelas y extiéndelas en la bandeja del horno. Cuécelas a 200 °C durante 10 minutos.

Receta de vieiras

◎ Saltea con mantequilla a fuego suave, entre 15 y 20 minutos, unos puerros cortados en trozos pequeños.
◎ Saltea aparte unos mejillones o unas vieiras (sin la concha) con un poco de chalota. Mézclalo todo y sírvelo.

Receta de albaricoques con miel y lavanda

◎ Precalienta el horno a 180 °C.
◎ Abre por la mitad 500 g de albaricoques y quítales el hueso. Disponlos en un plato con el lado abombado hacia abajo.
◎ Mezcla 1 cucharada de miel de lavanda con una cucharada de edulcorante líquido y vierte la mezcla en finos chorritos sobre los albaricoques.
◎ Pon unos trocitos de mantequilla repartidos por encima y métalos en el horno entre 10 y 15 minutos.
◎ Cuando los albaricoques estén dorados, espolvoréalos con flores de lavanda y continúa la cocción 2 minutos más.

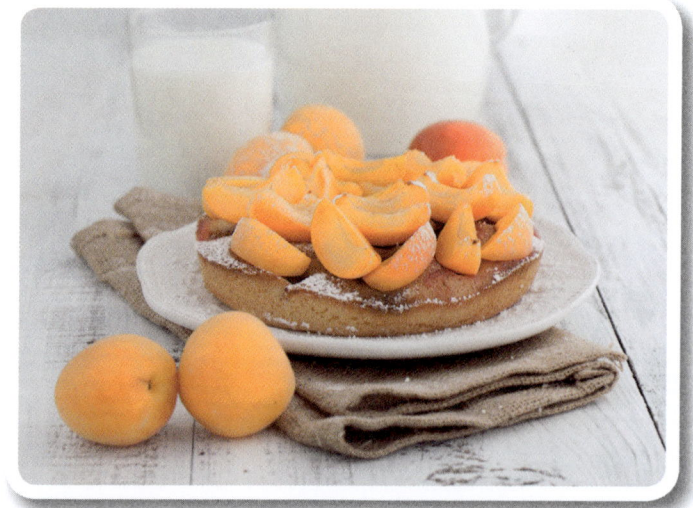

Mi momento antiestrés

SEMANA 36

Frente a la agresión verbal o psicológica, la actitud mental y corporal ayuda a no dejarse desestabilizar. Este modo de proceder centrado en la capacidad para estar enraizado se desarrollará día tras día hasta convertirse en un reflejo. Compañero de trabajo, hijo, alumno, vecino, cónyuge... Veamos cómo reaccionar sin alterarse.

El principio general: la mirada

◎ Frente a un interlocutor que te agrede, escucha, pero sin mirarle a los ojos. Posa la mirada en la zona situada entre sus cejas.

◎ Así, esa persona percibirá tu atención, pero a ti no te penetrará directamente la energía que se desprende de sus ojos y que intenta captar tu atención para mermar tu propia energía. Porque los ojos son una puerta abierta a la energía interior de la persona.

◎ Puedes recorrer con la mirada esa zona, bajar hasta la punta de la nariz y volver, a fin de relajar la vista.

La respiración

◎ Si sientes malestar en el plexo, puedes interceptar el camino hacia él, para empezar, cruzando los brazos.

◎ Luego, con los brazos cruzados, respira varias veces tocando el plexo con dos dedos de una de las manos.

◎ A continuación, mueve esos dedos en círculo para masajearlo. Así lo relajarás.

El momento de tomar la palabra

◎ Intenta contestar cuando la otra persona va a hacer una pausa para tomar aire. Depende de ti detectar, por la entonación o la actitud corporal, en qué momento tu interlocutor necesita proveerse de oxígeno.

◎ Aprovéchalo para contestar o replicar con otra pregunta.

◎ Este procedimiento, que puede parecer directo, corta el recorrido del pensamiento del otro y abre una brecha en su sistema de ataque-defensa. ¡Sácale partido!

La actitud mental

◎ Aprende a sentir estas oleadas de agresión como lluvia que cayera sobre plumas: ¡resbala y no te alcanza!

ASÍ CORTAS EL LAZO EN EL QUE EL AGRESOR SE APOYA PARA ALIMENTAR SU ENERGÍA DESESTABILIZADORA.

Mi momento arteterapia

✏️ Colorear

◎ Pinta cada palmera del color que prefieras, partiendo del centro para ir hacia el exterior. E intenta expulsar de ti cualquier forma de saturación mental o emocional, incluso centrándote en ejemplos concretos de tu vida. Escanea la página antes de empezar para reproducirla a voluntad.

◎ Escribe unas líneas evocando una adversidad que no deseas volver a sufrir:

....
....
....
....
....
....
....
....
....
....
....
....
....
....
....

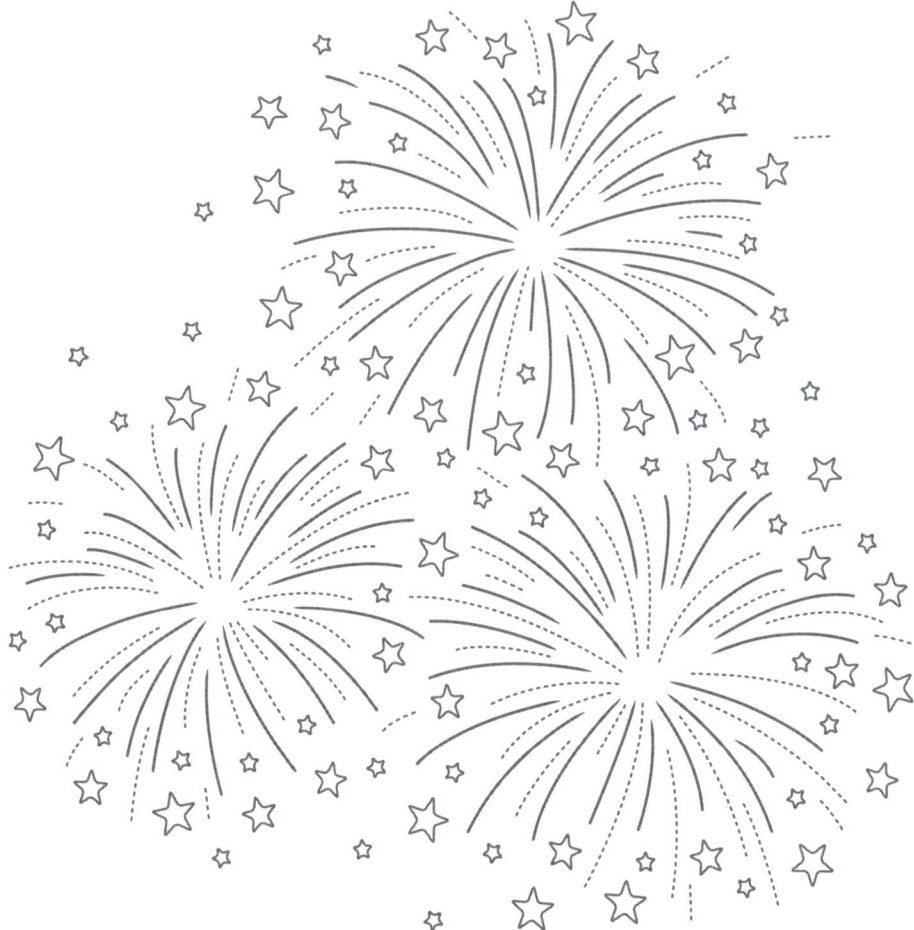

Medita sobre esta frase:
Una búsqueda comienza siempre con la suerte del principiante y termina siempre con la prueba del conquistador.
— Paulo Coelho

Truco de salud

Con los codos apoyados en la mesa, aprieta las manos poniendo mentalmente entre ellas un deseo que podría resolver tus conflictos y cierra los ojos. Luego abre las manos y envía ese mensaje al universo, como si pusieras a una paloma en libertad…

Mi camino del bienestar

Por la mañana

◎ Bajo la ducha, insiste en toda la parte de la nuca masajeándola con un chorro de agua templada.

◎ Luego coloca la palma de la mano izquierda sobre la parte superior de la nuca, y la de la mano derecha, debajo. Con la espalda recta, inclina despacio la cabeza hacia atrás oponiendo resistencia con la mano derecha; de este modo estirarás la parte superior de la nuca ligeramente hacia atrás

◎ Repítelo 3 veces y cambia la posición de las manos: la izquierda abajo y la derecha arriba.

◎ Inclina muy ligeramente la cabeza hacia delante y levántala. Opón resistencia con la mano derecha; notarás que la parte inferior de la nuca se estira. Repítelo 3 veces.

A mediodía

◎ De pie o sentado, coge un libro en cada mano. Pon los brazos en cruz. Inspira a la vez que subes lentamente los brazos por encima de la cabeza y espira mientras los bajas. Repítelo 5 veces.

◎ Si estás en forma, espira al tiempo que estiras los brazos hacia delante e inspira abriéndolos.

◎ Para terminar, sube varias veces las rodillas hacia el abdomen alternándolas.

Durante la velada

◎ Pon una música suave y túmbate. Inspira por la nariz, con las palmas de las manos apoyadas en los hombros, y espira estirando despacio los brazos hacia delante. Repítelo 7 veces.

◎ Acerca una rodilla hacia el abdomen inspirando y espira al tiempo que estiras la pierna. Cambia de pierna. Repítelo todo 3 veces.

◎ Disfruta después de la música, relájate unos minutos, como si fuera una microsiesta.

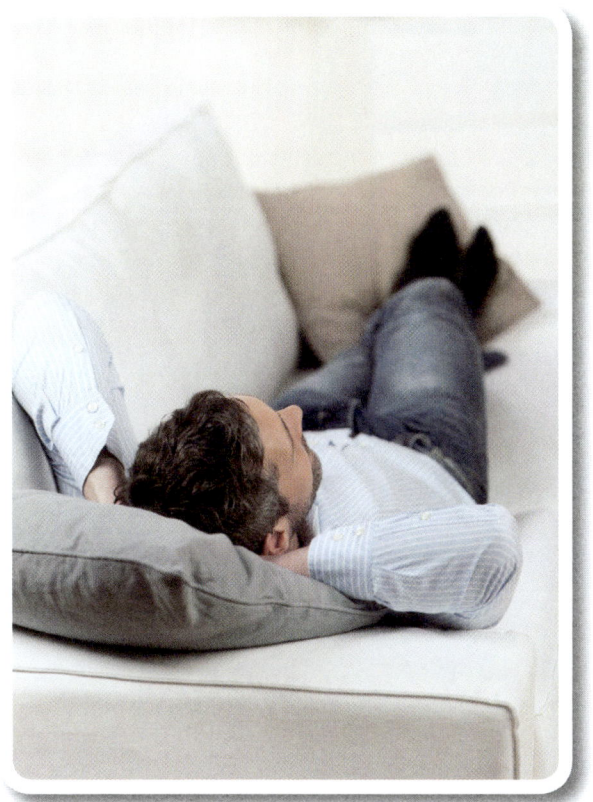

REPITE ESTOS EJERCICIOS CUANDO NOTES LA ESPALDA «CARGADA» POR LAS TENSIONES DEL DÍA.

Mi espacio cocooning

 Veamos algunos grandes principios alimentarios, a fin de delimitar las necesidades básicas y la manera de conocer a fondo tus necesidades concretas.

Contra el colesterol malo: nueces en las ensaladas

◎ Su contenido en fitosteroles, una sustancia que ralentiza la absorción del colesterol malo por el organismo, es elevado.
◎ Es muy fácil integrarlas en la alimentación incorporándolas a las ensaladas de frutas y verduras de temporada.
◎ Para combatir el colesterol malo, evita los despojos, demasiado ricos en grasas animales, el queso y los huevos.

Una piel tersa: los tomates

◎ Son ricos en caroteno, un pigmento que se aloja en las capas superiores de la epidermis y actúa contra las arrugas.
◎ Perfectos con un chorrito de aceite de oliva o sobre un pescado cocinado en papillote.
◎ Consume preferentemente verduras verdes y de colores vivos (zanahoria, calabaza, mango, albaricoque...), cuyas fibras favorecen la luminosidad de la piel.

Zen alimentación: el marisco

◎ El selenio que contiene el marisco ayuda a luchar contra el estrés oxidativo; su carencia produce depresión estacional. Excelente también para el buen funcionamiento cardiovascular.
◎ Consúmelo con regularidad, aunque sea en pequeñas cantidades.

Para la memoria

◎ Trigo, avena, centeno, sésamo, nueces, algas marinas, huevos... Estos últimos son ricos en acetilcolina, la molécula que estimula la memoria.

Para fortalecer el pelo: las almendras

◎ Ricas en cinc y hierro, favorecen la tonicidad y el crecimiento capilares.
◎ Llenan muy bien los pequeños vacíos de estómago e incluso pueden realizar unas judías verdes salteadas (tuesta las almendras en una sartén antes de mezclarlas con las judías).

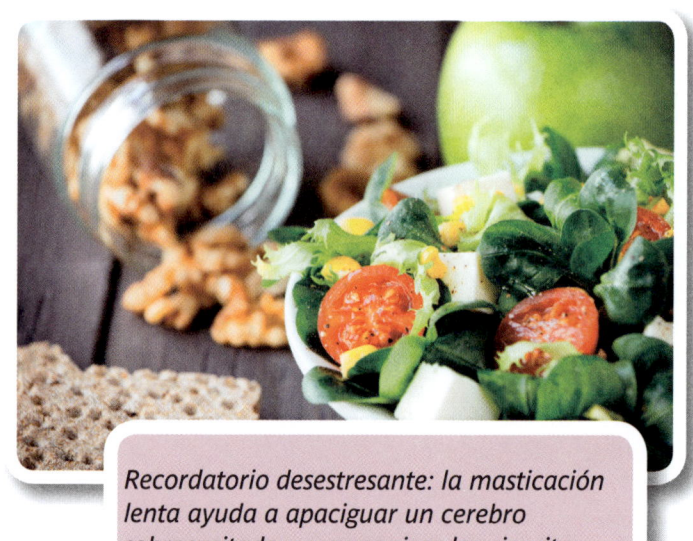

Recordatorio desestresante: la masticación lenta ayuda a apaciguar un cerebro sobreexcitado y a armonizar los circuitos eléctricos, así que ¡mastica bien!

PIENSA QUE LA ALIMENTACIÓN ES EN SÍ MISMA UNA FORMA DE MEDICINA.

Mi momento antiestrés

SEMANA 37

En esta página vas a hacer simplemente un autorretrato. Por supuesto, lo que prima no es la precisión del trazo y las formas, sino verte tal como eres, cosa poco habitual y no tan evidente como parece. Coge un espejo y reproduce lo que ves, ¡no dejes que tus pensamientos o impresiones se interpongan! En última instancia, ¡dibuja al desconocido que tienes enfrente!

REPITE CON FRECUENCIA ESTA ACTIVIDAD; APRENDERÁS A CONOCERTE MEJOR.

Mi momento arteterapia

🖍 Colorear

◉ Pinta los globos intentando que no haya juntos dos del mismo color. Empieza rellenándolos con puntos o espirales ascendentes.

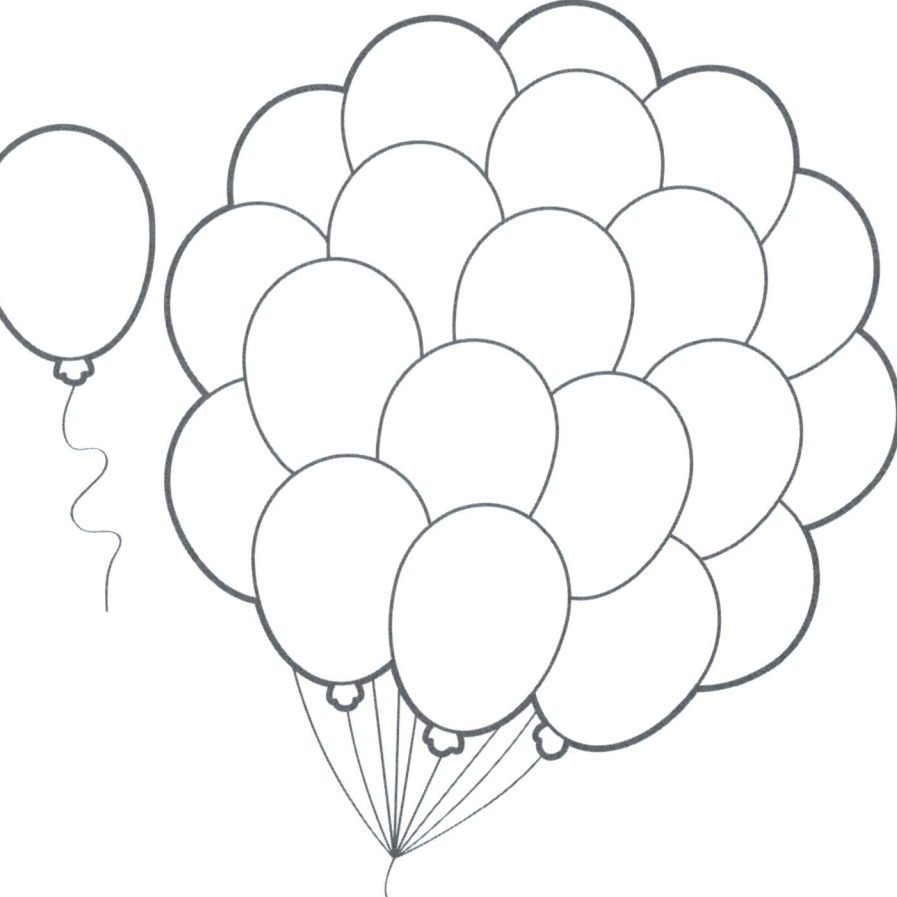

◉ Escribe sobre todos los hechos que te aligeran la vida. ¡O, si lo prefieres, sobre aquellos que te la lastran!

. . . .
. . . .
. . . .
. . . .
. . . .
. . . .
. . . .
. . . .
. . . .
. . . .
. . . .
. . . .
. . . .
. . . .
. . . .
. . . .

Medita sobre esta frase:
Una fuerza mediana se expresa mediante la violencia, una fuerza suprema se expresa mediante la sutileza.
Gilbert Keith Chesterton

Truco de salud

Calienta las palmas de las manos frotándolas una contra otra, y pon la derecha sobre el abdomen a la altura del hígado y la izquierda a la altura del bazo (frente al hígado, en el lado izquierdo del cuerpo). Masajea esos dos órganos trazando círculos con las manos en un sentido y luego en el opuesto. Relajación emocional garantizada.

Mi camino del bienestar

El equilibrio para desarrollar la concentración a lo largo del día:

Por la mañana

◎ Para efectuar un buen «aterrizaje», ponte de pie con las manos en las caderas, como una bailarina, y apoya bien las bóvedas plantares en el suelo.

◎ Estira hacia el lado la pierna derecha inspirando. Apóyate bien sobre la bóveda plantar izquierda; puedes flexionar ligeramente la rodilla de la pierna que sostiene. Espira volviendo a acercar la pierna derecha a la izquierda.

◎ Hazlo 3 veces hacia un lado y 3 hacia el otro.

A mediodía

◎ Una breve sesión de gimnasia de mantenimiento en un pasillo. Por ejemplo, traza en el suelo una línea imaginaria y esfuérzate en avanzar sobre ella como si lo hicieras por una tabla, poniendo un pie delante del otro, primero hacia delante y luego hacia atrás. Parece fácil, pero exige la implicación precisa de muchos músculos y apoyos, además de equilibrio en las referencias espaciales.

◎ Se trata de un juego de motricidad en el que la concentración es importante y, por lo tanto, hará que te olvides del estrés.

Por la tarde

◎ Reproduce la postura del árbol.

◎ Empieza apoyando un pie por encima de la rodilla (o más abajo), al tiempo que apoyas las manos unidas en el plexo.

◎ A continuación, sube las manos juntas y estiradas por encima de la cabeza. Mira un punto de la pared para que te resulte más fácil mantener el equilibrio.

◎ Haz después el ejercicio con la otra pierna.

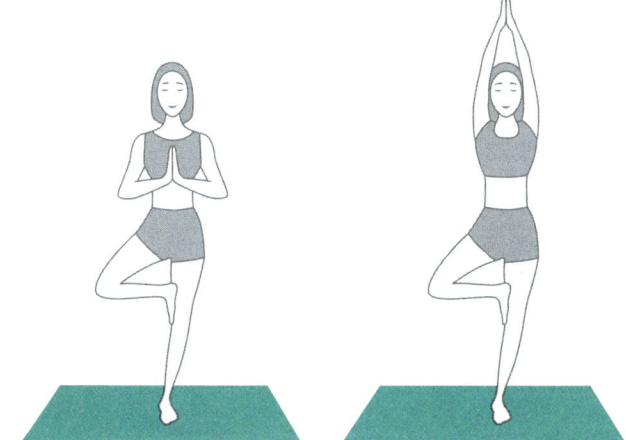

Por la noche

◎ Con los brazos extendidos en cruz y las palmas de las manos hacia arriba, levanta lentamente una rodilla hasta llegar a la altura de las caderas. Descansa.

◎ Haz lo mismo con la otra rodilla y repite todos los movimientos 3 veces.

¡UNOS EJERCICIOS IDEALES TAMBIÉN PARA LOS FINES DE SEMANA PARA MANTENERSE EN FORMA!

Mi espacio cocooning

La iluminación se ha convertido en la actualidad en un elemento decorativo importante. Es evidente que poder jugar con la intensidad luminosa disminuye el estrés visual; pero tener en cuenta el color para relajarse o dinamizarse es asimismo un medio eficaz para influir en el estado de ánimo. Los materiales que forman el objeto tienen también su importancia en este proceso.

Lámpara de sal

◎ Es una lámpara de ambiente con efectos anaranjados y rosados.

◎ Muy suave, perfecta como luz permanente durante la noche y para los dormitorios de los niños.

◎ Con el calor de la bombilla, la sal del Himalaya de esta lámpara atrae la toxicidad del aire (también el humo del tabaco), y desprende iones negativos que neutralizan los positivos (como los abetos).

◎ Esta lámpara te acompaña incluso en pleno día, como una presencia benéfica.

Lámpara de cuarzo

◎ Es un bloque más o menos transparente que dinamiza.

◎ De amatista malva, favorece la interiorización.

◎ De cuarzo rosa, suaviza la energía, te une a la noción de corazón.

Lámpara de selenita

◎ Aporta confianza. Su aspecto de montaña esculpida es muy original. ¡Es una piedra de enorme densidad!

Lámpara de nácar

◎ Muy poco habitual; desprende mucha calma y nobleza.

◎ Constituida de varias piezas que adquieren cierta transparencia cuando la lámpara está encendida, difunde un ambiente surrealista, propicio a la evasión...

Lámpara con forma de concha

◎ Ilumina desde el interior y parece una escultura.

◎ Como las piedras antiguas, esta lámpara evoca una noción de espacio y de tranquilidad y favorece la concentración visual.

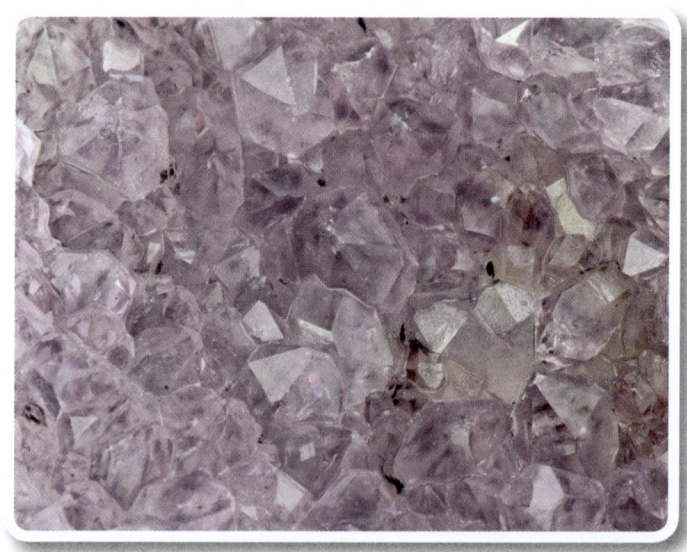

Mi momento antiestrés

SEMANA 38

Utiliza esta hoja únicamente para dar un cuerpo de base a tus creaciones. Inspírate en los diferentes retratos de abajo y exagera las expresiones con unos simples trazos. Representa a las personas que te rodean, desahógate, imprime ternura o cólera a los rasgos, déjate llevar. Repite la experiencia a voluntad en otras hojas de papel pintando con acuarelas.

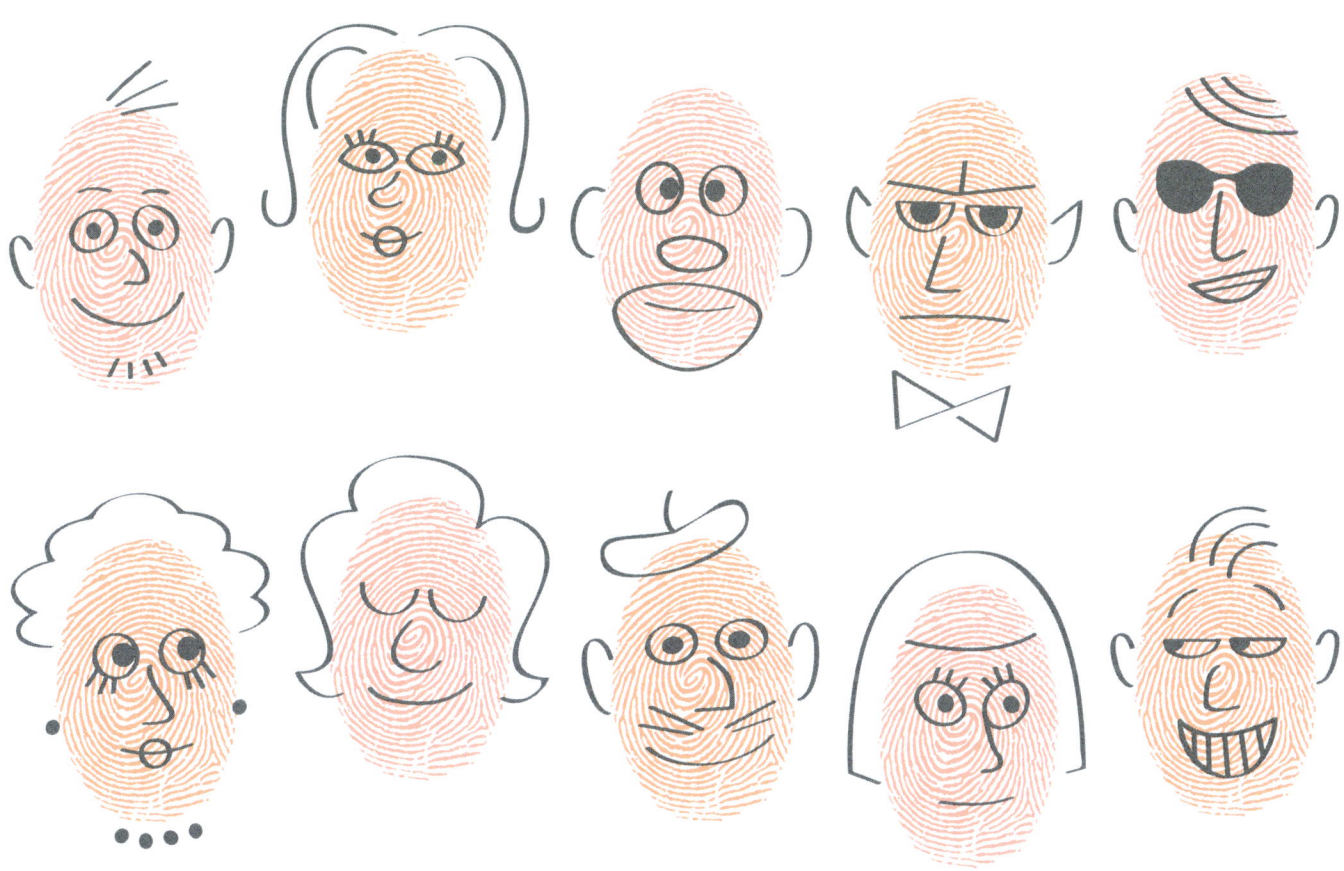

ESTOS PEQUEÑOS GUIÑOS SON EXCELENTES LIBERADORES MENTALES; ¡NO TE CORTES!

Mi momento arteterapia

✏️ **Colorear**

◎ Para este dibujo, utiliza colores suaves.
◎ Da prioridad a los verdes claros, al amarillo del botón de oro, al azul celeste...

◎ Escribe unas frases que simbolicen el optimismo:

....
....
....
....
....
....
....
....
....
....
....
....
....
....
....
....
....
....
....

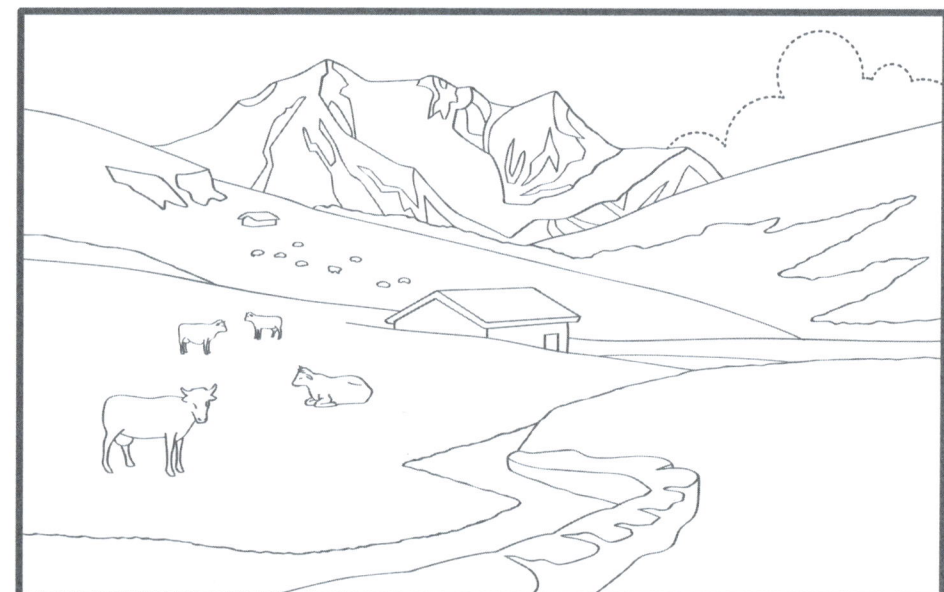

Medita sobre esta frase:
Nadie te da la libertad, tú crees en ella y la tomas.
Acker Kathy

Truco de salud

Mientras coloreas, haz varias pausas de 1 minuto y, para relajarte, masajea de uno en uno los dedos de la mano con la que utilizas los lápices.

Mi camino del bienestar

Puedes realizar este encadenamiento de yoga, sin riesgo alguno, una vez a la semana. Hace trabajar todo el cuerpo y garantiza un buen equilibrio nervioso.

◎ Hazlo en la medida de tus posibilidades. Siente bien el reparto del peso y la intensidad del estiramiento muscular, y favorece una respiración tranquila. Es decir, no tengas prisa, ¡es «tu» momento bienestar!

◎ Tómate todo el tiempo que sea necesario para cada postura. Repite 3 veces el encadenamiento, siguiendo el sentido indicado y volviendo todas las veces a la posición inicial antes de empezar de nuevo.

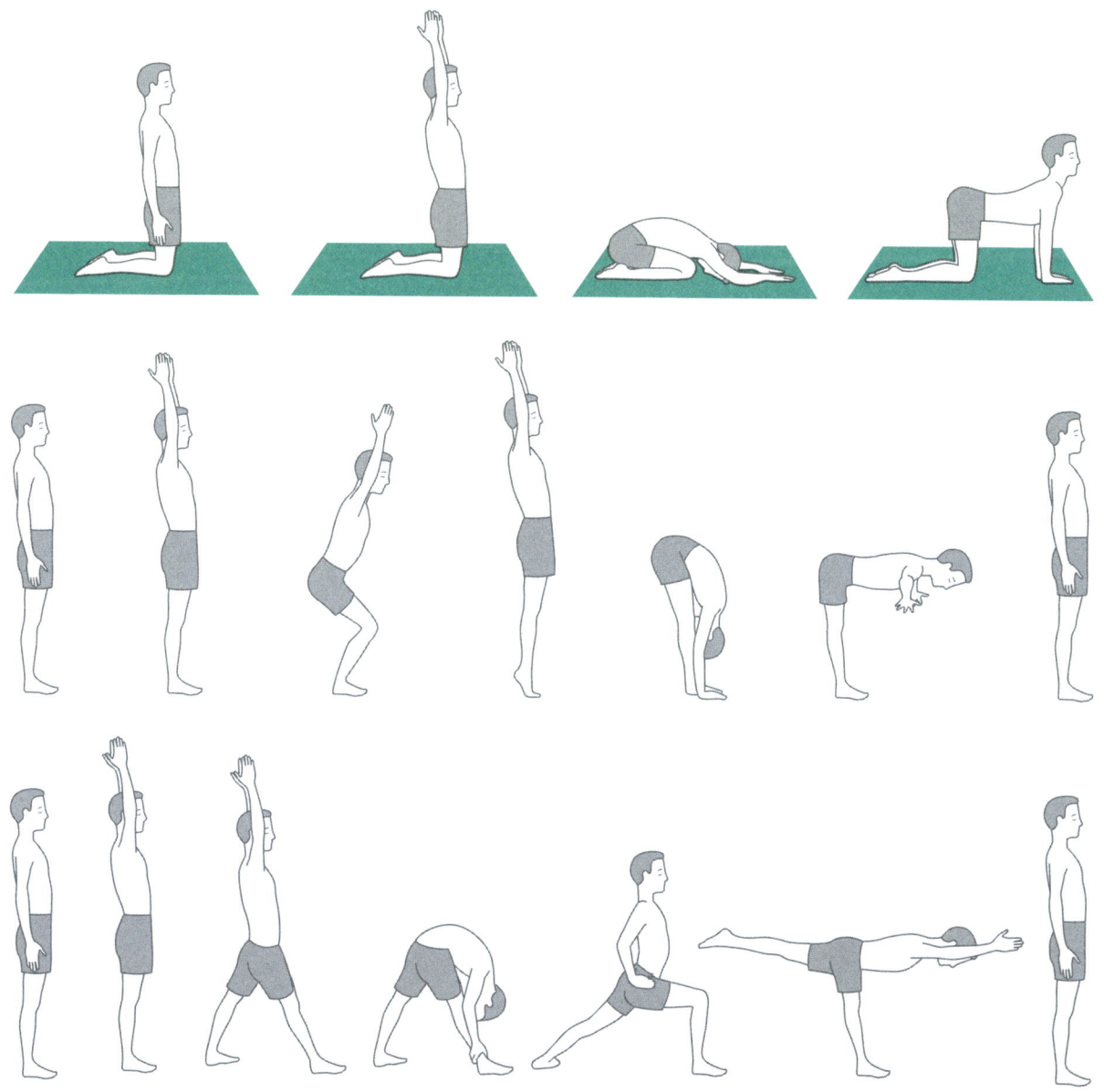

Mi espacio cocooning

Revisar un poco la decoración de casa puede sentar muy bien. Utiliza esta página para puntuar «fríamente» cada una de las habitaciones de tu vivienda (sin perjuicio de hacer una media con la valoración del resto de la familia) y escribir los posibles cambios. Si en esta lista faltan habitaciones, añádelas.

La entrada

◎ ¡Desvela en parte quién eres y da esa información a los que van a tu casa!

Puntuación: ....

Mejora, cambio: ....
....
....

La cocina

◎ ¡Debe ser práctica y favorecer la convivencia, por supuesto! ¿Es así?

Puntuación: ....

Mejora, cambio: ....
....
....

El salón

◎ Debe ser un lugar de intercambio, pero también de armonía, ¿es así?

Puntuación: ....

Mejora, cambio: ....
....
....

El cuarto de baño

◎ Es una estancia dedicada ante todo al bienestar y a la relajación. ¿Es así?

Puntuación: ....

Mejora, cambio: ....
....
....

El dormitorio

◎ Es el lugar del sueño y del bienestar. ¿Se cumple en tu caso?

Puntuación: ....

Mejora, cambio: ....
....
....

El lavabo

◎ Es un lugar de intimidad y tranquilidad. ¿Es así?

Puntuación: ....

Mejora, cambio: ....
....
....

Mi momento antiestrés

SEMANA 39

Taller de escritura: redactar una página de escritura de inspiración personal es una actividad que fomenta la creatividad y te ayuda a aclarar las ideas. A continuación, te ofrecemos principios de frases para orientar esta reflexión. Se trata de una actividad que debes realizar con regularidad a fin de evitar el estancamiento de ideas, que acaba por lastrar tu visión del presente. Identifica las acciones recurrentes que más te cuestan dejar de hacer, con objeto de actuar de forma resolutiva.

- Necesito escribir que ....
....
....

- ¿Por qué cada día ....
....
....

- ¿Cuándo por fin voy a ....
....
....

- La última vez que reí ....
....
....

- El lado positivo es que ....
....
....

- Pero ¿cómo he podido ....
....
....

- Lo que me gusta de esta persona ....
....
....

- He soñado que ....
....
....

- En el futuro ....
....
....

- En lo que respecta a mi pasado ....
....
....

- Tengo muchas ganas de ....
....
....

- He decidido ....
....
....

- Mis primeros versos son ....
....
....

- Los colores importantes de mi vida ....
....
....

- Debería decirle a ....
....
....

- Voy a regalarle ....
....
....

Mi momento arteterapia

✏️ Deja que la fluidez se exprese

◎ Reproduce en una hoja en blanco estas letras tibetanas, intentando hacer los menos trazos posibles.

◎ Antes, respira profundamente, mira una letra, cierra los ojos, intenta visualizarla, coge un rotulador negro y reprodúcela despacio, con soltura. Luego inténtalo con la otra mano.

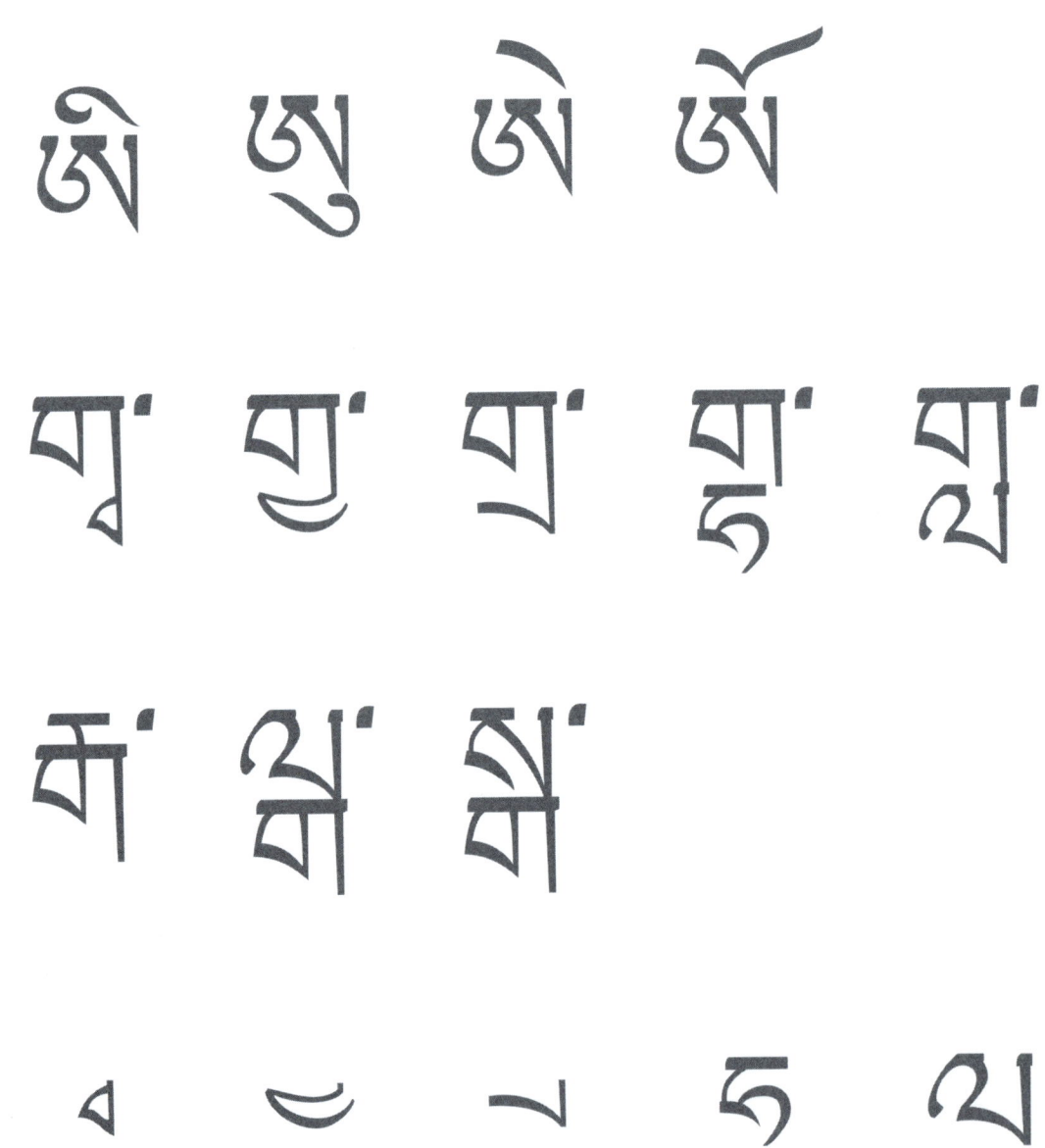

Mi camino del bienestar

La relajación permite sobre todo tomar conciencia de cada parte del cuerpo y deshacer las tensiones rectificando la postura. A continuación, te ofrecemos un recorrido que te exige 1 minuto 3 veces al día.

La relajación de la mañana

◎ Túmbate boca arriba y dobla las piernas; sepáralas en línea con la pelvis, manteniendo los brazos estirados junto al cuerpo.

◎ Respira despacio, y siente cómo apoyas las diferentes partes del cuerpo en el suelo: las bóvedas plantares, las nalgas, la pelvis, la espalda, la nuca y el cráneo.

◎ Después, como hacen los niños, mueve la pelvis lentamente hacia un lado para dar el impulso que hará moverse la parte inferior de la columna vertebral, luego la zona central de la espalda, la superior, los hombros y el cráneo, estirándolo suavemente hacia atrás. Repítelo en sentido contrario.

◎ Detente a observar los puntos que todavía están tensos o cómo se expresa esa distensión.

◎ Repítelo 3 veces, luego cierra los ojos y descansa.

La relajación de mediodía

◎ Repite una vez el ejercicio de la mañana y añade después el trabajo ocular siguiendo el contorno de un ocho horizontal (el signo del infinito) que imaginas por encima de ti, en el techo.

◎ Hazlo primero en un sentido y luego en el otro.

◎ Saca la lengua y traza círculos con ella en ambos sentidos durante 1 minuto.

◎ Después, cierra los ojos y descansa.

La relajación de la noche

◎ Tumbado boca arriba, levanta el brazo derecho y al mismo tiempo dobla la rodilla izquierda; deja descansar después el brazo.

◎ A la vez que levantas lentamente el brazo derecho, haz un movimiento de pedaleo con la pierna izquierda.

◎ Cuando controles bien este movimiento, levanta el brazo izquierdo y pedalea con la pierna derecha.

◎ El objetivo es, por supuesto, sincronizar este conjunto de movimientos opuestos. Eso mejorará tu concentración y después te sentirás relajado...

LOS BENEFICIOS DE ESTAS ACTIVIDADES AUMENTARÁN SOBRE TODO EN FUNCIÓN DE TU GRADO DE IMPLICACIÓN Y DE TU VOLUNTAD DE GENERAR AFECTO Y COMPASIÓN.

Mi espacio cocooning

¡Unas ideas muy sencillas de experimentar para que puedan expresarse tus excesos, con frecuencia embridados! La noción de placer puede compararse a una ventana abierta a la libertad. ¡Cambia de paisaje!

Permitirse una comida exquisita

◎ O bien la preparas tú mismo porque tienes una debilidad (tipo tarta de chocolate), o bien vas a un buen restaurante, de ambiente agradable y con un servicio impecable, donde no tendrás más que sentarte y disfrutar. ¡Una experiencia poco frecuente pero intensa!

Ser totalmente egoísta durante un día

◎ Advierte a los de casa que tu programa para mañana es: dormir hasta tarde, libro en la cama, DVD solo, marcha en un parque sin los niños, helado o pastelería, centro comercial...

Hacer tonterías de otros tiempos

◎ Saltar en los charcos, contar chistes picantes, llamar al timbre del vecino y esconderte, pasar delante de todo el mundo en la cola para pagar, salirte de tu papel de persona equilibrada que habla de cosas serias (te chivas, hablas como los adolescentes...) simplemente para ver cómo reacciona la gente. ¡Sienta muy bien! ¡Regresas a la adolescencia y, por una vez, no necesitas ser tan responsable!

Romper los códigos habituales

◎ Saltarse las normas te abre un espacio de cocooning y de oxígeno.

◎ Llama simplemente para cambiar impresiones, sobre todo si existe cierta frialdad con esa persona, no te pongas a la defensiva anticipándote a lo que va a pasar, di en voz alta lo que siempre se expresa en voz baja, da igual si no siempre te vienen los términos adecuados y si tus interlocutores no entienden nada: la palabra libera.

◎ Te permites poner en práctica lo que piensas y tus deseos de compartir, primero te respetas y luego te ciñes a las normas...

Disfrutar de un momento musical solo para uno mismo

◎ Selecciona en el MP3 piezas que te gusten especialmente y deambula escuchándolas mientras observas el mundo... Elige solo piezas que te hagan vibrar y vive ese instante expresándote también con los movimientos. ¡Siéntete libre!

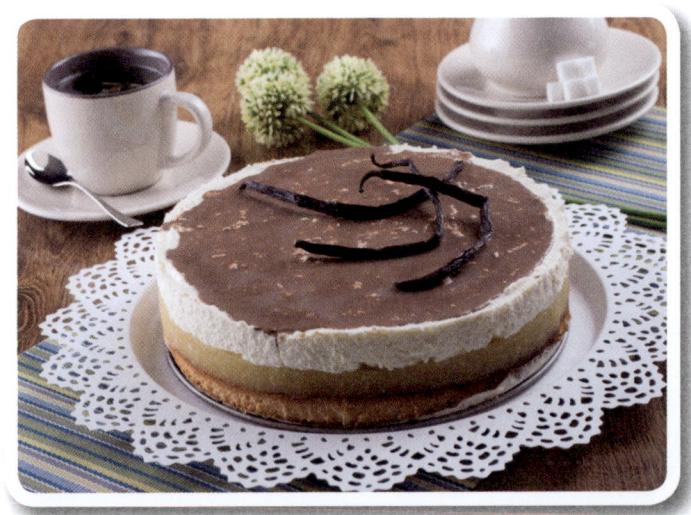

Mi momento antiestrés

SEMANA 40

Meditar frente a la propia imagen

◎ Para no caer en la rutina o en la dulce somnolencia que precede al sueño, veamos una manera sencilla de recuperar la atención.

◎ No olvides que este proceso de meditación actúa en el cerebro, abre ciertas zonas inusuales, y que la atención que creas aporta respuestas, ¡pero no debes querer conseguir cualquier cosa!

◎ Si no, enseguida crearás una estrategia de satisfacción que será una simple relajación de bienestar (lo cual está bien, pero no es más que una primera etapa).

Divide la práctica primero en 4 veces 5 minutos:

1 • 5 minutos para prestar atención solo a la respiración.

2 • 5 minutos centrándote únicamente en la relajación, en escuchar al cuerpo.

3 • 5 minutos para ser positivo respecto a quién eres, para crear un vínculo de amor contigo mismo.

4 • 5 minutos en los que abrirás las puertas a todo aquello que te sucede (tensiones, sonidos, bienestar).

◎ Ahora, confía en todo lo que experimentes, aprende a apreciar el instante que vives, todos los estímulos que percibes, la vida que te rodea; es un medio muy eficaz de ver en pleno día todo lo que te estorba, te paraliza o, por el contrario, te libera.

◎ Cuando estés habituado a esta práctica regular, acostúmbrate a mirarte unos minutos en un espejo, sin aferrarte a los pensamientos que pasan, y te quedarás sorprendido de todos los autojuicios o pensamientos fútiles que nacen en ese cara a cara.

◎ Aprende a desprenderte de tu imagen recurriendo a uno de los cuatro puntos vistos anteriormente.

◎ Termina enviando voluntariamente hacia tu imagen emociones de afecto y de respeto.

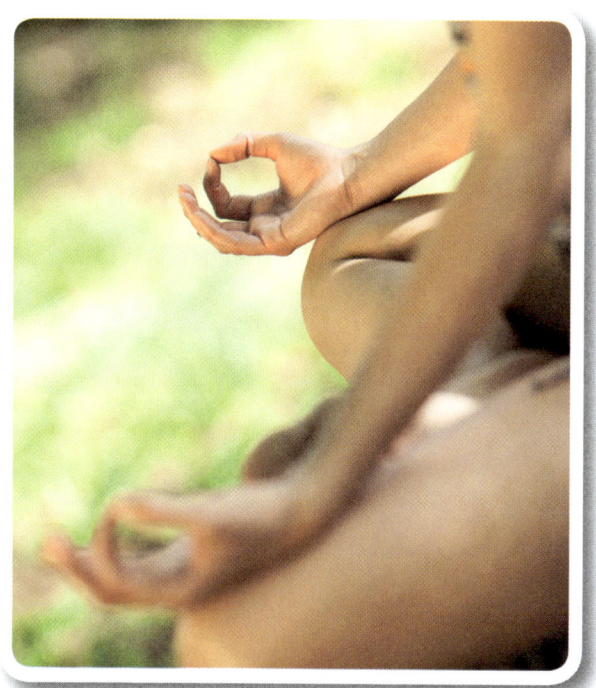

¡ROMPER LA IMAGEN ENTRE SER Y PARECER TE HARÁ GANAR UN TIEMPO PRECIOSO PARA REGRESAR A LO ESENCIAL!

Mi momento arteterapia

✏️ Clarifícate a través del dibujo

◎ Escribe en el agua clara del lago todo lo que te gustaría clarificar, hacer sencillo y fácil. Colorea después por encima con la intención mental de hacer posibles esos deseos.

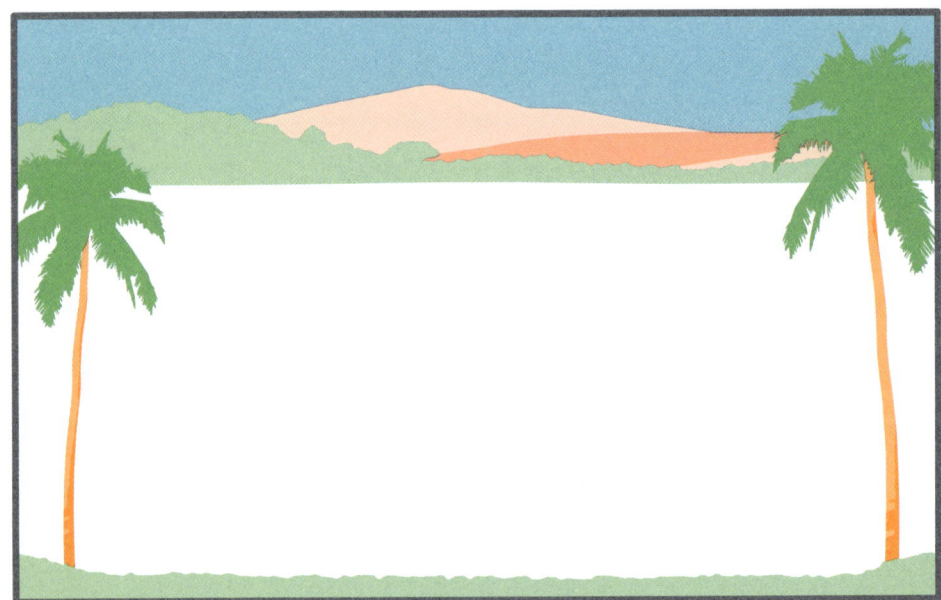

◎ Escribe unas palabras explicando el término «transparencia»:

....
....
....
....
....
....
....
....
....
....
....
....
....
....
....

> Medita sobre esta frase:
> *La naturaleza, que pone sobre lo invisible la máscara de lo visible, es una apariencia corregida por una transparencia.*
> — Simone Weil

Truco de salud

Haz pausas de 5 minutos poniéndote sobre los ojos discos de algodón empapados con agua de aciano. La vista se relaja y se recupera la concentración.

Mi camino del bienestar

Te proponemos un programa de naturaleza para disfrutar del oxígeno, de los colores y de los perfumes, que son referencias biológicas estacionales para nuestro cuerpo. Estas sencillísimas actividades aportarán armonía a tu sistema nervioso y celular.

Ampliar la visión

◎ Localiza un espacio natural que te ofrezca, en la medida de lo posible, una vista despejada sobre los alrededores.

◎ Sentado o de pie, siéntete a gusto, respira despacio mientras permaneces inmóvil. Deja que la vista se pierda a lo lejos, sin detenerte en nada: la mirada vaga. No te aferres a ningún pensamiento, céntrate en la respiración.

◎ Pasado un rato, mira el horizonte, luego cierra los ojos y concéntrate en la zona del centro de la frente. Imagina que un hilo une el horizonte a tu frente (emite este pensamiento). Imagina que a través de ese hilo te llegan los olores, las energías, los sonidos agazapados en ese horizonte lejano.

◎ Así, tu conciencia entra en expansión y hace trabajar al cerebro más allá de las referencias habituales; entonces tu relajación es profunda...

Respirar al ritmo del corazón

◎ Colócate ante una flor. Obsérvala (sus colores, su forma, sus texturas...). Mírala fijamente, como si la fotografiaras.

◎ Luego cierra los ojos, visualízala en tu pantalla mental, abre y cierra los ojos varias veces.

◎ Cuando estés tranquilo y relajado, inspira al tiempo que ves cómo se abre la flor y espira mientras visualizas cómo se cierra.

◎ La flor está en empatía con tu respiración y tú notas que una dulce quietud te invade. Disfrutas de esa clorofila, luego reanudas el paseo en medio del silencio, lo saboreas...

La delicadeza del rocío

◎ Un ejercicio inspirado en el conocimiento de los gitanos: en primavera, verano e invierno, camina unos minutos descalzo sobre el rocío de la mañana.

◎ El rocío tiene el poder de limpiar el aura (campo de energía personal) empezando por las bóvedas plantares y, además, te ancla bien en tu centro.

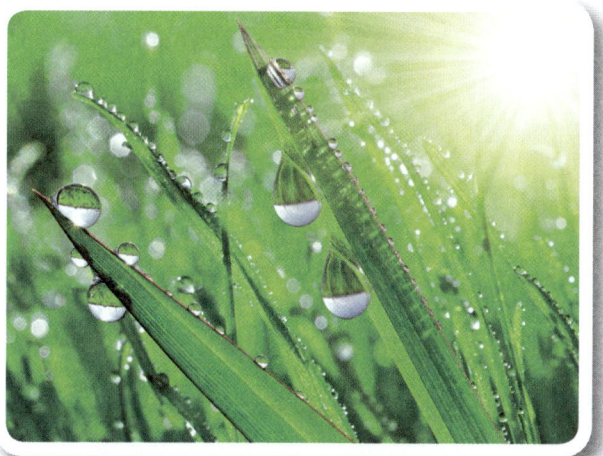

ASÍ, COMO QUIEN NO QUIERE LA COSA, ENTRAS EN ÓSMOSIS CON LA MADRE NATURALEZA, POCO A POCO...

Mi espacio cocooning

 Tu aspecto exterior habla de ti. ¡Unos sencillos consejos para tu higiene de vida y tu salud, a fin de comunicar adecuadamente al «primer golpe de vista»!

Para fortalecer el pelo

◎ Añade 2 gotas de aceite esencial de romero a 10 ml de aceite de semillas de uva y mézclalo bien.

◎ Protégete los ojos y aplica este líquido sobre el cuero cabelludo masajeando largamente la cabeza. Deja actuar una hora. Aclara y lava con champú.

◎ Aplicar esta mascarilla una vez cada 15 días te irá muy bien para evitar la caída del cabello.

Para combatir la caspa

◎ Lleva a ebullición 1 litro de agua y echa 3 cucharadas de romero fresco. Cuece 15 minutos a fuego medio. Deja enfriar.

◎ Utiliza esta agua de aclarado después del lavado con champú para tratar la caspa.

Para combatir el mal aliento

◎ ¡A todo el mundo le pasa! Antes de una cita, acuérdate de comerte una rodaja de limón: limpia el esmalte de los dientes y proporciona un aliento acidulado.

◎ También puedes masticar unas hojas de menta fresca o un clavo de olor (¡ideal después del ajo!), o chupar una rama de canela después de comer, ¡es muy eficaz!

Para combatir el olor de la transpiración

◎ La transpiración es un fenómeno natural por lo que no puede evitarse. Sin embargo, puedes actuar contra el olor, que puede ser más o menos intenso y molesto, utilizando piedra de alumbre: humedece un poco la piedra y aplícala (en varias pasadas, como un desodorante en barra). Deja secar antes de vestirte.

◎ La piedra de alumbre puede servir también como loción para después del afeitado mojándola bien.

◎ Otra receta: en un frasco dosificador, pon 60 ml de agua de hamamelis, 10 gotas de extracto de semillas de pomelo, y 10 gotas de aceite esencial de lavanda y de ciprés. ¡Mezcla y vaporiza!

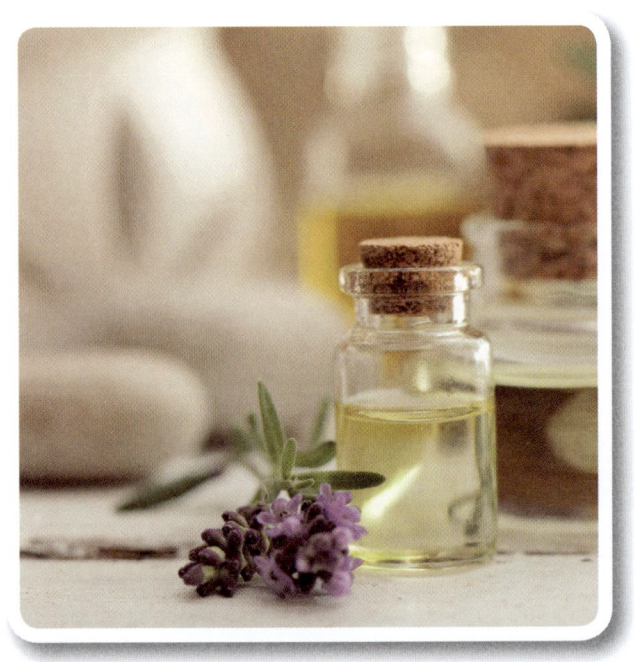

Intercambio solidario

SEMANA 41

Puesto que ya has avanzado en la práctica de las técnicas antiestrés, ahora tienes la responsabilidad de compartir tus conocimientos, aunque todavía no sean del todo completos, con tus allegados, tus vecinos, o en el marco de una asociación solidaria. Para que te resulte más fácil, utiliza este pequeño recorrido. Presta atención sobre todo a la correcta ejecución de los movimientos y a que todos estén pendientes de que respiran bien. Después le tocará a otro participante proponer una actividad solidaria para un próximo encuentro.

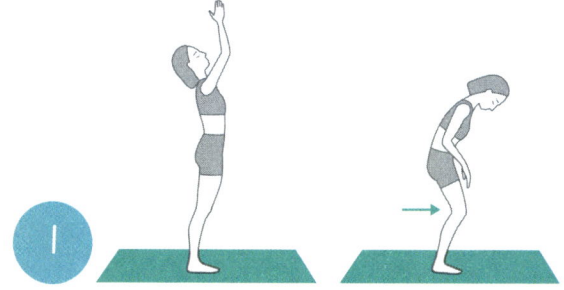

1. Inspira por la nariz levantando los brazos, espira bajándolos y doblando al mismo tiempo las rodillas. Repetir 7 veces.

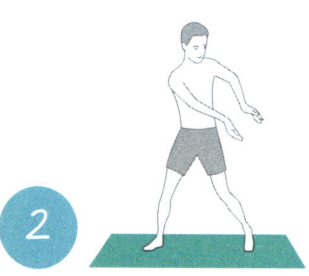

2. Haz rodar una bola de energía imaginaria entre tus manos durante 3 minutos.

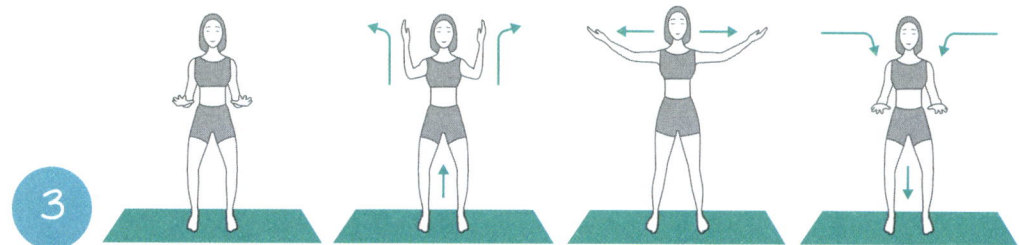

3. Inspira lentamente levantando los brazos, espira abriéndolos (7 veces).

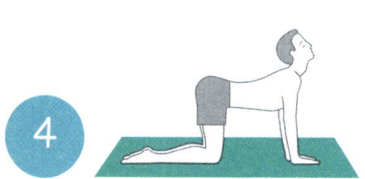

4. Haz este ejercicio respetando cuidadosamente el sentido de la respiración (7 veces).

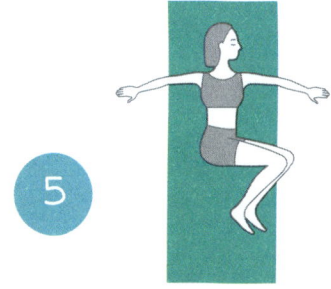

5. Adoptando la postura del dibujo, mueve la pelvis hacia uno y otro lado (7 veces).

TERMINA LA SESIÓN TUMBADO BOCA ARRIBA Y LEE UN TEXTO SOBRE RELAJACIÓN. LUEGO, TODOS EN SILENCIO Y A DESCANSAR...

Creatividad solidaria

Primera etapa

◎   Anuncia el acontecimiento con bastante antelación pegando carteles en los postes de la calle o en las tiendas del barrio. El texto debe ser claro y cordial, por ejemplo: «¡Bienvenido al próximo carnaval! ¡Os proponemos unir nuestros esfuerzos para crear y representar nuestra propia identidad de barrio, con alegría y buen humor!».

◎   Añade el vínculo a un blog del barrio o a una dirección de correo electrónico, o incluso a un número de teléfono.

◎   Por último, propón una primera reunión, que puede celebrarse por internet si no disponéis de un lugar apropiado (a través de Skype o intercambiando ideas por e-mail).

Segunda etapa

◎   Hay que encontrar un tema común y hacer una lista de los posibles «disfraces». Puede ser algo muy sencillo (cada uno lleva un brazalete especialmente concebido para el carnaval, con bordados de fantasía, por ejemplo, o una camiseta multicolor de tal o cual forma, etc.) o más elaborado.

◎   Piensa en los accesorios: flores de papel, zuecos fluorescentes, sombreros extravagantes...

◎   Si un vecino sabe tocar la trompeta, ¡que toque! Si a otro le gusta recitar poesías, ¡que lo haga!

◎   Inventa un eslogan común, breve, pegadizo y al que sea fácil ponerle música...

◎   Prepara confetis: puedes hacerlos con revistas.

◎   ¡Si hace calor, prevé llevar botellas de agua para regar al público!

¡La idea es que se recuerde a tu barrio como un lugar que une a las personas y sabe hacer compartir su buen humor!

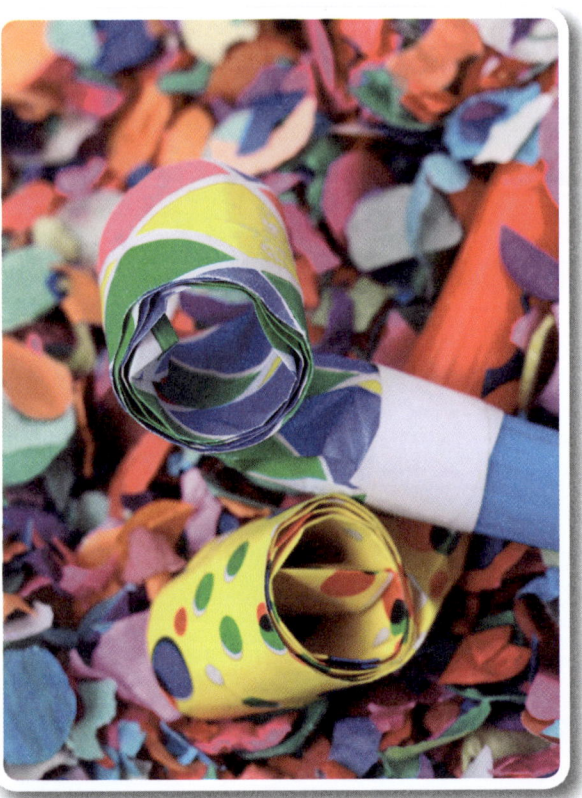

Arteterapia colectiva

Varias ideas posibles

1. Consigue un lugar donde se pueda realizar una pintura mural colectiva.

◎ Puede ser una pared cedida por el Ayuntamiento, un espacio en un colegio, donde contarás con la participación de los alumnos, o simplemente una gran tabla de madera desechada que, una vez limpia, sea apropiada para pintar encima o para decorarla con trozos de azulejos (se pueden conseguir fácilmente en los palés de las tiendas de bricolaje).

◎ Elige un motivo para dibujarlo.

◎ Lo importante es proponer algo sencillo y que ilusione a todo el mundo: un paisaje, una idea que simbolice la solidaridad...

◎ Consigue material y da instrucciones sobre horarios bien definidos de actividades con antelación.

2. Propón un mapa de actividad (como un recorrido deportivo). Así, esa idea persistirá en el tiempo y permitirá un camino de encuentro con los habitantes del barrio.

◎ Imagina un recorrido en forma de bucle. Dale realce creando un escudo y pide permiso para reproducirlo en los postes a fin de señalarlo. ¡Será muy útil para todos!

◎ Si es posible, haz un blog explicativo del recorrido.

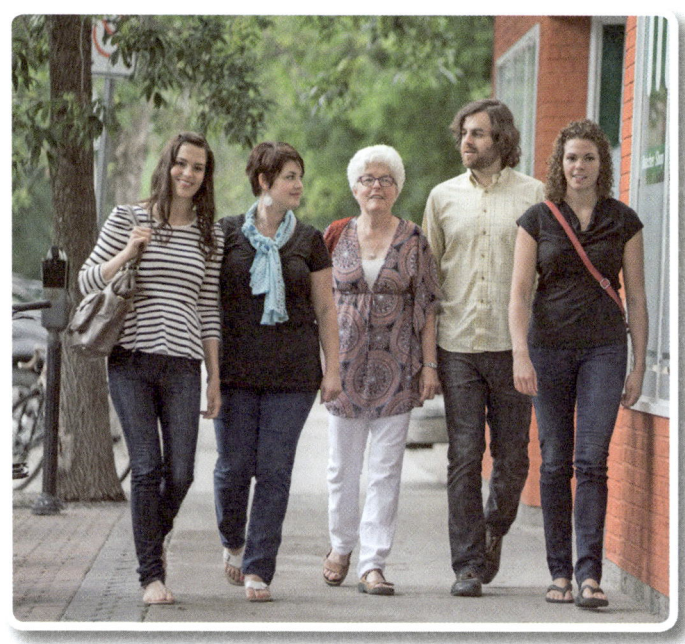

OCUPAR UN ESPACIO REALIZANDO UNA ACTIVIDAD COLECTIVA PERMITE A LA GENTE TRATARSE DE UN MODO MÁS DIRECTO Y CREA OTRA FORMA POSIBLE DE RELACIÓN.

SEMANA 42 — Mi momento antiestrés

Los pensamientos negativos, las emociones no aclaradas, los pesares, el daño causado, etc. influyen a menudo durante mucho tiempo en nuestro comportamiento y son una fuente de estrés suplementaria, incomprensible e inesperada. Dedica el tiempo necesario a rellenar estas tablas y a aportar soluciones viables y realizables. Haz con regularidad este chequeo.

Pensamientos y creencias negativos	Orígenes	Ideas remedio

Persona	Daño causado	Reparación posible

Pesares	Miedos	Soluciones

Mi momento arteterapia

Escribe tus compromisos

◎ Divide esta página por la mitad. Repite los términos utilizados en las tablas que has rellenado antes. Escríbelos con lápices de colores, a la izquierda los que forman parte del pasado, es decir, los que están resueltos, y a la derecha los pendientes de calmar o resolver.

◎ Utiliza colores fríos (verde, azul, violeta) para cubrir suavemente la parte del pasado, y colores cálidos (rojo, naranja, amarillo) para cubrir la parte derecha del trabajo pendiente de realizar. Pinta franjas anchas.

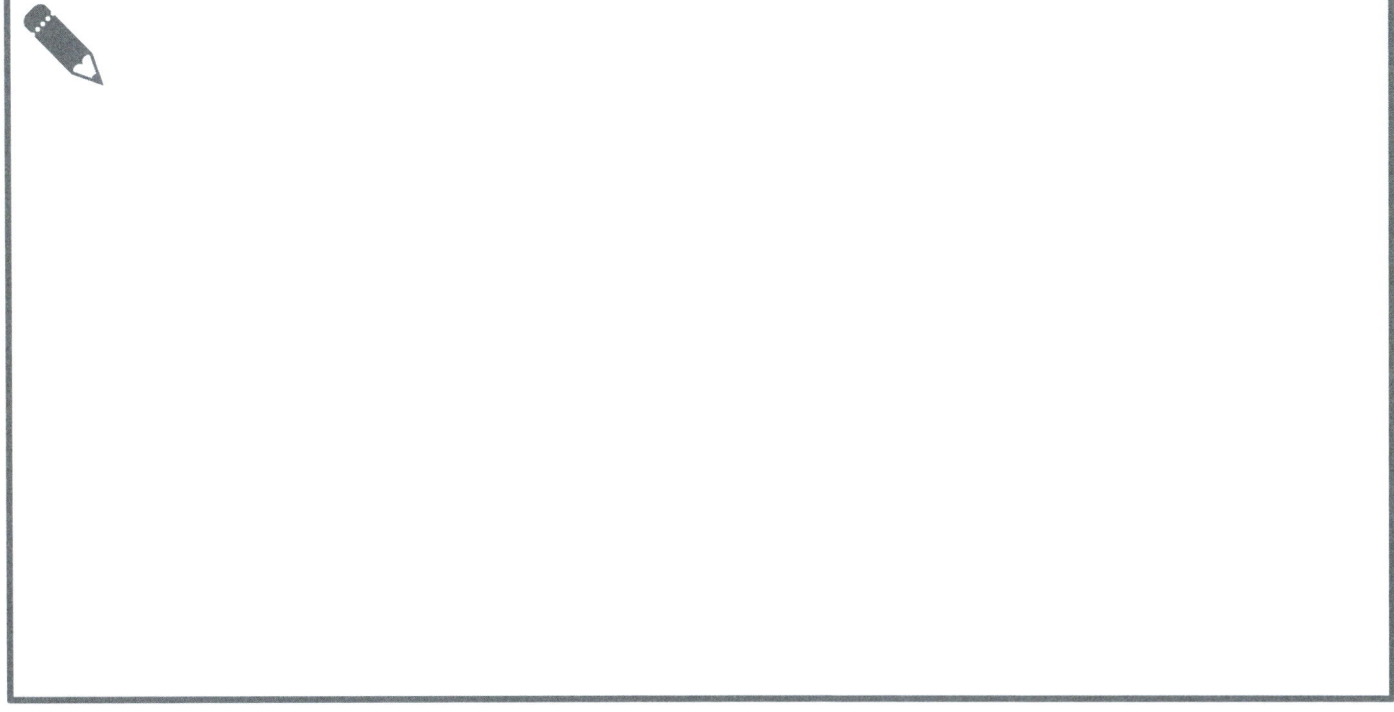

◎ Escribe una frase positiva personal que te comprometa:

Medita sobre esta frase:

Vale más encender una vela que maldecir la oscuridad.

Proverbio chino

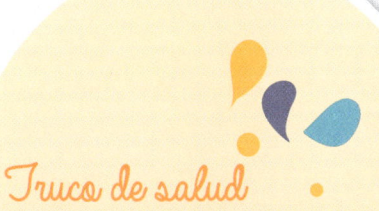

Truco de salud

Cuando te sientas especialmente sensible, prepárate una tisana que actúe sobre los pulmones y los intestinos, sedes de la tristeza: tomillo o ajedrea silvestre, agua caliente y miel de lavanda.

Mi camino del bienestar

Te proponemos un programa de entrenamiento físico suave, un *stretching* ideal antes de correr o hacer una marcha larga. Es la manera de que las articulaciones «se desoxiden» y de no adoptar malas posturas. Mantén cada posición 10 segundos largos para notar cómo la zona se estira y acompañar el esfuerzo del cuerpo, además de trabajar la flexibilidad suavemente. ¡Nada de forzar!

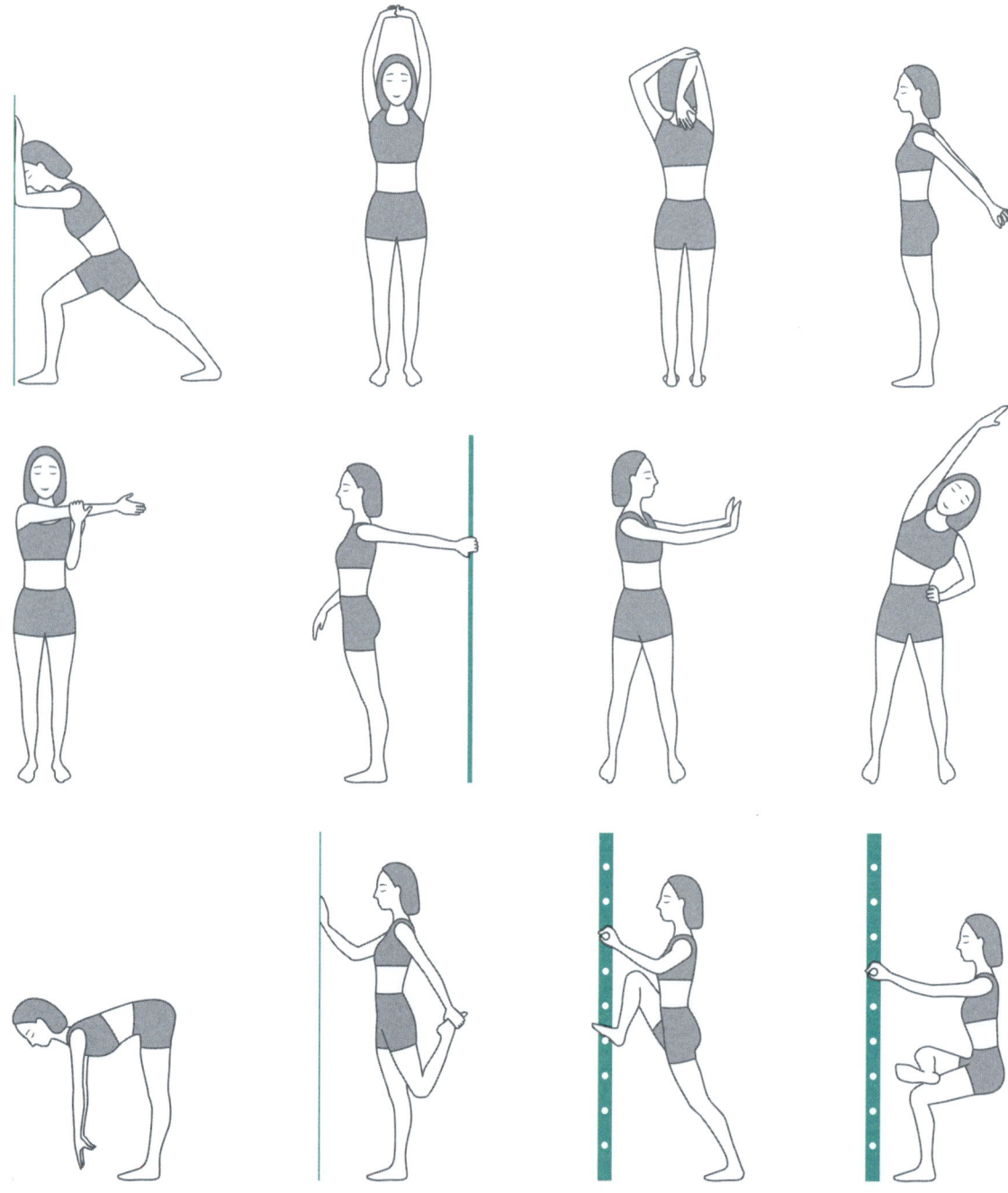

Mi espacio cocooning

Elaborar nuestros propios perfumes es una experiencia estupenda. Veamos los principios básicos que te permitirán lanzarte, con ejemplos prácticos para empezar.

Tres «notas» para crear un perfume

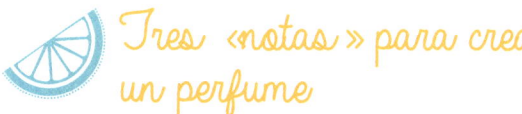

◎ La nota de cabeza es la que se percibe de inmediato y se disipa rápidamente; la nota de fondo es la parte que tarda más en disiparse; y la nota de corazón es la esencia que lo caracteriza, el envoltorio general del perfume. La alquimia olfativa se producirá, pues, con la elección de estas tres notas.

◎ Tendrás que buscar poco a poco tus fragancias, tantear...

◎ Utiliza tiras de papel absorbente para hacer pruebas. Respetando las proporciones que damos más abajo, tendrás ya una aproximación a tu fragancia final.

Ejemplos:
◎ La nota de cabeza: 20%. Admite aceites esenciales de cedro, canela, pachulí, sándalo y vainilla (uno a elegir).

◎ La nota de corazón: 30%. Bergamota, lavanda, limón, lima, neroli, rosa, jazmín, vergel.

◎ La nota de fondo: 50%. Clavo de olor, geranio, melisa, nuez moscada, neroli, ylang-ylang.

Una vez que estás convencido de la tonalidad general, pasa a la fase de preparación.

Receta para elaborar un perfume

◎ Emplea estas proporciones de base: 70% de alcohol de grano (tipo vodka blanco), de 15 a 25% de aceites esenciales, 5% de agua destilada.

◎ Ponlo todo en un frasco de cristal con tapón. Mézclalo y déjalo reposar 24 horas como mínimo antes de usarlo.

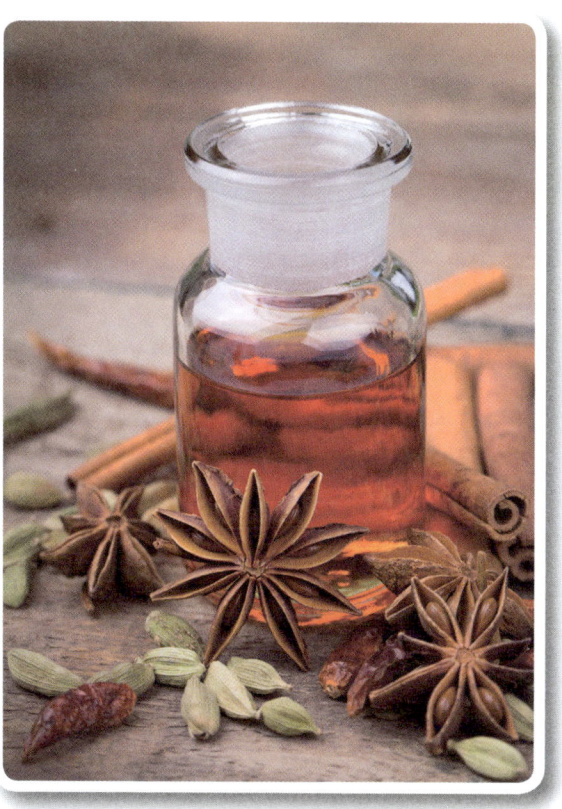

SEMANA 43 — Mi momento antiestrés

◎ Para esta actividad hacen falta dos dianas. Escanea antes la página para reproducirla.

◎ En la primera diana, escribe palabras o resume hechos que te contraríen enormemente. Dibuja puntos en la diana con el lápiz, como si lanzaras dardos, desahógate, ¡habla o suelta improperios si lo deseas!

◎ En la segunda diana, colorea empezando con suaves espirales ascendentes. Luego busca la serenidad y el consuelo con colores como el verde, el naranja y el azul.

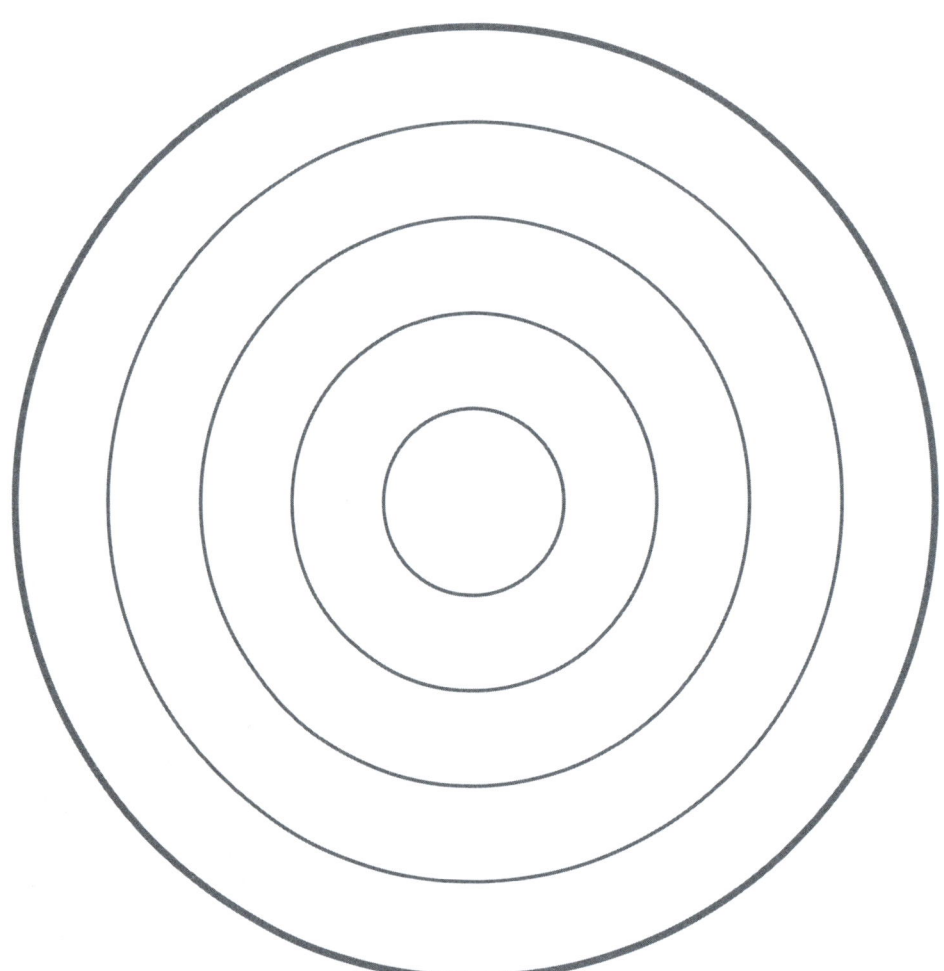

UNO CONSIGUE DEJARSE IR A TRAVÉS DE LA EXPRESIÓN VERBAL Y DEL GESTO ADECUADO, QUE APORTAN SERENIDAD.

Mi momento arteterapia

✏️ El signo del Tao

◎ Este es el signo del Tao. Indica que toda situación está destinada a cambiar. En la parte blanca, el punto negro anuncia el cambio; en la parte negra, el punto blanco anuncia lo mismo. Escribe alrededor lo que te parece inmutable (bueno o difícil) y a continuación la manera en que esto podría cambiar (bueno o difícil).

◎ Escanea este dibujo para utilizarlo con frecuencia. Esto formará tu mente para comprender que aceptar aquello que no es permanente ayuda a crecer y a tomar distancia sin angustiarse por el futuro.

◎ Escribe una frase que te aporte serenidad:

....
....
....
....
....
....
....
....
....
....
....
....
....
....

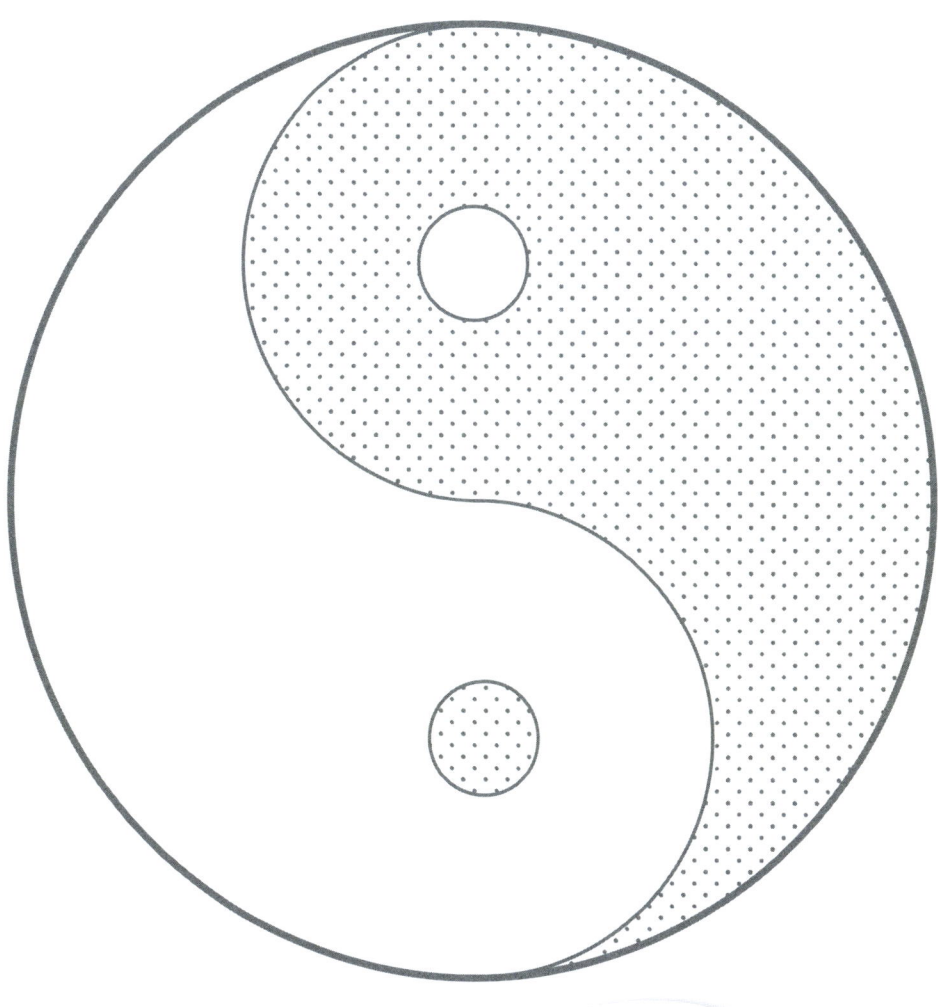

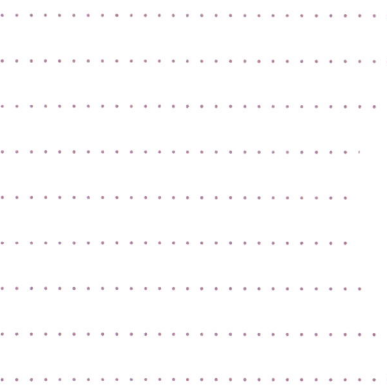

Medita sobre esta frase:
Sé aquello en lo que estás convirtiéndote.
Tomado del tratado del Yi King chino

Truco de salud

Antes de cada sesión de escritura o dibujo, acostúmbrate a masajearte, con los ojos cerrados, el centro de la frente y la nuca con las palmas de las manos. Esto facilita la concentración.

Mi camino del bienestar

Veamos ahora, la continuación del encadenamiento completo de yoga «el saludo al sol» con «el saludo a la luna». Permanece atento a las señales que te indiquen que la espalda se estira bien y que los pulmones se abren plenamente a la oxigenación.

◎ La diferencia se encuentra sobre todo en la repetición de postura y el final, más basado en un *pranayama*, técnica de respiración que permite reoxigenar totalmente el cerebro al final del recorrido.

◎ Hazlo según tus posibilidades, progresivamente, sin forzar; es un *stretching* muscular que debe realizarse de forma natural.

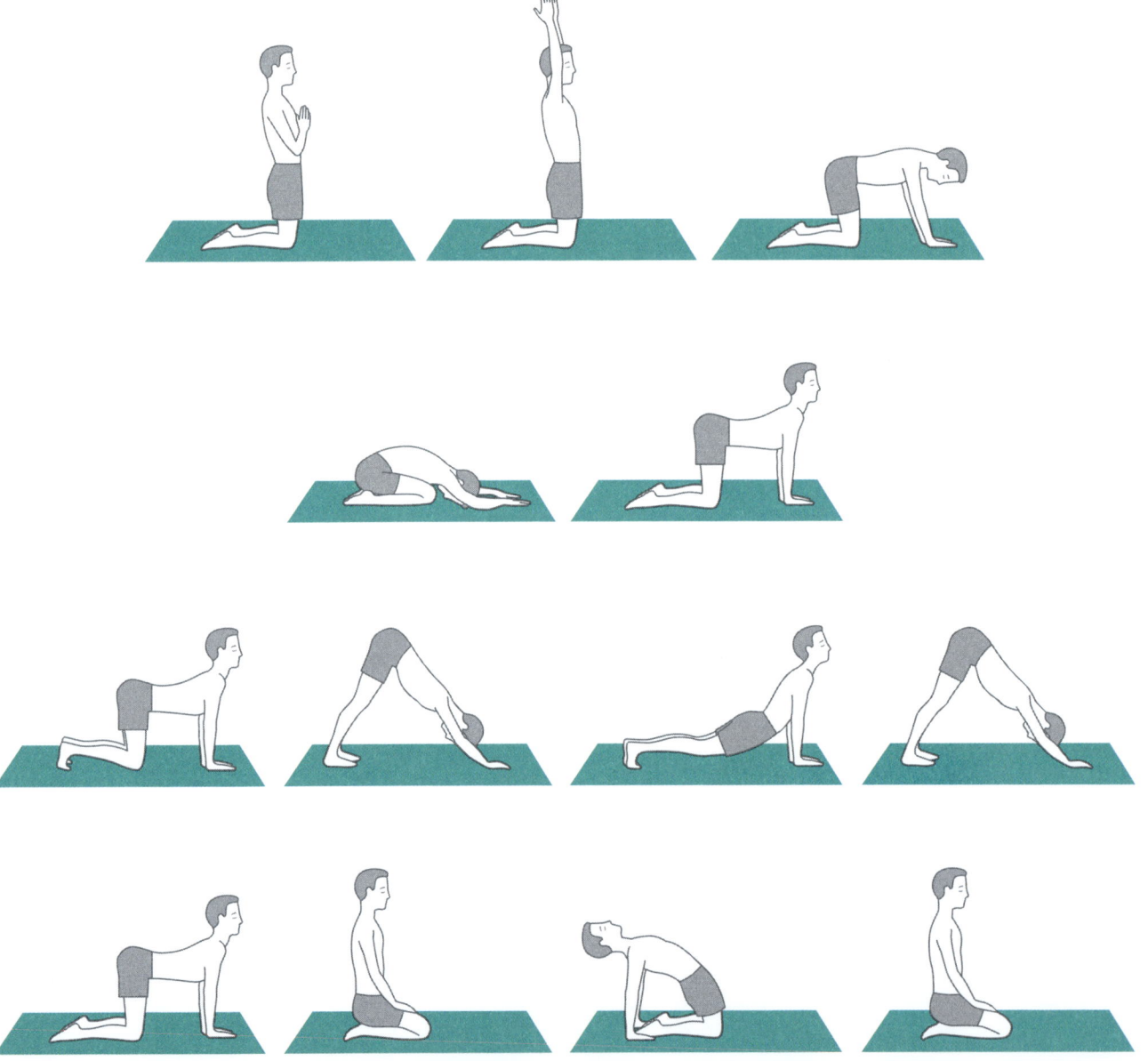

Mi espacio cocooning

El sonido es un excelente mensajero de paz interior. Simplemente debes escuchar antes de comprar. Carillones asiáticos o de madera, cuencos de metales del Tíbet o de cristal, campanas de meditación... Veamos unos ejemplos y la manera de utilizarlos como lo hacen en musicoterapia para apaciguar la mente.

Cuenco de cuarzo

◎ Se vende afinado según la escala tradicional y tiene la ventaja de ofrecer un sonido amplio que gira y abre un espacio energético en la habitación.

Cuenco tibetano

◎ Hecho de la aleación de 7 metales (plata, cobre, estaño, hierro, mercurio, oro y plomo), cada cuenco tiene un sonido único. Para elegirlo, sigue con el mazo el contorno del cuenco situándolo primero a la altura de la frente y luego del corazón. Debes sentir cómo te calma y la apertura de conciencia que te proporciona.

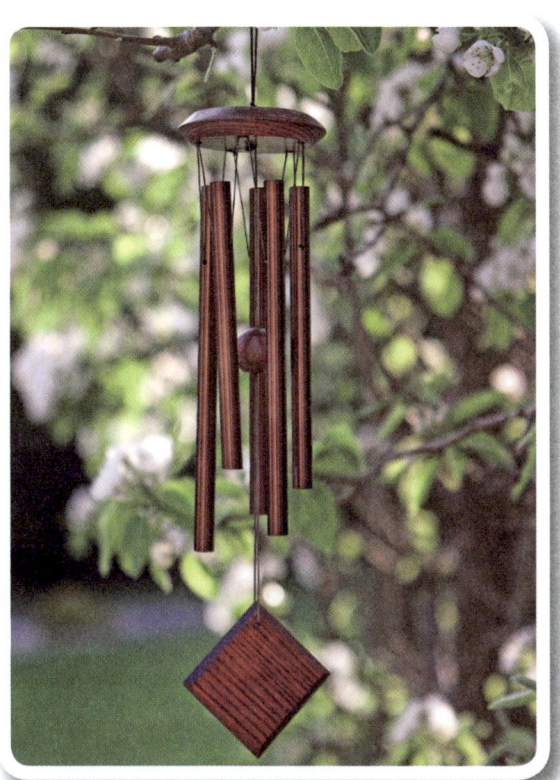

Carillón de metal

◎ Cuanto más largos son los tubos, más graves son las notas y más relajan a la persona que escucha; es una elección personal, pero yo te aconsejo evitar los carillones demasiado agudos.

◎ Este carillón es agradable porque aporta un toque de evasión interior.

Carillón de madera

◎ Ideal en un balcón o un jardín, donde el viento juega con él: crea un ambiente de descubrimiento imaginario, como una prolongación de la vida de la naturaleza...

Chimes

◎ Compuesto de una sucesión de al menos una decena de tubos que se accionan con una varita, el *chimes* es como una coma musical, una señal sonora para pasar a otro estado.

Campanas y címbalos de meditación

◎ Cuidado con tocarlos demasiado fuerte: su sonido es muy profundo y los agudos atraviesan rápidamente el cerebro.

◎ Estos instrumentos son perfectos para evadirte del presente y entrar en la meditación.

SEMANA 44 — Mi momento antiestrés

La meditación agudiza la atención y de ese modo resulta más fácil concentrarse. Así pues, cuanto más regularmente medites (eso no quiere decir horas seguidas, sino como una actividad más), en mejores condiciones estarás de alcanzar un estado de serenidad de forma instantánea.

◎ Para avanzar en la concentración, visualizar es indispensable. Construyendo voluntariamente una imagen fragmento a fragmento, profundizarás en los beneficios de la meditación.

◎ Sigue la construcción de este *Yantra* (mandala en indio) en cinco puntos: representa simbólicamente los elementos que componen el universo. Hasta que no hayas conseguido visualizar uno, no pases al siguiente.

◎ Observa el cuadrado, cierra los ojos y construye tu visualización. Luego, dentro del 1, añade el 2. Cuando hayas conseguido visualizarlo, pasa al 3, etc.

◎ Deja que tu mente añada colores a los trazos si lo desea.

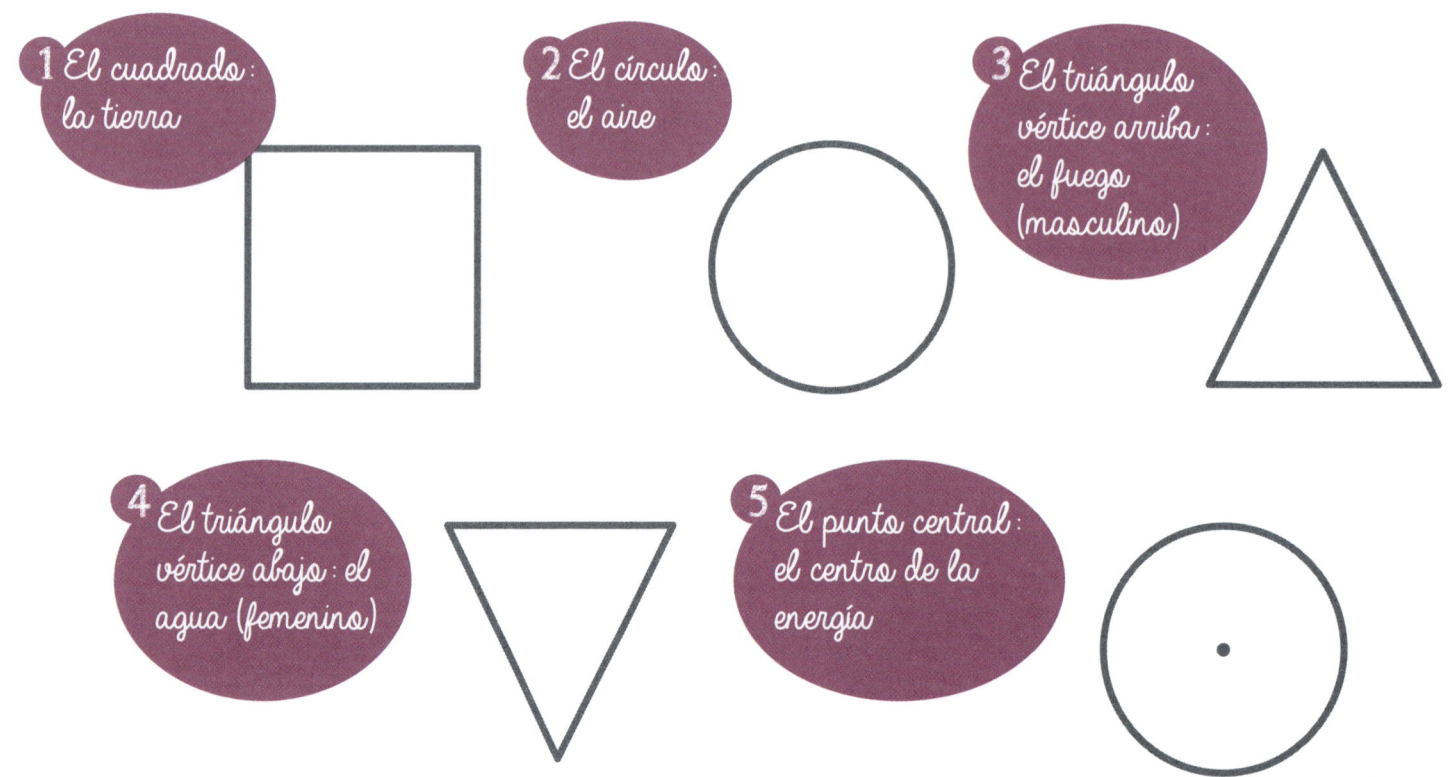

1. El cuadrado: la tierra
2. El círculo: el aire
3. El triángulo vértice arriba: el fuego (masculino)
4. El triángulo vértice abajo: el agua (femenino)
5. El punto central: el centro de la energía

LA VISUALIZACIÓN TE OBLIGA A UNA CONCENTRACIÓN DIRIGIDA A UN PUNTO, REQUIERE TODA TU ATENCIÓN Y TE SUSTRAE DE LOS PENSAMIENTOS PERTURBADORES.

Mi momento arteterapia

✏️ Pirámides

◎ En la primera pirámide, colorea cada pirámide invertida de un color distinto, favoreciendo el máximo de trazos que vayan de arriba abajo.

◎ Haz lo contrario en la segunda pirámide: trazos de abajo arriba. Así tendrás, en dos fases, un trabajo de relajación y uno de dinamismo.

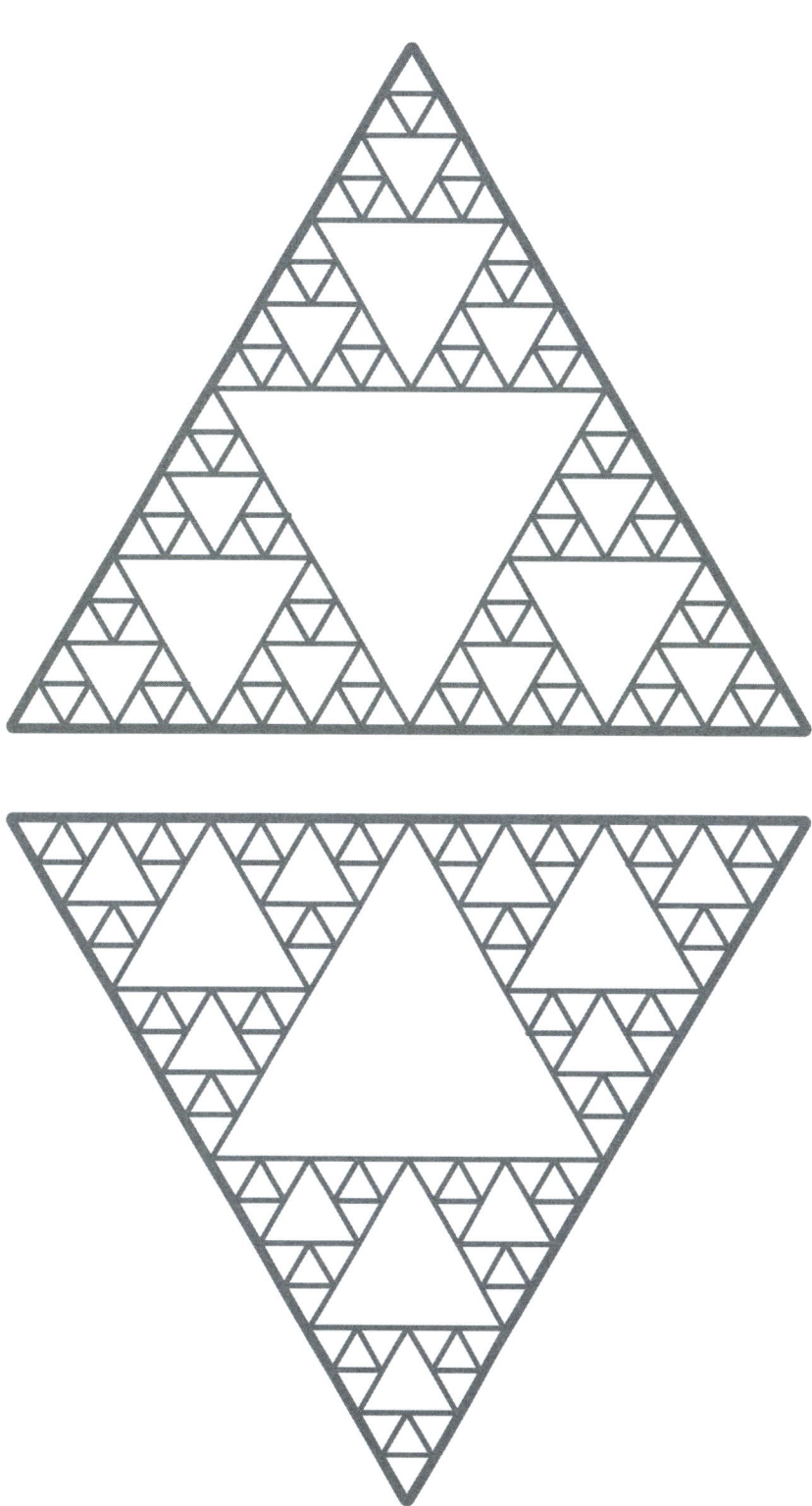

175

Mi camino del bienestar

Las prosternaciones tibetanas están inspiradas en parte en los movimientos de yoga que se encadenan en «el saludo al sol», con la diferencia de que estas deben ejecutarse como un ejercicio físico intenso que presenta la ventaja de estirar todos los meridianos y que se practica avanzando: cuando te has incorporado, vas hacia delante.

◎ Algunos monjes recorren así kilómetros; es una manera de manifestarle su respeto al instructor, que es el Buda tibetano. Es el ejercicio de purificación del alma y del cuerpo por excelencia.

◎ Practica primero en una habitación de casa y luego en el pasillo. Te aconsejo que utilices unas rodilleras, si tienes las rodillas sensibles, y unos guantes para deslizarte mejor. Empieza con una serie de 7 prosternaciones.

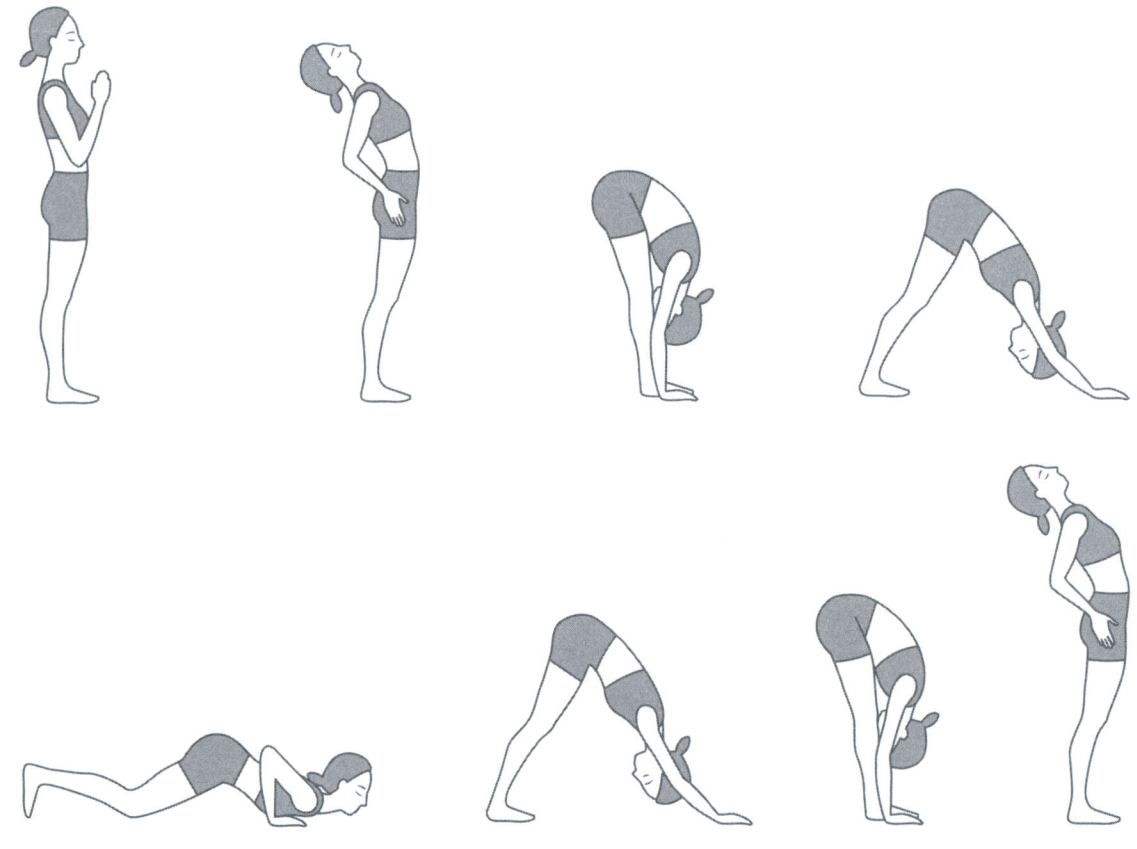

ES UN ESFUERZO COMPLETO QUE EXIGE ESTAR BIEN CENTRADO, ATENTO A LO QUE DICE EL CUERPO. CUANDO ES ASÍ, LA MENTE SE RELAJA POR COMPLETO.

Mi espacio cocooning

Desde hace mucho tiempo, el agua se utiliza en forma de fuente en el interior de las viviendas porque da un toque relajante y fresco. Opta siempre por un sistema con bomba silenciosa (si es posible, escúchala antes de comprarla) y de fácil mantenimiento. Hay que poder vaciarla fácilmente y pararla sin que el sistema se vea afectado. Elige también un circuito cerrado de alimentación de agua y acuérdate simplemente de comprobar con regularidad el nivel. Utiliza agua destilada; la del grifo estropea enseguida todo el circuito.

Fuentes zen

- Ventajas: su pequeño tamaño y una decoración sencilla (guijarros, arena, piedras y, a veces, un Buda).
- Generalmente son para poner sobre una mesa, por lo que pueden complementar la decoración, dar realce a un rincón «perdido» de una habitación, etc.

Fuentes de vegetales

- Requieren un espacio más luminoso para que a los vegetales les dé el sol, y las lámparas demasiado potentes pueden perjudicarles.
- Son muy decorativas, y aúnan la delicadeza del agua y la aportación de naturaleza a la habitación. Suelen ponerse en el suelo (más pesadas que las zen) o colgarse en la pared.

Fuentes y minerales

- Ideales para los ambientes con colores suaves, se les da realce iluminándolas con lámparas.
- Ver fluir el agua sobre los reflejos de cuarzo rosa o de amatista es muy relajante... Son las fuentes de meditación por excelencia.
- Se pueden poner sobre una mesa o en el suelo, y merecen un emplazamiento dedicado en exclusiva a ellas. Muchos terapeutas tienen una en su consulta, pues su aspecto relajante y reconfortante constituye una gran aportación.

Fuentes de sal

- Muy parecidas a los minerales por su aspecto delicado, naranja y rosa, es importante elegirlas con una iluminación que ponga de relieve su delicadeza.
- Gracias a su pequeño tamaño, es fácil encontrarles un lugar adecuado.

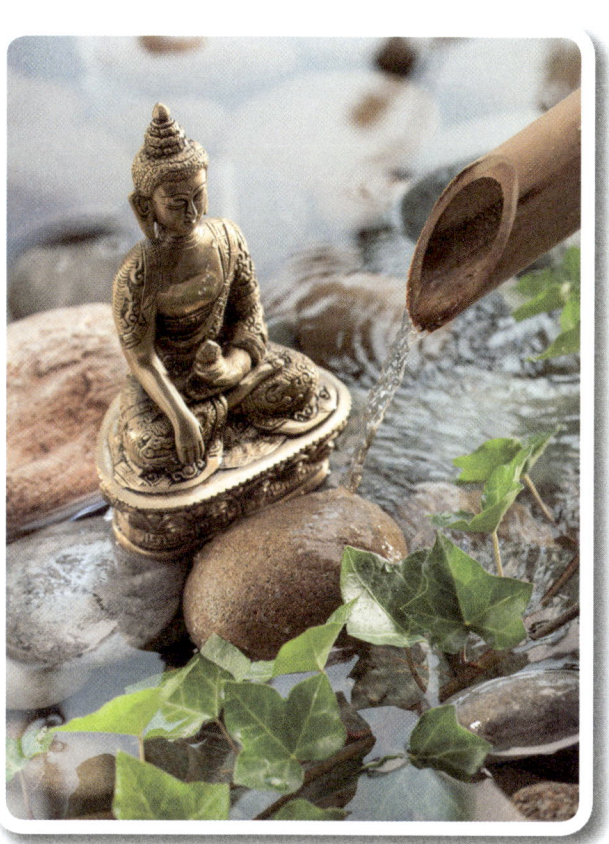

SEMANA 45 — Mi momento antiestrés

La meditación de los 7 colores

◎ Imaginar es crear. El hecho de utilizar el pensamiento con la finalidad de crear es una forma de autonomía dirigida hacia la realización de los objetivos personales.

◎ La meditación de los 7 colores te invita a aportar la energía necesaria a los lugares que la demandan. Los colores se utilizan para evitar intelectualizar este proceso.

◎ Cada vez que evocas un color, permites a una facultad vibratoria (el color es también sonido de alta frecuencia) actuar en los lugares no solo físicos del cuerpo, sino también energéticos: meridianos, chacras, aura.

◎ Es una manera de relajarte por completo, de dedicar tiempo a cuidarte, a ti y a través de ti.

◎ Estés donde estés, repite (incluso con los ojos abiertos) este pequeño y tierno ritual.

• Sentado, empieza por relajarte cerrando los ojos y masajeándote con las palmas de las manos el torso y la cara.

• Concéntrate en la respiración, que debe ser regular.

• Cuando lo hayas conseguido, imagina que el color rojo te rodea aportándote serenidad. Este color (aunque sea simplemente evocándolo) irá allí donde tu avance personal lo necesite: detrás de la espalda, por encima de ti, da igual, sumérgete en el rojo.

• Cuando sientas que es así, pasa al color naranja, luego al amarillo, al verde, al azul, al malva y, para acabar la meditación, al blanco.

• El color blanco brota como una fuente en la cima del cráneo y cae sobre todo el cuerpo, lo purifica, lo aligera, lo conduce hacia una relajación total...

• Si es posible, regresa poco a poco al presente con un pequeño masaje en el torso y en la cara, estimulando las sensaciones táctiles. Luego da un paseo o realiza una actividad tranquila.

PIENSA EN «SUMERGIRTE» EN LOS COLORES DOMINANTES DE CADA ESTACIÓN; ASÍ, FAVORECERÁS TU RELACIÓN CON LAS EXPRESIONES DE LA NATURALEZA.

Mi momento arteterapia

✏️ Colorear

◎ En el coloreado de este dibujo, favorece las tonalidades de azul, como el turquesa, el celeste... Pinta haciendo franjas anchas para relajarte y saciarte de colores calmantes.

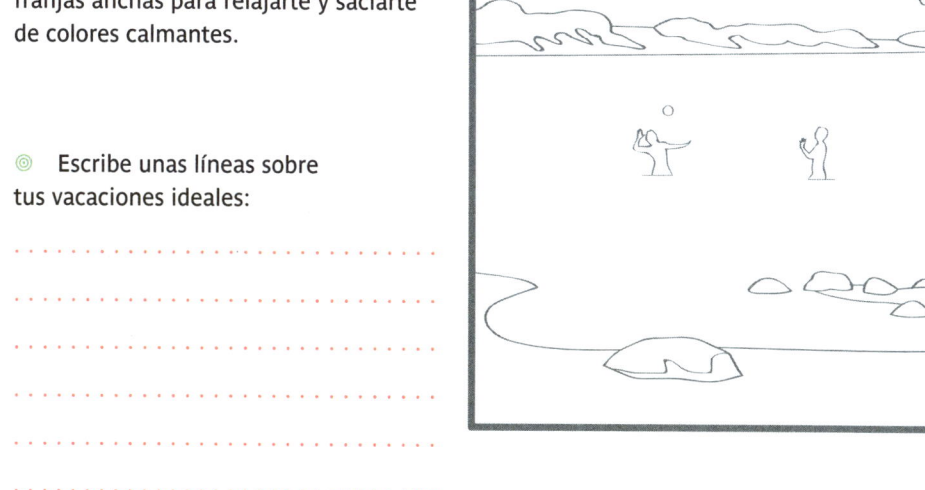

◎ Escribe unas líneas sobre tus vacaciones ideales:

. . . .
. . . .
. . . .
. . . .
. . . .
. . . .
. . . .
. . . .
. . . .
. . . .
. . . .
. . . .
. . . .
. . . .
. . . .
. . . .
. . . .
. . . .

Medita sobre esta frase:
Estar de vacaciones es no tener nada que hacer y tener todo el día para hacerlo.
— Robert Orban

Truco de salud

En los momentos de estrés, cierra los ojos y evoca un recuerdo luminoso de vacaciones, de evasión, de renovación. Para ello, utiliza la evocación de los colores, relájate unos minutos y regresa al presente siendo positivo.

Mi camino del bienestar

Por la mañana bajo la ducha

◉ Busca un palo pequeño y redondeado que puedas hacer rodar con un pie (o una pelota pequeña).

◉ Mientras el agua templada te cae sobre los hombros, concéntrate en ese objeto que te masajea toda la bóveda plantar y activa la circulación de la energía en todos los meridianos.

◉ Haz lo mismo con el otro pie.

Durante la mañana

◉ Coge la pelota antiestrés con la mano derecha, cierra los ojos (si el lugar lo permite) y proyecta en la pelota todas tus crispaciones y tu exceso de nerviosismo. Estruja con fuerza la pelota, ¡es la culpable de todo!

◉ Pásala a la mano izquierda y, contrariamente a lo que acabas de hacer, estruja la pelota sintiendo que enraízas emociones de bienestar; sonríe, te sientes más ligero, respiras mejor, solo piensas en cosas positivas.

◉ Una profunda respiración final, y regresas al «aquí y ahora» en armonía.

Por la tarde

◉ Aprieta el puño derecho con la mano izquierda, y con los codos apoyados en la mesa. Presiona fuerte y suelta.

◉ Haz este ejercicio 3 minutos con cada mano.

Por la noche

◉ Como un tenista preparado para recibir el servicio del adversario, junta las manos y, apretándolas, con el torso inclinado hacia delante y las rodillas ligeramente flexionadas, balancea la pelvis de derecha a izquierda para distender bien toda la parte inferior del cuerpo.

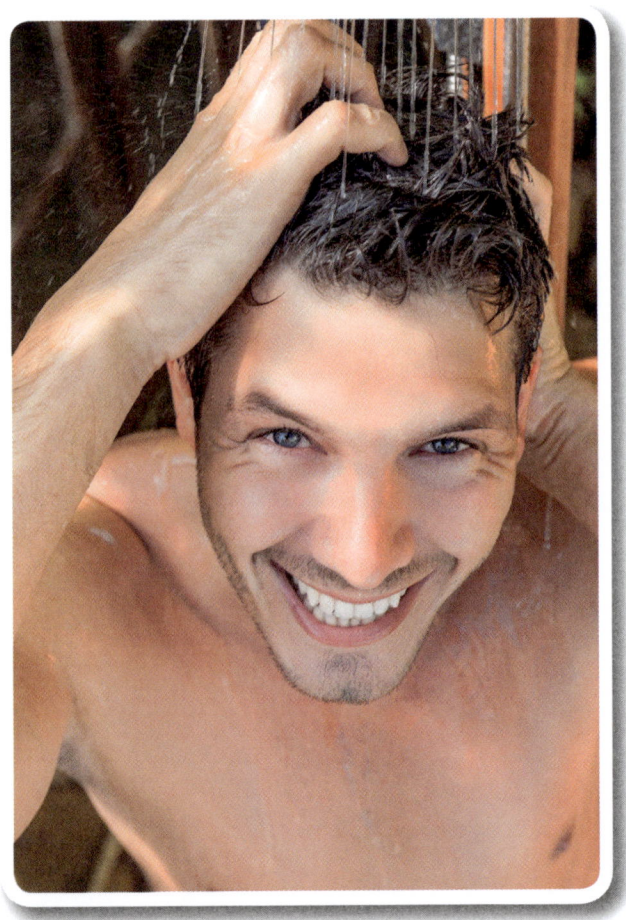

EL HECHO DE JUGAR CON LA TENSIÓN APRETANDO Y SOLTANDO PERMITE SUAVIZAR LAS TENSIONES MUSCULARES Y FAVORECE LA RELAJACIÓN.

Mi espacio cocooning

Cada vez se aprecian más las flores en la cocina: ensaladas, platos calientes, quesos o postres pueden beneficiarse de este vínculo con la naturaleza que añade notas dulces o picantes a tus preparaciones. El hecho de ir a cogerlas uno mismo es un plus, por supuesto, pero en algunas tiendas de productos ecológicos empiezan a venderlas en tarritos, recién cogidas. Haz participar a tus hijos, ¡será un hermoso despertar para ellos! A continuación, te ofrecemos unas ideas sencillísimas:

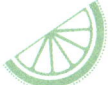

Pétalos azucarados

◎ Puedes elegir entre flores de borraja, pétalos de capuchina, amapola, rosa, pensamiento o violeta.

◎ Monta una clara de huevo a punto de nieve. Vierte dos cucharadas de azúcar en un plato. Moja los pétalos en la clara de huevo montada y luego pásalos por el azúcar. Ponlos en una bandeja de horno y métela en el horno con termostato 1 (o 30 °C) entre 3 y 5 minutos. Guárdalos en un lugar seco.

◎ Utilízalos para decorar pasteles y postres.

Buñuelos de flores de acacia

◎ Recoge pétalos de acacia.

◎ Prepara masa de buñuelos (mezcla 125 g de harina, 15 cl de leche, 1 huevo, una pizca de sal, 1 cucharada de aceite y 1 sobre de azúcar vainillado) y añade los pétalos sobre pequeñas bolas de masa.

◎ Fríelas 3 minutos. ¡Exquisito sabor garantizado!

Ensaladas

◎ Utiliza sobre todo pétalos de pensamiento, capuchina, lila y lavanda, ¡son crujientes y dulces!

Berenjenas asadas con capuchinas

◎ Asa las berenjenas enteras en el horno dándoles la vuelta de vez en cuando. Déjalas enfriar y retira la carne con un tenedor.

◎ Tritúrala con la batidora junto con unos dientes de ajo, añade un buen puñado de pétalos de capuchina, tritura de nuevo, aliña con un poco de limón y... ¡listo para degustar!

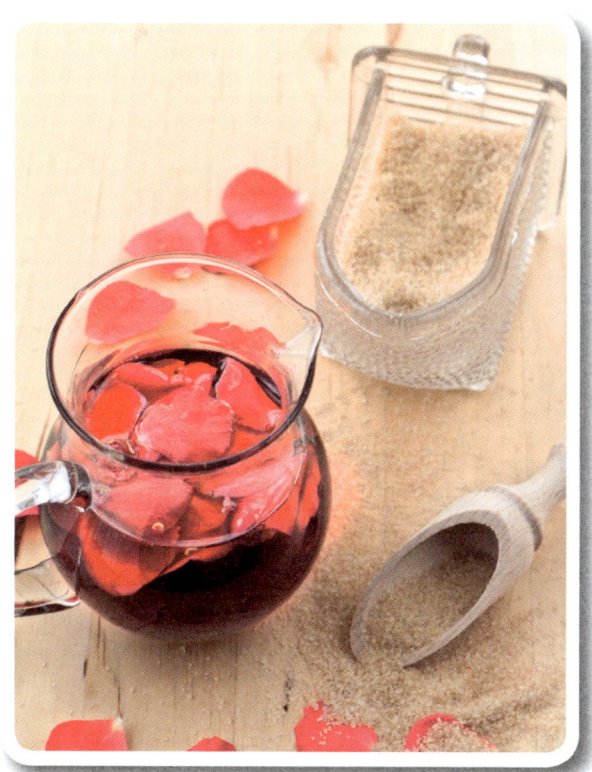

SEMANA 46 — Mi momento antiestrés

En cuatro movimientos y respiraciones, te ofrecemos un encadenamiento fácil de memorizar que aporta una respuesta antiestrés directa y eficaz. En este caso, nada de intelecto, ¡solo acción corporal!

1. De pie, con los pies juntos, flexiona las rodillas y lleva las nalgas hacia atrás como si fueras a sentarte.

- Levanta los brazos en la prolongación de la espalda y junta las manos.
- Estira los brazos contrayendo el abdomen.
- Repítelo 3 veces.

2. De pie, con los pies juntos, los brazos levantados y los hombros empujando hacia abajo, espira al tiempo que bajas lentamente la cabeza y el busto hasta que los dedos toquen el suelo (si puedes; si no, hasta donde llegues).

- Sube lentamente inspirando. Mantén el abdomen contraído mientras haces el ejercicio.
- Repítelo 3 veces.

3. De pie, con los pies juntos, apoya el pie derecho en el interior del muslo izquierdo.

- Junta las manos delante de ti, a la altura del esternón; inspirando, estira los brazos por encima de la cabeza con las palmas mirando el techo; espira mientras bajas las manos.
- Repítelo 3 veces.

4. De pie, con las piernas juntas, inspira por la nariz a la vez que levantas los brazos por ambos lados del cuerpo hasta encima de la cabeza y emite el sonido de la letra O aspirándola.

- Espira dejando caer los brazos de golpe y emitiendo el sonido de la letra A, como aliviado por una sensación de bienestar, de manera rotunda y sonora. Y si bostezas, perfecto.
- Repítelo 3 veces.
- Disfruta unos instantes de ese estado de calma y placidez.

ESTAS ACTIVIDADES CONTRIBUYEN A QUE SE SUELTE EL CINTURÓN ABDOMINAL Y FACILITAN EL CICLO RESPIRATORIO.

Mi momento arteterapia

✏️ Comprender el camino del laberinto

◎ Avanza hacia el centro del laberinto con colores cálidos (rojo, naranja, amarillo) y termina en el centro con colores fríos (verde, azul, violeta).

◎ Escribe unas líneas que simbolicen el permanecer a la escucha del mundo interior:

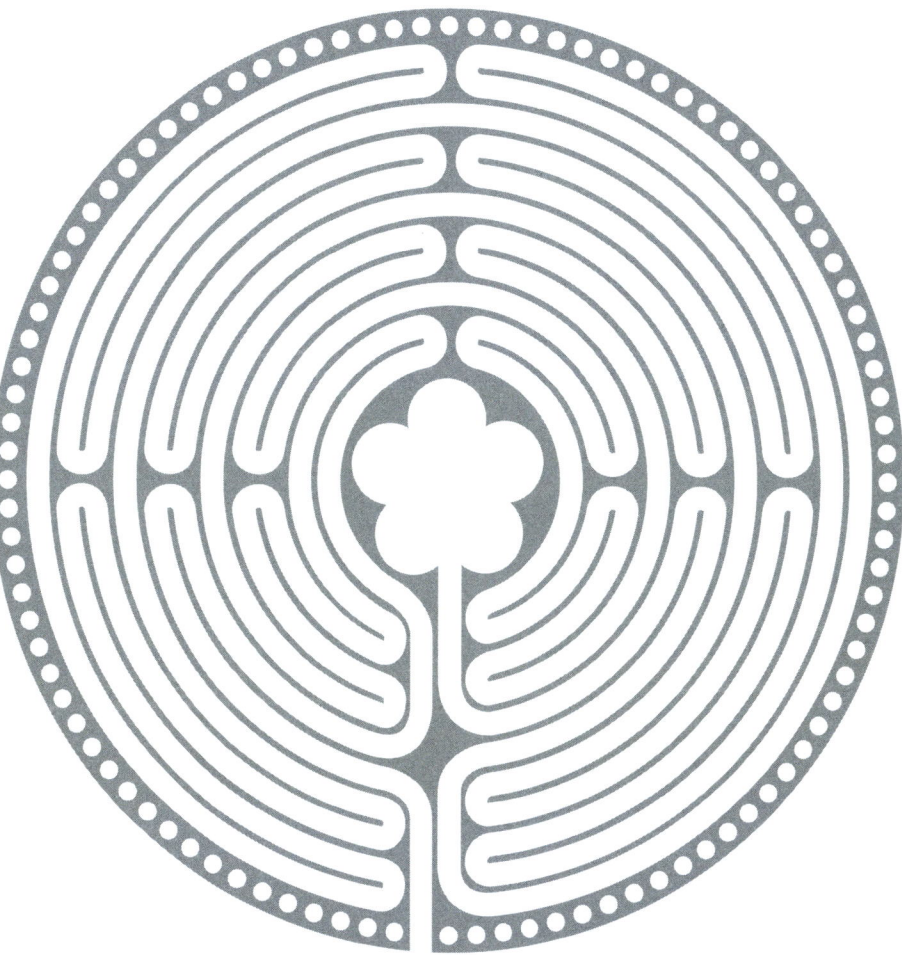

Medita sobre esta frase:
La mayor verdad que podemos descubrir un día es que basta amar y ser amado a cambio.
Baz Luhrmann

Truco de salud

Cierra los ojos, pon mentalmente tu estrés en el hueco de las manos, inspira subiendo los hombros, espira bajándolos y abriendo las manos hacia el exterior, como para arrojar lejos de ti todas las tensiones.

183

Mi camino del bienestar

Por la mañana

◎ Delante del espejo del cuarto de baño, erguido y con los brazos caídos a ambos costados del cuerpo, inspira por la nariz subiendo los hombros.

◎ Bloquea la respiración y, durante unos segundos, sube y baja varias veces los hombros.

◎ Espira mientras dejas caer los hombros.

◎ Repítelo 3 veces. Así vacías el cuerpo de los restos energéticos de la noche y te centras en el presente.

Al final de la mañana

◎ Si estás demasiado tiempo delante de un ordenador, tiendes a fruncir la frente sin darte cuenta.

◎ Para distender la parte superior de la cara, empieza por inspirar profundamente, luego bloquea la respiración y estira hacia delante un brazo con el pulgar levantado.

◎ Mira la punta del pulgar mientras la acercas despacio a los ojos.

◎ Cuando empieces a bizquear, entonces cierra los ojos y espira mientras bajas el brazo.

◎ Repítelo 3 veces. Así relajarás la frente y el sistema visual.

Por la tarde

◎ Cruza los dedos y estira los brazos hacia delante, con las palmas hacia el exterior, inspirando.

◎ Sube los brazos y lleva las manos hasta detrás de la nuca, continúa inspirando a la vez que sacas pecho, inclinas la cabeza hacia atrás y tensas las piernas (por lo tanto, arqueas ligeramente la espalda). Espira relajando todo el cuerpo.

◎ Repítelo 3 veces. Debes notar que la espalda se estira.

Por la noche

◎ Una vez tumbado, masajéate suavemente el abdomen con las palmas de las manos trazando círculos en el sentido de las agujas del reloj, y luego los pulmones partiendo del centro del pecho hacia ambos lados del cuerpo.

◎ Termina con la frente y las sienes. Por último, respira pausadamente para favorecer el sueño.

Mi espacio cocooning

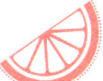

Flan provenzal

◎ Corta 4 tomates en rodajas y cubre el fondo de una fuente para horno con ellos.

◎ Reparte sobre los tomates 120 g de queso de cabra cortado en daditos. Bate 2 huevos, añade tomillo y 20 cl de leche desnatada, salpimenta y vierte la mezcla en la fuente.

◎ Cuece en el horno 40 minutos con termostato 6 (180 °C).

◎ La ventaja de este plato sencillo y rápido es que no lleva cereales y, por lo tanto, es ideal por la noche para favorecer una digestión ligera.

Barquitas de endivia

◎ Sobre unas hojas de endivia lavadas y secadas, reparte un poco de carne de cangrejo, dados de pimiento rojo, trozos de aguacate, un poco de chalota, un chorrito de aceite de oliva y zumo de limón. ¡Ya está listo!

◎ ¡Si añades perifollo y cebollino, estará todavía mejor!

Albóndigas de quinoa

◎ Enjuaga 200 g de quinoa y cuécela al vapor. Cuando esté cocida, mézclala con 1 lata de filetes de sardina, 2 yemas de huevo, 5 rebanadas de miga de pan mojadas con leche y 1 cucharadita de pimentón.

◎ Con la masa obtenida, haz bolitas con las manos, fríelas y ponlas sobre una hoja de papel de cocina para que absorba el excedente de aceite.

Flanecitos de pistacho

◎ Precalienta el horno a 120 °C (termostato 5).

◎ Disuelve 70 g de miel líquida en 15 cl de *crème fraîche*.

◎ Bate 5 yemas de huevo con 5 cucharadas de azúcar terciado.

◎ Incorpora la mezcla de miel y *crème fraîche* y añade 35 cl suplementarios de *crème fraîche*.

◎ Pica 30 g de pistachos en pequeños trozos.

◎ Reparte la mezcla en 6 recipientes y mételos en el horno 1 hora. Sírvelos fríos.

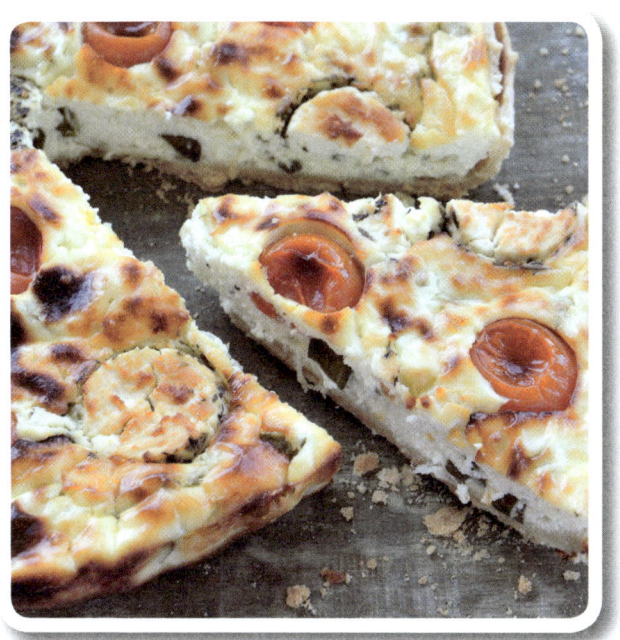

AQUÍ SE DA PRIORIDAD AL SABOR PARA PRODUCIR UNA SENSACIÓN DE SATISFACCIÓN QUE APORTE POR SÍ SOLA UN RATO DE RELAJACIÓN.

SEMANA 47 — Mi momento antiestrés

Vas a partir de esta base de rostro para representar a la persona que te gustaría que te acompañara como instructor de vida, amigo, guía espiritual... Tómate tiempo para repetir los pasos varias veces y acercarte lo máximo posible a tus deseos. Ya verás cómo evoluciona tu proyección siguiendo este sistema. ¡Y, sobre todo, diviértete!

1 • Haz un óvalo para el rostro.
2 • Traza una línea que lo divida en dos partes.
3 • Traza las líneas de construcción de los ojos, la boca y la nariz. Haz un óvalo que vaya desde las cejas hasta la nariz: será la parte visible de la oreja.
4 • Dibuja el rostro superficialmente (ojos, cejas, boca, orejas).
5 • Mejora los detalles (pupilas, iris, pelo...).
6 • Retócalo.

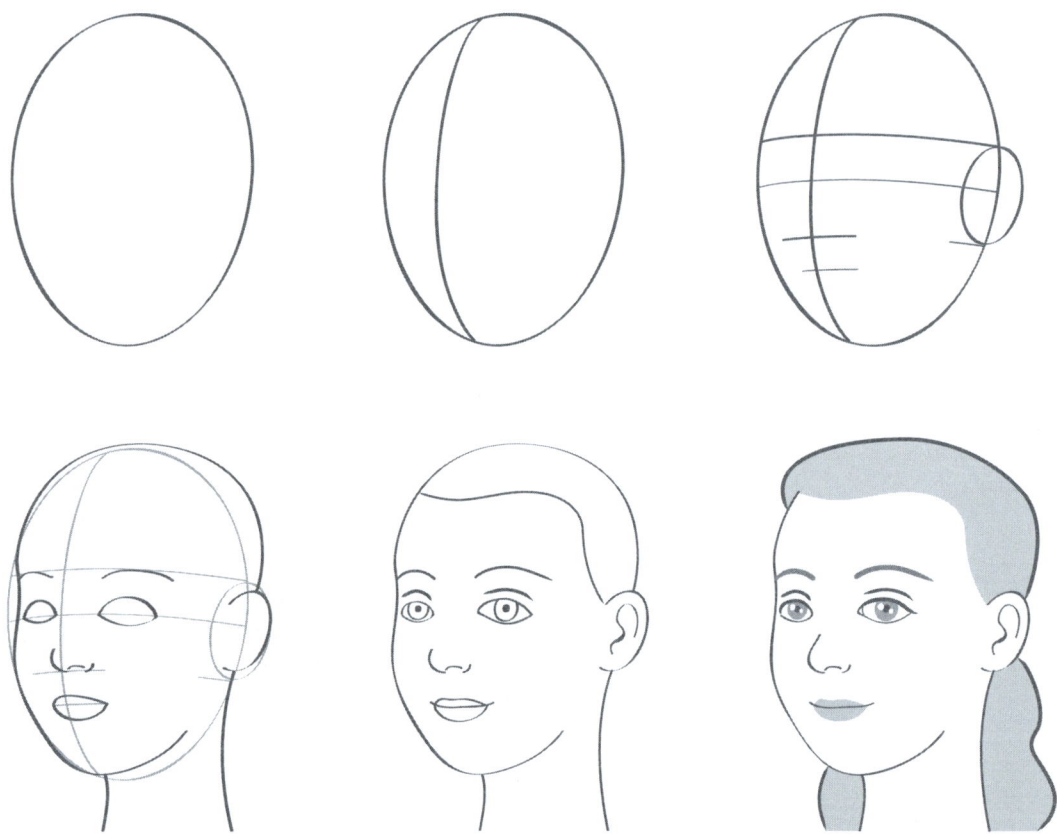

ASÍ ES COMO TU INCONSCIENTE PUEDE DARTE INFORMACIÓN SOBRE TUS DESEOS DE TENER DIFERENTES ENCUENTROS...

Mi momento arteterapia

✏️ Expresarse con imágenes

◎ Reproduce a partir de una foto, o simplemente de memoria, el retrato de la persona a la que te gustaría contarle o hacerle comprender algunas iluminaciones vitales. No se trata de ser exacto en el dibujo, sino más bien de acertar en lo que necesitas transmitir mentalmente y que no has expresado antes. Por consiguiente, exprésalo dibujando...

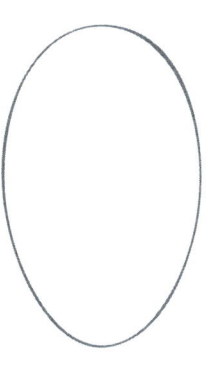
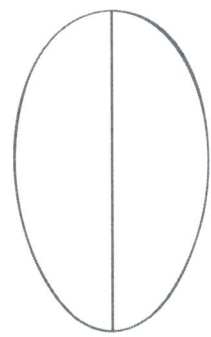
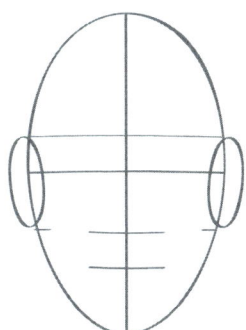
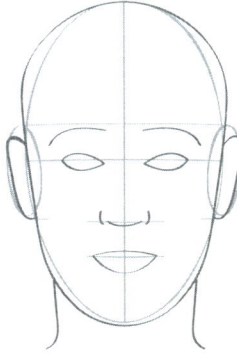
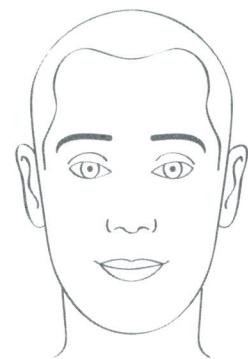
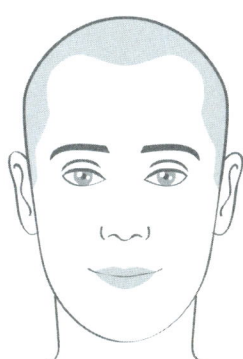

◎ Añade unas palabras:

....
....
....
....
....
....
....
....
....
....
....
....

> Medita sobre esta frase:
> *No mires ni hacia delante ni hacia atrás, mira dentro de ti, sin miedo ni pesar. Nadie penetra en sí mismo mientras sigue siendo esclavo del pasado o del futuro.*
> — Émile Michel Cioran

Truco coaching

Pon de forma simbólica en tus manos todos tus deseos de compartir con la gente y ofréceselos mentalmente al mundo. Libérate.

Mi camino del bienestar

Por la mañana

- Con los brazos caídos a ambos costados, cierra los ojos y deja que tu cuerpo se incline naturalmente hacia los lados o hacia delante y hacia atrás, como si fueras un tentetieso.
- Mantén simplemente la atención en un punto situado bajo el ombligo, el Hara (centro de energía), para enderezarte.
- Durante 5 minutos, esto te obligará a estar totalmente presente en tu cuerpo, centrado.

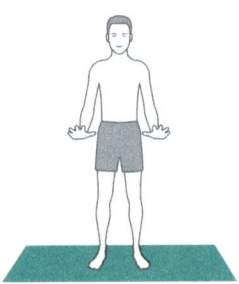 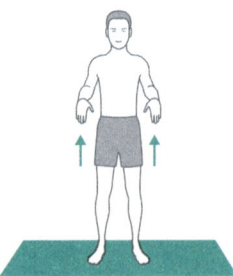 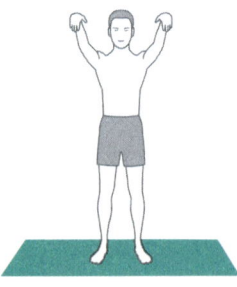
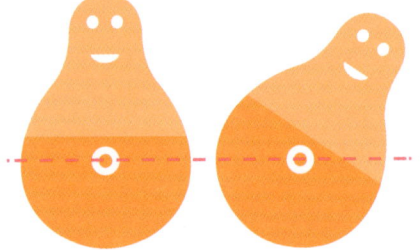
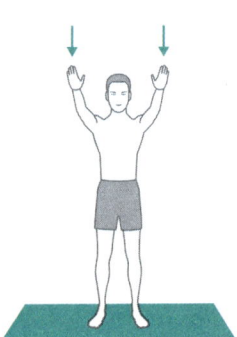 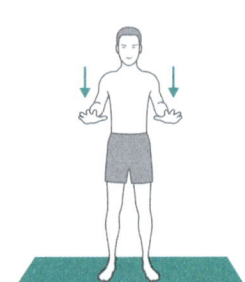 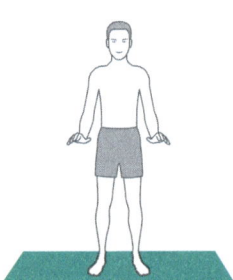

Por la tarde

- Sigue este encadenamiento de taichí; te ayudará a concentrarte y a actuar despacio con todo el cuerpo, y así te relajarás.

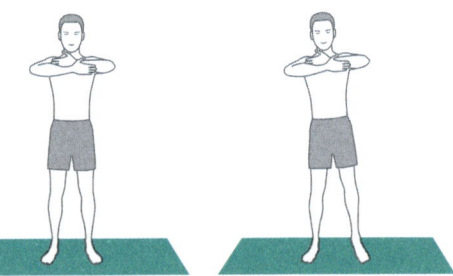 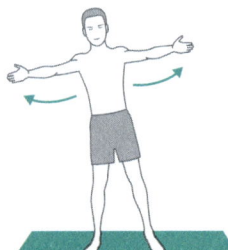 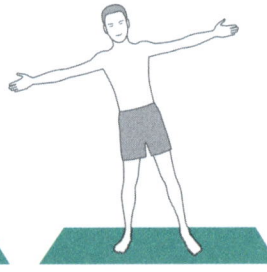

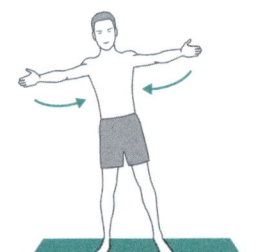 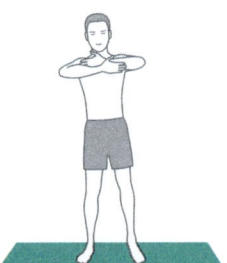 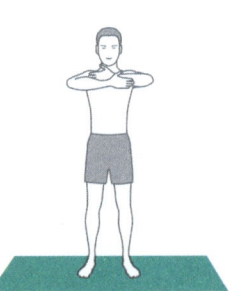

Mi espacio cocooning

Es importante conocer los beneficios que aportan las especias a la salud. Además del placer gustativo y de la evasión que proporcionan, las especias presentan colores y texturas siempre sorprendentes; muchos países las han convertido en una originalidad cultural. Aquí tienes algunas, acompañadas de sus virtudes. Por supuesto, no debes abusar, sobre todo si tienes el estómago y los intestinos frágiles o si esperas un hijo.

Jengibre
- Facilita la digestión.

Canela
- Alivia los pulmones cargados.

Clavo de olor
- Refresca el aliento, alivia el flato y el dolor de muelas.

Pimentón
- Antioxidante.

Cúrcuma
- Antiviral, antiinflamatorio, antibacteriano.

Chile
- En muy pequeñas dosis, mejora la circulación y limpia de mucosidad los senos nasales.

Anís estrellado
- Perfuma el aliento, alivia los trastornos digestivos y las náuseas.

Azafrán
- Ayuda a combatir la depresión.

Fenogreco
- Estimula el apetito y las funciones digestivas.

Comino
- Elimina las toxinas del cuerpo, ayuda en caso de asma y de bronquitis.

Cardamomo
- Mejora la digestión y evita el exceso de gases en el vientre.

Nuez moscada
- Calmante y afrodisíaco.

Curry
- Mezcla generalmente compuesta de coriandro, cúrcuma, comino, cayena, ajo, canela, clavo...

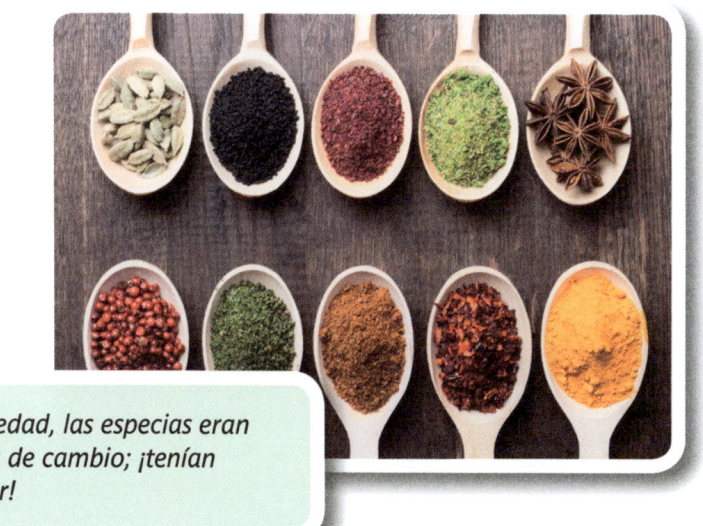

En la Antigüedad, las especias eran una moneda de cambio; ¡tenían un gran valor!

SEMANA 48 — *Mi momento antiestrés*

Para practicar correctamente la meditación, es importante tener en cuenta el aspecto energético de esta actividad. Si te interesas por los aspectos simbólicos de las tradiciones antiguas, verás que en ellas se habla mucho de cuerpos energéticos que rodean a la persona. Los llaman «aura» y están representados en forma de «capas de luz» de diferentes colores y dimensiones. En el ámbito de la religión, se representan sobre todo detrás de la cabeza, como una aureola.

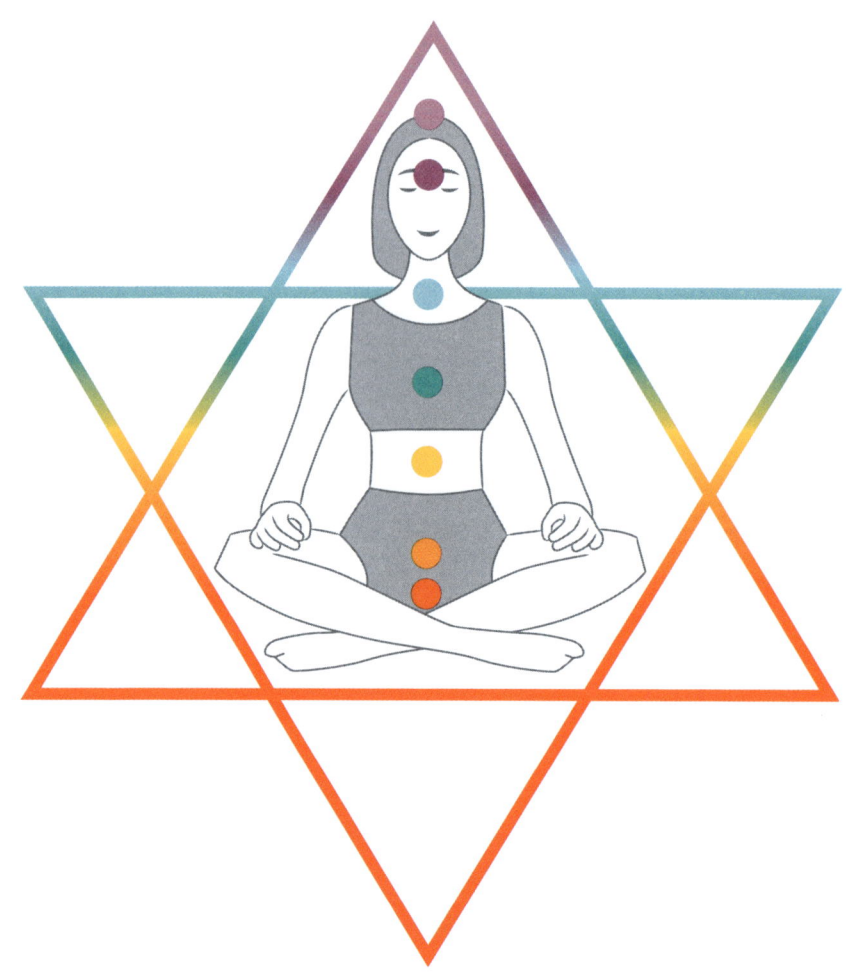

A continuación, te ofrecemos una manera básica de tomar conciencia de estos «campos de energía» y desarrollarlos.

Tómate tu tiempo, ya que esto requiere sobre todo regularidad e implicación, no horas de entrenamiento mental.

◎ Estás sentado y relajado, con las palmas de las manos sobre las rodillas. Cierra los ojos e imagina un primer triángulo, cuyo vértice está en la cima de tu cráneo y cuya base se halla situada a la altura de tu pelvis (si estás en una silla) o bajo tus pies (si estás en la posición del loto). No fuerces, deja que esa visualización vaya a ti. Es el eje cielo (padre)-tierra (madre).

◎ Crea un segundo triángulo que parta de tu cuello para clavarse en el suelo debajo de ti. Es el eje tierra (madre)-cielo (padre).

◎ Cuando has «fijado» bien estas dos visualizaciones, imagina que el triángulo con el vértice en la cima del cráneo gira en el sentido de las agujas del reloj y que el otro lo hace en sentido inverso. Crearás así un gran movimiento de energía. Después, podrás añadir la visualización del color de cada chacra.

ESTA MEDITACIÓN, LLAMADA *MERKHABA*, INTENSIFICA TU NIVEL ENERGÉTICO.

Mi momento arteterapia

✏️ La pirámide de la vida

◎ Esta pirámide representa simbólicamente el camino de vida que deseas.
◎ En la base, escribe lo que constituye ahora sus cimientos.
◎ Escribe a continuación, piso tras piso, las etapas que te parecen indispensables superar para alcanzar tu objetivo, que definirás en unas palabras arriba de todo.
◎ Píntala después con los colores que quieras.

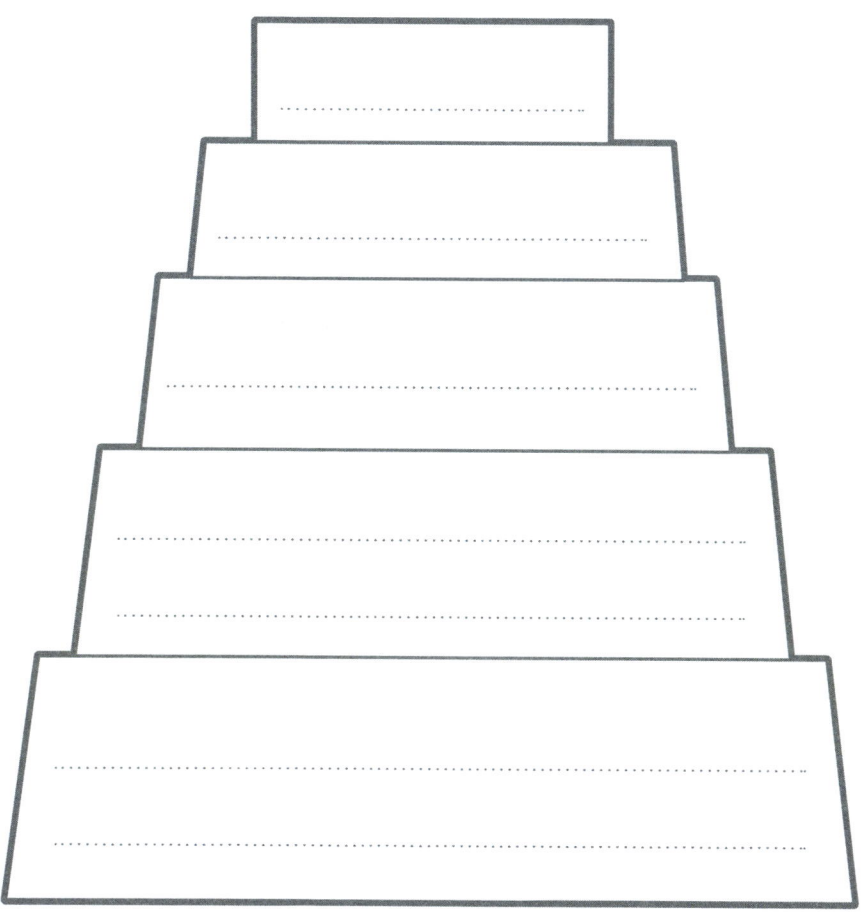

◎ Escribe unas líneas más que simbolicen tu realización futura:

....
....
....
....
....
....
....
....
....
....
....
....
....

Medita sobre esta frase:
Solo se enamora quien está dotado de fuerza vital, de impulso vital, quien quiere creer y construir.
Francesco Alberoni

Truco de salud

Difunde a tu alrededor un aceite esencial de salvia cuando desees sentir una mayor fluidez mental.

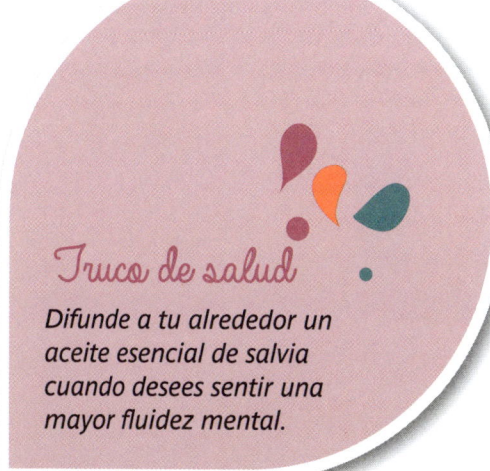

191

Mi camino del bienestar

Veamos ahora un ejercicio de relajación sencillísimo de recordar. Si lo practicas regularmente, enseguida podrás reproducirlo con los ojos cerrados, sintetizándolo (antes de una cita difícil, de un mal trago).

◎ Túmbate cómodamente. Inspira despacio, retén el aire en los pulmones, y luego suéltalo.

◎ Observa mentalmente tu cuerpo. Uno tras otro, distiende todos los músculos: empieza por la frente, ve bajando... Tómate el tiempo necesario para visualizar todos los músculos... Tu cuerpo está cada vez más distendido, relajado.

◎ Ahora que estás tranquilo, concéntrate en el brazo derecho. Siente cómo te pesa, y esta sensación te resulta agradable...

◎ Haz lo mismo con el brazo izquierdo, luego con la pierna izquierda, y así sucesivamente...

◎ Y ahora con todo el cuerpo... Y notas cómo te pesa.

◎ Después, concéntrate de nuevo en el brazo derecho. Sientes calor..., transmites ese calor al brazo izquierdo, luego a todo el cuerpo... Es un calor suave... Ahora estás muy distendido, tranquilo y relajado.

◎ Ya no sientes el cuerpo, estás totalmente relajado. Tu relajación es total.

◎ Regresa poco a poco al presente: la vitalidad vuelve a todo tu cuerpo, la pesadez desaparece... Contactas de nuevo con la realidad... Y, cuando lo desees, abres los ojos.

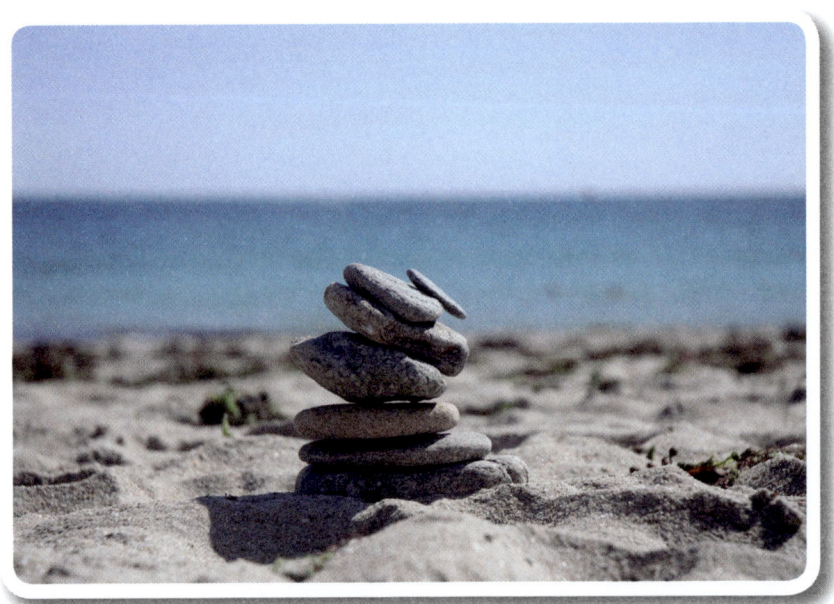

ESTAR ATENTO A LAS NECESIDADES DEL CUERPO REQUIERE OBSERVARLO. ASÍ PUEDES REACCIONAR DE INMEDIATO.

Mi espacio cocooning

Una licuadora te permitirá preparar zumos de frutas y verduras a lo largo de todo el año. Ideal para llenar el depósito de vitaminas y minerales; es una aliada para toda la familia. Te ofrecemos a continuación unas recetas sabrosas para todos, pero pensadas para unas necesidades concretas.

¡Los zumos alegremente acidulados!

- 3 zanahorias + 1 manzana + unas gotas de limón
- ¼ de piña + 1 manzana + ½ hinojo + ½ limón
- Sandía + ½ limón
- ¼ de col lombarda + 2 manzanas

Detox de primavera

- ½ pepino + 1 rama de apio + ½ hinojo o 1 puñado de brotes tiernos de hinojo + 1 puñado de diente de león + 1 trozo de jengibre fresco + 1 o 2 ramas de menta fresca

Especial antioxidante

- ½ pepino + 1 calabacín + 1 zanahoria + 1 pimiento rojo + 1 puñado de brotes tiernos de brócoli + 1 trozo de cúrcuma fresca + 1 rama de tomillo limonero

Sopa cruda

- 2 zanahorias + 50 g de espinacas + 1 rama de apio + 50 g de brotes tiernos de girasol + ½ aguacate + 2 ramas de perejil + 1 rama de albahaca + 1 diente pequeño de ajo

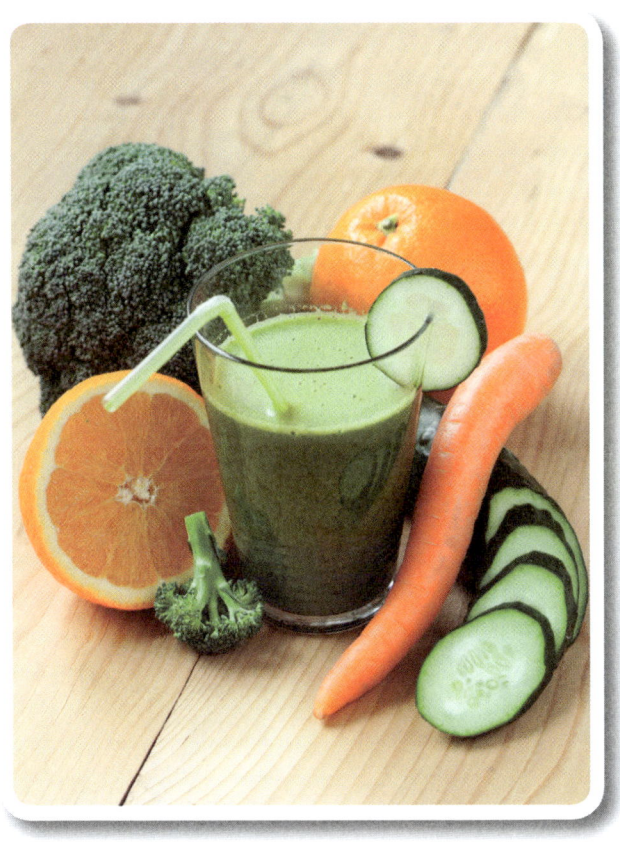

SEMANA 49 — Mi momento antiestrés

Pinta este mandala empezando por el centro con colores cálidos y avanzando hacia el exterior con colores fríos; escucha al mismo tiempo una música suave. Haz varias pausas: ponte de pie, inspira hondo al tiempo que abres los brazos y haz **1 minuto** de *footing* sin moverte del sitio. El hecho de meterte de lleno en la actividad es lo que te aporta serenidad y equilibrio mental.

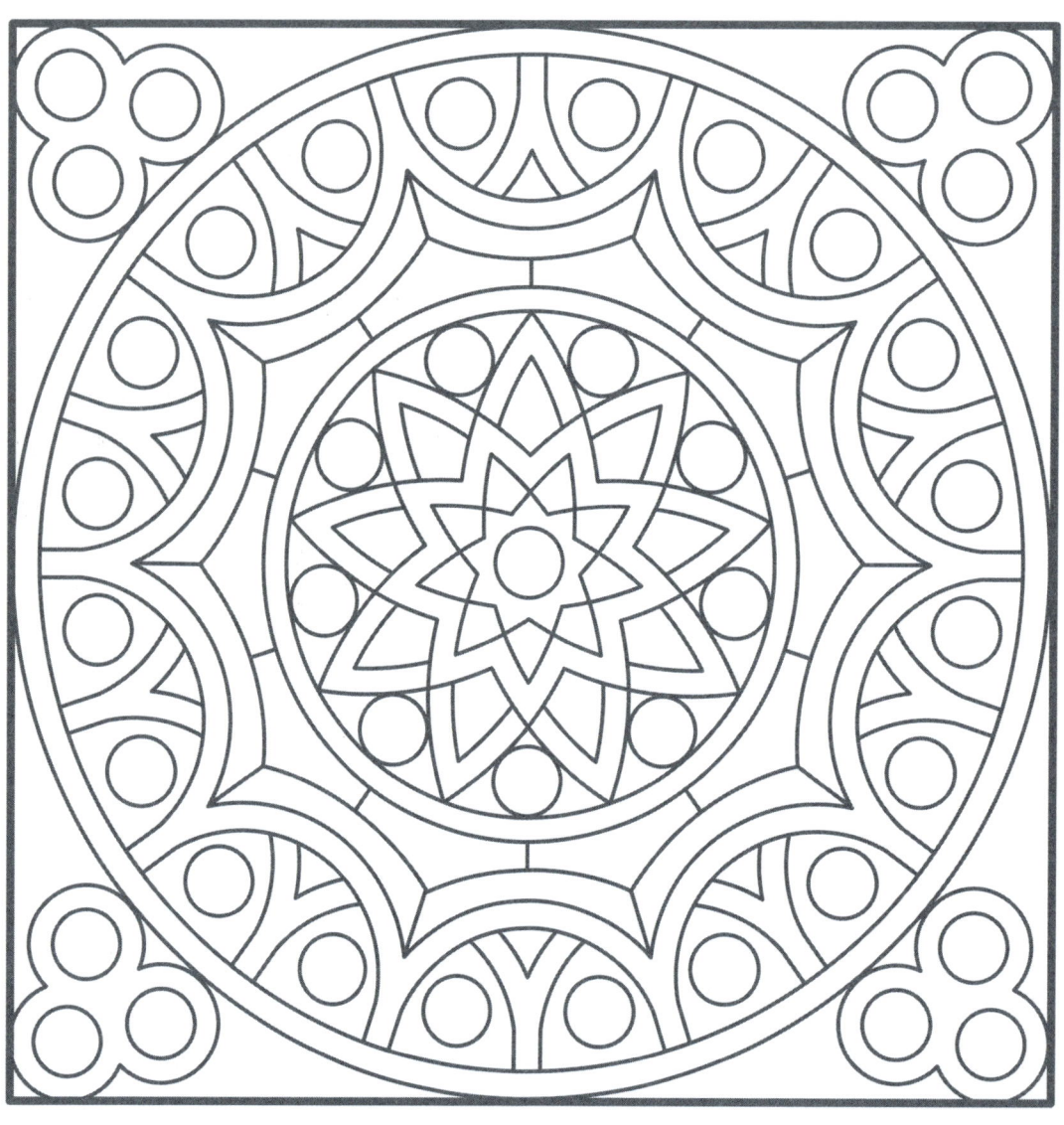

Mi momento arteterapia

✏️ Colorear

◎ Pinta este pájaro con motivos muy dinámicos y colores ardientes. Representa tu energía, que se eleva y se esparce convertida en fuerza positiva.

◎ Escribe unas líneas resumiendo tu idea de la fuerza positiva:

....
....
....
....
....
....
....
....
....
....
....
....
....
....
....
....
....
....
....
....

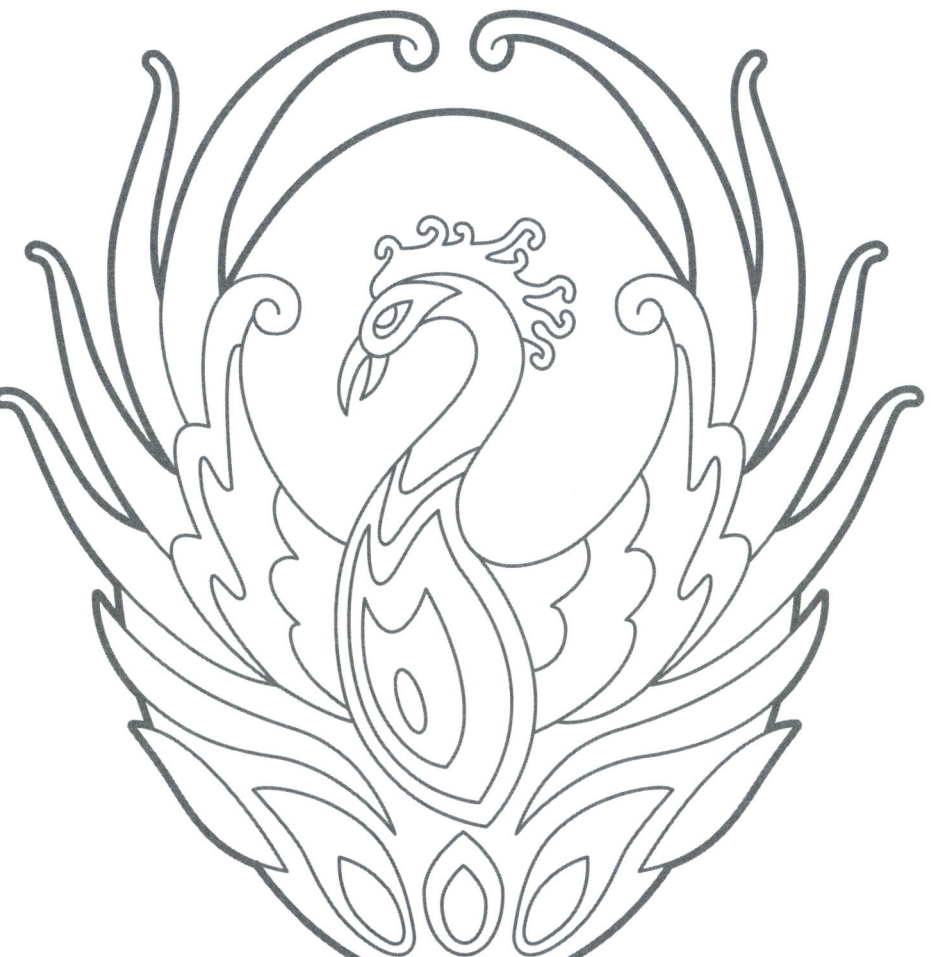

Medita sobre esta frase:
Las sonrisas son energía renovable; si no tienes pensamientos soleados, vives en la oscuridad.
— Maud Lethielleux

Truco caoching

Mira los colores de tu dibujo, cierra los ojos, identifícate con ese pájaro, con sus colores, con su delicada fuerza, y relájate...

Mi camino del bienestar

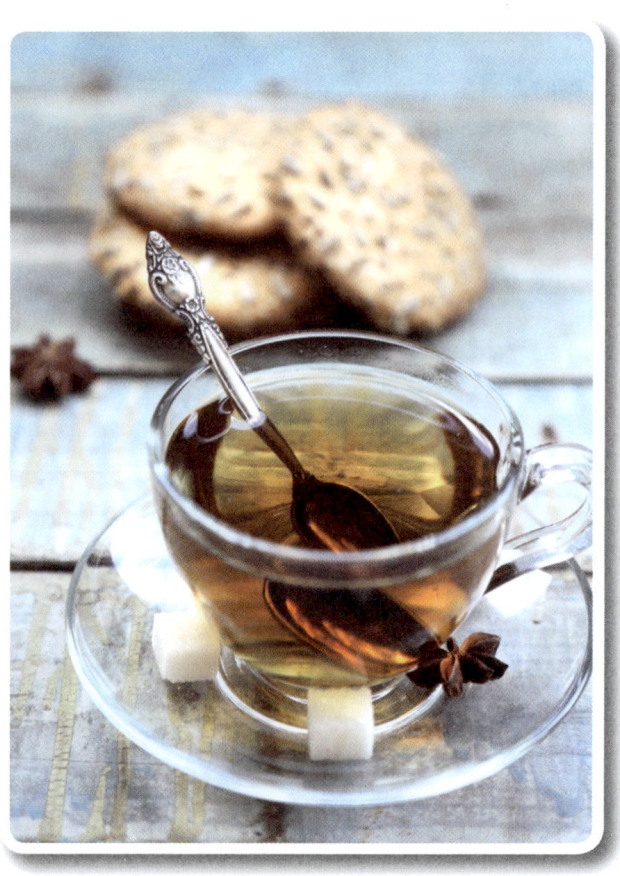

Por la tarde

◎ Escribe todo lo que entorpece tu tarde:
....
....
....
....

◎ Escribe todo lo que haces para mejorar la situación:
....
....
....
....

Por la noche

◎ Escribe aquello que has podido resolver:
....
....
....
....

◎ Escribe todo lo que has decidido poner en práctica de forma duradera para facilitar el desarrollo del día siguiente:
....
....
....
....

Por la mañana

◎ Escribe todo lo que entorpece tu mañana:
....
....
....
....

◎ Escribe todo lo que haces para mejorar la situación:
....
....
....
....

Mi espacio cocooning

Cada vez hay más personas sensibles e incluso intolerantes al gluten. A continuación, te ofrecemos unos poderosos aliados en el terreno de los cereales sin gluten, que necesitamos por su contenido en azúcares lentos (glúcidos) y que nos aportan resistencia y un estado de ánimo sin altibajos (¡pero hay que consumirlos sin abusar, conociendo cada uno sus necesidades!).

Trigo sarraceno

- Pon en un cuenco 55 g de trigo sarraceno y echa una pizca de sal.
- Añade 1 huevo y 25 cl de leche. Bátelo.
- Funde 60 g de mantequilla y añádela a la mezcla.
- Resérvala en el frigorífico durante 1 hora, cubierta con un paño.
- Mientras tanto, lava y seca brotes tiernos de espinacas y saltéalos con un poco de mantequilla. Deja que se evapore el agua.
- Una vez que la pasta de trigo sarraceno ha reposado, vierte en una sartén la cantidad que cabe en un cucharón. A media cocción, pon encima las espinacas y 3 lonchas de queso de cabra, deja que se funda un poco y... ¡listo!

Polenta (maíz) cremosa

- Lleva al punto de ebullición 60 cl de agua y echa poco a poco 200 g de polenta removiendo sin parar.
- Cuando la polenta empiece a pegarse a la cazuela, apártala del fuego y añade 50 g de parmesano y 10 cl de *crème fraîche*.
- Mézclalo.
- Vuelve a ponerla en el fuego removiendo durante 2 minutos.
- Añade unos granos de sal de Guérande y sirve inmediatamente.

Arroz pilaf

- Echa 4 cucharadas de aceite de oliva en una sartén y sofríe 2 cebollas y 2 dientes de ajo picados.
- Añade 2 tomates cortados en dados, unas rodajas de pimiento verde, unas gambas y, por último, 350 g de arroz basmati. Mézclalo todo.
- Cuando el arroz se pone un poco transparente, cubre con agua y lleva a ebullición.
- Deja cocer a fuego lento, tapado, unos 20 minutos, removiendo de vez en cuando.

Mijo

- Sofríe 1 cebolla con una cucharada de aceite.
- Añade 300 g de mijo y mezcla durante 2 minutos.
- Disuelve un cubito de caldo de verduras ecológico en ½ litro de agua y viértelo sobre el mijo. Cuece a fuego lento 15 minutos.
- Añade queso rallado y sirve caliente.

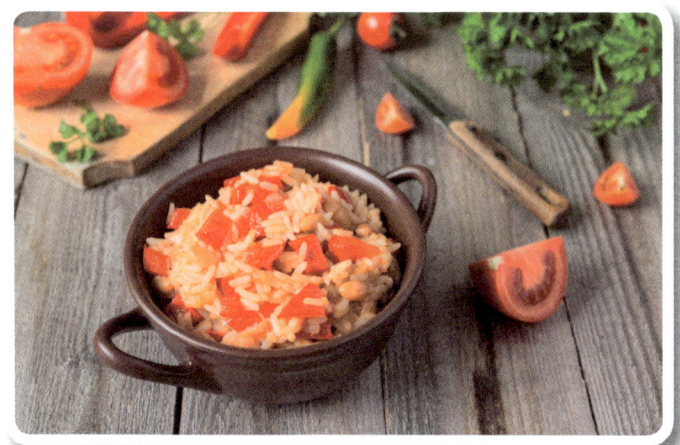

ASÍ ES COMO APRENDES A DEJAR DESCANSAR AL CUERPO, COCINANDO SOLO PLATOS FÁCILMENTE ASIMILABLES.

SEMANA 50 — Mi momento antiestrés

Para desestresarte, colorea primero rápidamente un abeto solo de arriba abajo, luego continúa con otro de abajo arriba, etc. ¡Desahógate!

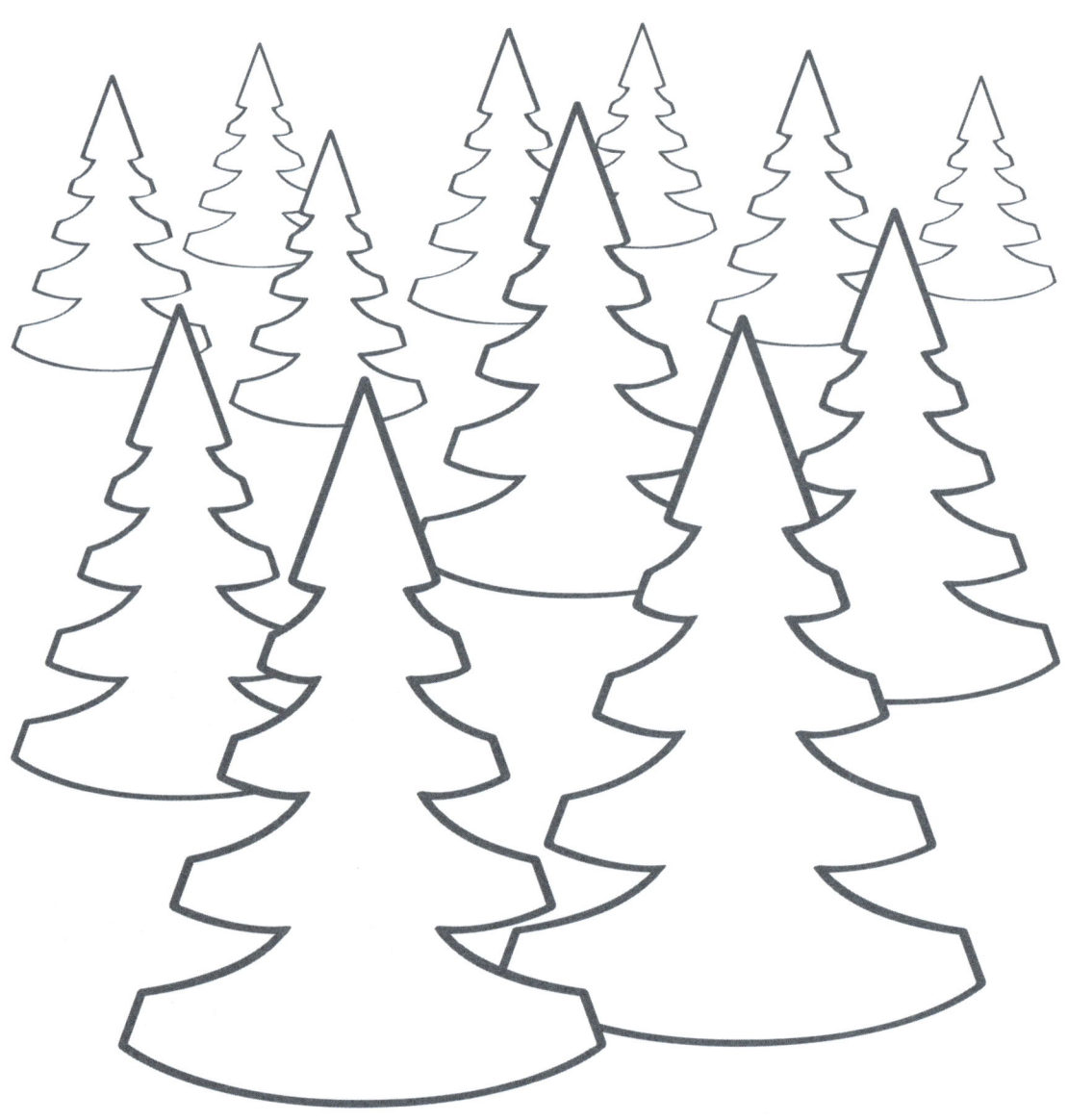

Mi momento arteterapia

✏️ Mandala del tiempo

◎ Colorea este mandala avanzando en el sentido de las agujas del reloj y rellenando los motivos de uno en uno.

◎ Escribe unas líneas sobre lo que representa para ti el paso del tiempo:

....
....
....
....
....
....
....
....
....
....
....
....
....
....
....
....

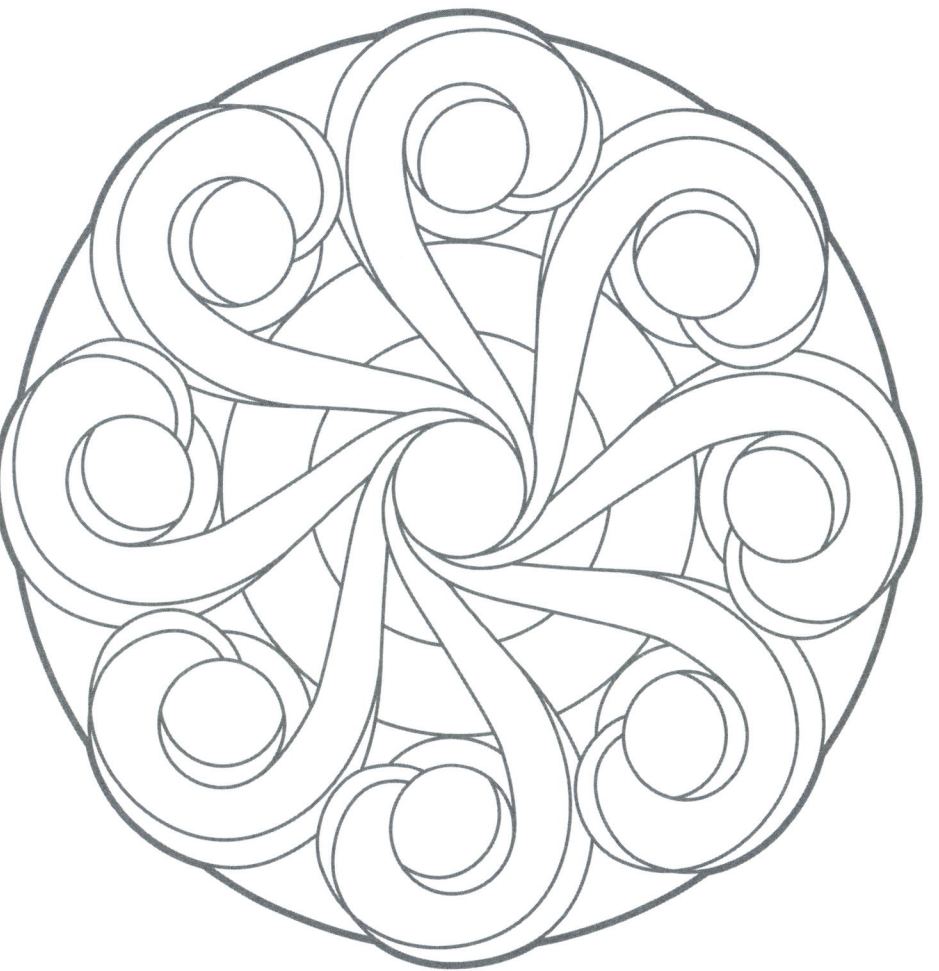

Medita sobre esta frase:
El hombre no tiene puerto, el tiempo no tiene orillas. ¡El transcurre y nosotros pasamos!
Alphonse de Lamartine

Truco de salud

Sumerge los ojos en este dibujo, luego ciérralos e imagina que esa rueda gira en el centro de tu pecho, te aporta energía y te hace más fuerte.

Mi camino del bienestar

Por la mañana

◎ Dedica 5 minutos a enviar pensamientos positivos a las personas que cuentan para ti. Escríbeles, concéntrate intensamente y envíalos convencido de lo que estás haciendo.

1 ....
....

2 ....
....

3 ....
....

4 ....
....

5 ....
....

A mediodía

◎ Dedica 5 minutos a expresar positividad pronunciando lentamente frases sencillas que te reconforten y te den confianza.

1 ....
....

2 ....
....

3 ....
....

4 ....
....

5 ....
....

Por la noche

◎ Para conciliar mejor el sueño, escribe frases agradables y dilas lentamente en voz alta, impregnándote del significado de cada palabra. Duérmete confiado y sereno...

1 ....
....

2 ....
....

3 ....
....

4 ....
....

5 ....
....

EL REFLEJO DE POSITIVIDAD SE CREA MEDIANTE ESTE TIPO DE ACTIVIDAD, ¡ASÍ QUE HAY QUE REPETIRLA A MENUDO!

Mi espacio cocooning

Te ofrecemos otra caja de herramientas de bienestar, con productos que no comportan riesgos y útiles para todos:

El aloe vera

◎ Esta planta es una maravilla desde el punto de vista de la salud. Los que tienen los intestinos delicados pueden beber todas las mañanas gel de aloe vera. Para los dolores de estómago es preferible la gelatina.

El carbón vegetal activado

◎ Ideal en caso de intoxicación alimentaria. También puedes hacer una cura de una semana para eliminar toda clase de bacterias de los intestinos. Después los siembras con probióticos naturales.

Homeopatía

◎ Para un sueño sin pesadillas: Stramonium 9 CH, 2 gránulos antes de acostarse.
◎ Contra el estrés antes de dormir: Nux vomica 9 CH, 2 gránulos 3 veces al día.
◎ Contra la ansiedad: Arsenicum álbum 9 CH, 2 gránulos antes de acostarse.
◎ Antes de un acontecimiento angustiante: Gelsemium 9 CH, 3 gránulos 3 veces al día.
◎ Contra la fiebre: Belladonna 9 CH, 2 gránulos 3 veces al día.
◎ Contra la migraña: 5 gránulos de Belladonna 5 CH cada hora hasta que se pase el dolor de cabeza.
◎ Contra el mareo: 5 gránulos de Nux vomica 9 CH justo antes de iniciar el viaje.

En ampolla

◎ Para un drenaje linfático fácil: desmodium, rábano negro, alcachofa. Tomar 1 ampolla al día de este cóctel durante un mes. Se vende en farmacias en caja de 30 ampollas.
◎ Para activar la memoria y desestresarse: 1 ampolla de magnesio durante 30 días.
◎ Para mejorar la circulación y el retorno venoso y para combatir las hemorroides: 1 ampolla al día de vid roja y castaño de Indias durante 30 días.

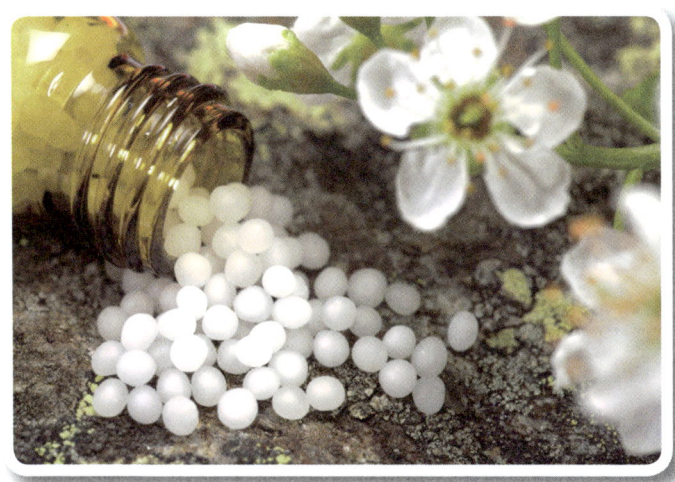

¡TRATANDO CON REMEDIOS SIMPLES LOS PEQUEÑOS MALES COTIDIANOS EVITAS ACUMULACIONES DE ESTRÉS INÚTILES!

SEMANA 51 — Mi momento antiestrés

La respiración de la ola utiliza los tres niveles del cuerpo. Es importante practicarla con plena conciencia, tanto para prevenir (cuando sientes que se acerca un acontecimiento de naturaleza tóxica: agresión verbal, experimentar una intensa ansiedad que te invade, etc.) como para calmarte después de una situación estresante o de una emoción fuerte, e incluso para prolongar el bienestar cuando te sea posible.

◎ La realizaremos estando tumbado, pero también se puede practicar de pie.

◎ 3 ciclos de respiración en cada nivel del cuerpo te ayudarán a entender correctamente el mecanismo; después, tú decides la duración, pero no trates de hacer ninguna proeza, sobre todo durante las apneas.

◎ Al principio, inspira por la nariz y espira por la boca, con los labios juntos, para ralentizar la salida del aire; más adelante, cuando de manera natural la espiración sea larga (lo que exige controlar muy bien el diafragma), expulsarás el aire también por la nariz.

◎ Hay que repetir varias veces seguidas cada etapa numerada, las que consideres adecuadas para ti.

1. Inspira al tiempo que hinchas la tripa. Si te sale hacer una apnea respiratoria de manera natural, no intentes prolongarla. Espira a la vez que metes la tripa, contrayendo los músculos de esta zona.

En este momento, una vez vaciados los pulmones sin forzar, el cuerpo imprime su ritmo.

2. Inspira hinchando los pulmones (sin exagerar), y nota cómo las costillas se separan. Espira vaciando bien los pulmones y contrayendo ligeramente la tripa.

3. Inspira levantando levemente los hombros y nota cómo «trabaja» la parte superior del tórax; el cuello se contrae un poco. Luego espira. En la siguiente respiración, al inspirar, deja los hombros pegados al suelo.

4. Una vez que controlas las etapas anteriores, inspira hinchando la tripa y abriendo los pulmones y la parte superior de la caja torácica; espira al tiempo que relajas el cuello, los pulmones y la tripa.

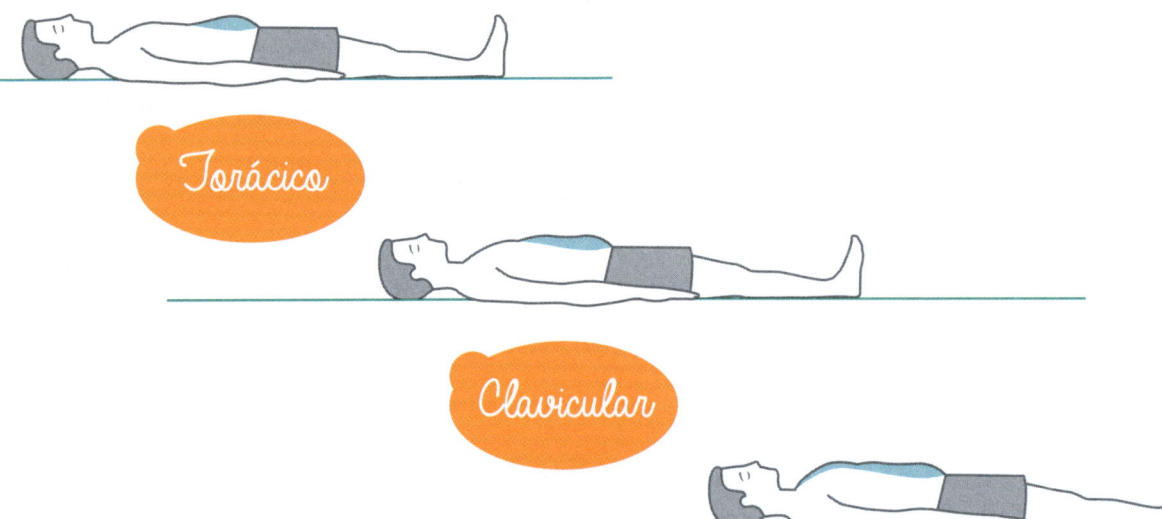

Abdominal

Torácico

Clavicular

Mi momento arteterapia

✏️ Alegrías sencillas

◎ ¡Puedes colorear estas representaciones optimistas de manera que el conjunto resulte todavía más alegre y positivo!

◎ Escribe unas líneas sobre el sentimiento de inocencia:

....
....
....
....
....
....
....
....
....
....
....
....
....
....
....
....
....

Medita sobre esta frase:

La inocencia es el único santuario del desarrollo del equilibrio en un ser humano.

Maxime Chattam

Truco de salud

En los descansos, repite el ejercicio descrito en «Mi momento antiestrés» haciendo directamente la respiración completa de la ola.

Mi camino del bienestar

Estudia con calma esta tabla de combinaciones alimentarias, referencia entre los naturópatas. No se prohíbe nada, sino que se aconseja. Aligera mucho el cuerpo al favorecer las funciones de eliminación y asimilación.

◎ Se propone también comer solo los productos de temporada: ¡hay que olvidarse de los arándanos en Navidad!

◎ Estarás más relajado y en forma de este modo, pero, por supuesto, adáptalo a tus necesidades.

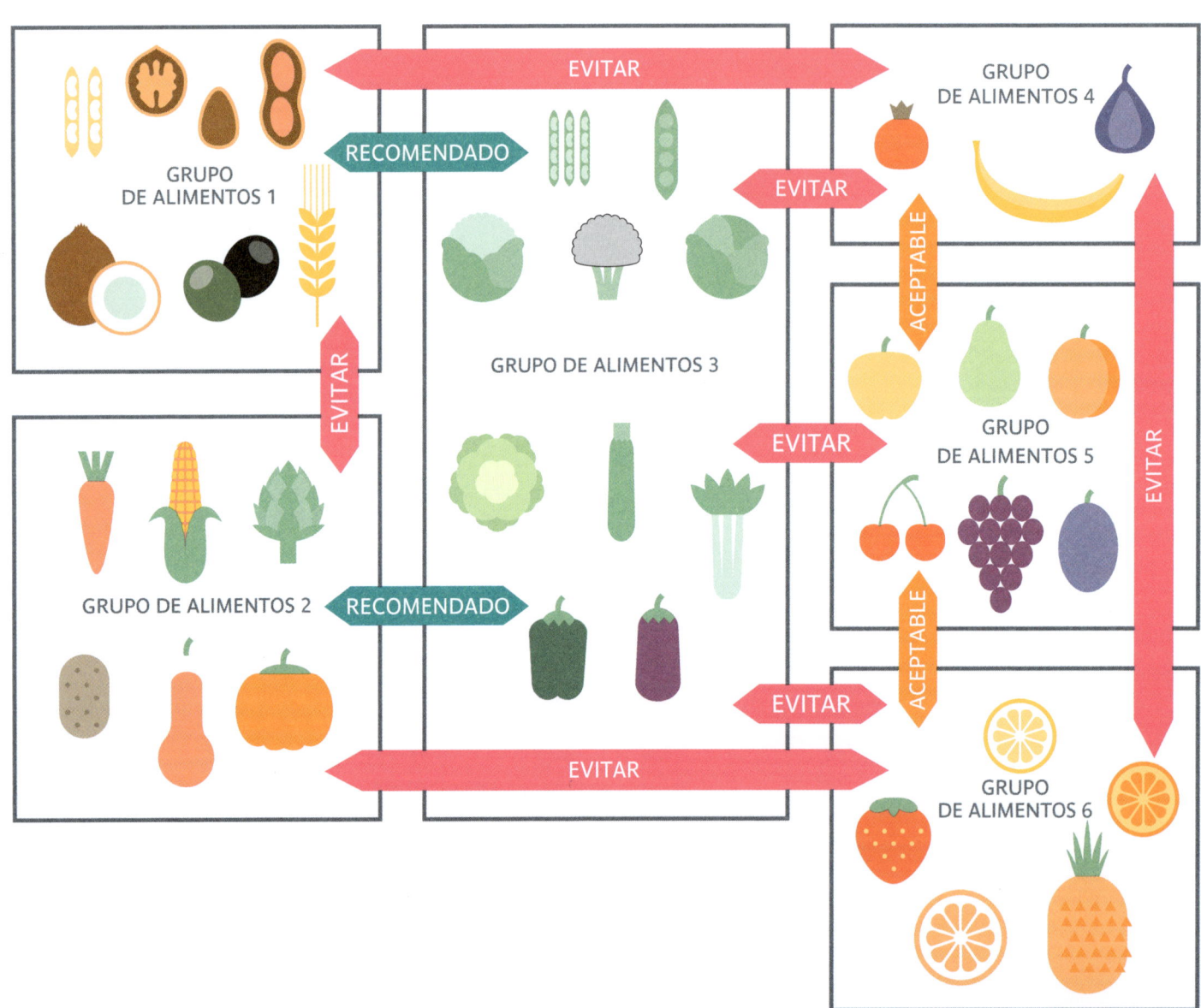

Mi espacio cocooning

En algunos períodos necesitas «aliviar» un poco el organismo de los excesos alimentarios (después de las fiestas de Navidad, por ejemplo) o del abuso de excitantes durante jornadas estresantes (café, té, tabaco, bebidas energéticas...).

◎ Te proponemos varias sopas deliciosas y sencillas de preparar, que, además de garantizarte el aporte mínimo de vitaminas y minerales, no te harán pasar hambre.

Sopa de hojas de rábano
(para 4 personas)

◎ Lava las hojas de un manojo de rábanos y saltéalas en una cazuela con un poco de mantequilla.

◎ Añade 2 patatas cortadas en tacos. Cubre con bastante agua, sazona con sal, pimienta y nuez moscada, y deja cocer 30 minutos.

Sopa de col
(para 4 personas)

◎ Escalda durante 2 minutos en agua hirviendo con sal una col cortada en tiras finas.

◎ Pasa bajo el chorro de agua fría y reserva. Pela 3 zanahorias y 4 patatas.

◎ En una cazuela, sofríe con mantequilla 2 cebollas y 2 dientes de ajo, añade todas las verduras y un ramillete de hierbas aromáticas, salpimenta, cubre con bastante agua y lleva a ebullición.

◎ Deja cocer 30 minutos sin tapar y tritúralo con la batidora. ¡Ya está listo!

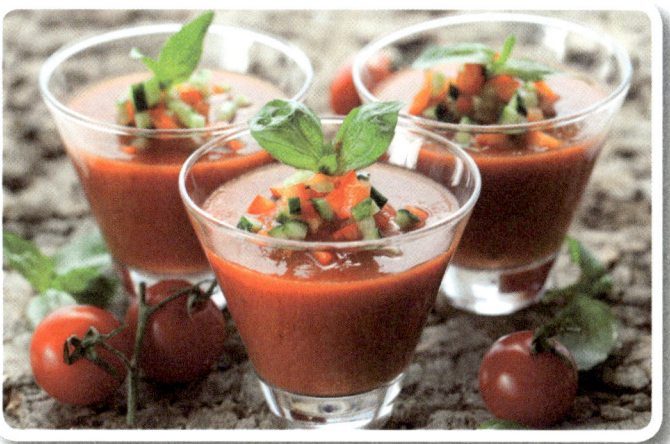

Gazpacho andaluz
(para 4 personas)

◎ En el vaso de la batidora, echa 1,5 kg de tomates pelados y sin semillas, 4 cebollas tiernas picadas, 100 g de pan duro previamente remojado en agua, y 1 pepino pelado y despepitado. ¡Tritúralo!

◎ Vierte la mezcla en una sopera, añade 1 pimiento verde y 1 pimiento rojo cortados a trocitos pequeños y 2 dientes de ajo majados.

◎ Sazona con 5 cl de aceite de oliva, 2 cucharadas de vinagre y una pizca de pimiento de Espelette molido. Mézclalo y métalo en el frigorífico para degustarlo bien frío.

LAS SOPAS FAVORECEN LA DIGESTIÓN. NO OLVIDES LOS PRODUCTOS PROPIOS DE CADA ESTACIÓN.

SEMANA 52 — Test antiestrés

Puedes hacer este test una vez a la semana o al mes para valorar tu nivel de estrés. ¡Debes responder con espontaneidad y sinceridad, por supuesto, y sin omitir nada!

La escala de estrés de 0 a 10 es indicativa, te permite hacer balance y comparar lo que puede intervenir de forma inesperada como acontecimiento perturbador y aquello que, por el contrario, es recurrente y crónico. Te servirá de punto de referencia para escoger las sesiones del libro más apropiadas para ti.

No hay una escala de valor final, se trata simplemente de «tener en cuenta», de hacer balance después de haberse formado una imagen de conjunto, de responsabilizarse y de actuar, pues el ser humano posee unas facultades excepcionales de adaptación y evolución. ¡No pierdas la confianza!

◎ Hoy en día, ¿consigues mantener un equilibrio entre trabajo y ocio? Puntúa de 1 a 10: ....

¿Cómo vas a solucionarlo? ....

◎ ¿Estás actualmente en armonía con tu trabajo? Puntúa de 1 a 10: ....

¿Cómo vas a solucionarlo? ....

◎ ¿Notas actualmente cierta falta de sueño? Puntúa de 1 a 10: ....

¿Cómo vas a solucionarlo? ....

◎ ¿Te cuesta dormirte o tienes insomnio? Puntúa de 1 a 10: ....

¿Cómo vas a solucionarlo? ....

◎ ¿Haces suficiente ejercicio (20 minutos al día)? Puntúa de 1 a 10: ....

¿Cómo vas a solucionarlo? ....

◎ Puntúa tu nivel de estrés en el trabajo de 1 a 10: ....

¿Cómo vas a solucionarlo? ....

◎ ¿Te parece que utilizas lo suficiente tus técnicas de gestión del estrés? Puntúa de 1 a 10: ....

¿Cómo vas a solucionarlo? ....

◎ ¿Dejas con frecuencia para mañana lo que podrías hacer ese mismo día? Puntúa de 1 a 10: ....

¿Cómo vas a solucionarlo? ....

◎ ¿Te has sentido realizado recientemente? Puntúa de 1 a 10: ....

¿Cómo vas a solucionarlo? ....

◎ ¿Tu memoria es buena actualmente? Puntúa de 1 a 10: ....

¿Cómo vas a solucionarlo? ....

◎ ¿Cómo puntuarías tu grado de irritabilidad? Puntúa de 1 a 10: ....

¿Cómo vas a solucionarlo? ....
....
....

◎ ¿Consumes muchos excitantes? Puntúa de 1 a 10: ....

¿Cómo vas a solucionarlo? ....
....
....

◎ ¿Adoptas la perspectiva adecuada en tus reacciones con los allegados? Puntúa de 1 a 10: ....

¿Cómo vas a solucionarlo? ....
....
....

◎ ¿Tienes temores respecto a tu futuro profesional? Puntúa de 1 a 10: ....

¿Cómo vas a solucionarlo? ....
....
....

◎ ¿Sientes temor por tu futuro económico? Puntúa de 1 a 10: ....

¿Cómo vas a solucionarlo? ....
....
....

◎ ¿Estás preocupado por tu salud? Puntúa de 1 a 10: ....

¿Cómo vas a solucionarlo? ....
....
....

◎ ¿Notas bajones repentinos o tensiones musculares? Puntúa de 1 a 10: ....

¿Cómo vas a solucionarlo? ....
....
....

◎ ¿Tienes fijaciones mentales (ideas fijas o sucesos que te obsesionan)? Puntúa de 1 a 10: ....

¿Cómo vas a solucionarlo? ....
....
....

◎ ¿Mantienes la calma con facilidad? Puntúa de 1 a 10: ....

¿Cómo vas a solucionarlo? ....
....
....

◎ ¿Encajas bien las dificultades? Puntúa de 1 a 10: ....

¿Cómo vas a solucionarlo? ....
....
....

Describe en unas frases, después de haber respondido a todas estas preguntas, el punto en el que estás, tanto en lo que se refiere al estrés en general como a este día concreto: ....
....
....
....
....
....
....

Fotografías: © Fotolia.com

p. 8: © gstockstudio; p. 9: © onepony; p. 12: © Alen-D; p. 13: © Diana Taliun; p. 14: © contrastwerkstatt; p. 16: © Alliance; p. 17: © RFsole; p. 20: © Alliance; p. 21: © goodluz; p. 22: © elen_studio; p. 24: © goodluz; p. 25: © VRD; p. 28: © Pavle; p. 29: © seiler; p. 32: © gpointstudio; p. 33: © shulevich; p. 34: © slasnyi; p. 36: © Agence DER; p. 37: © kuleczka; p. 38: © colors0613; p. 40: © zhekos; p. 41: © photocrew; p. 45: © tashka2000; p. 47: © drubig-photo; p. 49: © jedi-master; p. 51: © Syda Productions; p. 52: © Dessie; p. 56: © oksix; p. 57: © Andres Rodriguez; p. 59: © Pavel Lysenko; p. 60: © suryafineart; p. 64: © Es75; p. 67: © Kaspars Grinvalds; p. 68: © Pakhnyushchyy; p. 68: © olhaafanasieva; p. 69: © tatomm; p. 71: © contrastwerkstatt; p. 72: © Artem Furman; p. 75: © Antonioguillem; p. 76: © Africa Studio; p. 76: © photocrew; p. 77: © tannene; p. 79: © tiplyashina; p. 80: © koss13; p. 83: © DoraZett; p. 84: © matka_Wariatka; p. 86: © baibaz; p. 90: © kasiajo; p. 95: © leisuretime70; p. 98: © lzf; p. 99: © fefufoto; p. 100: © michaeljung; p. 102: © Visions-AD; p. 103: © Floydine; p. 106: © Es75; p. 107: © Melpomene; p. 110: © Andres Rodriguez; p. 111: © Diana Taliun; p. 114: © Ilike; p. 115: © Tom Wang; p. 118: © Smileus; p. 119: © Dani Vincek; p. 122: © Antonioguillem; p. 123: © WavebreakMediaMicro; p. 124: © Inga Nielsen; p. 125: © T.Tulik; p. 126: © Vincenzo De Bernardo; p. 130: © lefebvre_jonathan; p. 131: © Jürgen Fälchle; p. 133: © pathdoc; p. 134: © JPC-PROD; p. 135: © naka; p. 137: © Smileus; p. 139: © Jeanette Dietl; p. 141: © liza5450; p. 142: © Iuliia Metkalova; p. 145: © contrastwerkstatt; p. 146: © Martinina; p. 150: © Vladislav Gajic; p. 158: © mamamiapl; p. 159: © SolisImages; p. 161: © vencav; p. 162: © kuleczka; p. 164: © InPixKommunikation; p. 165: © Tyler Olson; p. 169: © Floydine; p. 173: © Valda; p. 177: © Laurent Hamels; p. 178: © Gorilla; p. 180: © detailblick; p. 181: © scerpica; p. 185: © nicoletaraftu; p. 189: © whitestorm; p. 192: © sinuswelle; p. 193: © Ana Blazic Pavlovic; p. 196: © pil76; p. 197: © stitchik; p. 201: © Kautz15; p. 205: © sarsmis.

El papel utilizado para la impresión de este libro ha sido fabricado a partir de madera procedente de bosques y plantaciones gestionadas con los más altos estándares ambientales, garantizando una explotación de los recursos sostenible con el medio ambiente y beneficiosa para las personas. Por este motivo, Greenpeace acredita que este libro cumple los requisitos ambientales y sociales necesarios para ser considerado un libro «amigo de los bosques». El proyecto «Libros amigos de los bosques» promueve la conservación y el uso sostenible de los bosques, en especial de los Bosques Primarios, los últimos bosques vírgenes del planeta.

Papel certificado por el Forest Stewardship Council®

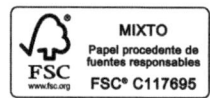

Título original: *Mon année anti-stress*
Primera edición: septiembre de 2016

© 2016, Mango, una marca de Fleurus Éditions
© 2016, de la presente edición en castellano para todo el mundo:
Penguin Random House Grupo Editorial, S.A.U.
Travessera de Gràcia, 47-49. 08021 Barcelona
© 2016, Teresa Clavel, por la traducción

Penguin Random House Grupo Editorial apoya la protección del *copyright*.
El *copyright* estimula la creatividad, defiende la diversidad en el ámbito de las ideas y el conocimiento, promueve la libre expresión y favorece una cultura viva. Gracias por comprar una edición autorizada de este libro y por respetar las leyes del *copyright* al no reproducir, escanear ni distribuir ninguna parte de esta obra por ningún medio sin permiso. Al hacerlo está respaldando a los autores y permitiendo que PRHGE continúe publicando libros para todos los lectores. Diríjase a CEDRO (Centro Español de Derechos Reprográficos, http://www.cedro.org) si necesita fotocopiar o escanear algún fragmento de esta obra.

Dirección editorial: Guillaume Pô y Tatiana Delesalle
Proyecto editorial: Iris Dion
Dirección de arte: Chloé Eve y Caroline Soulères
Ilustraciones: Laurent Stefano
Maquetación: Gama, S.L.

ISBN: 978-84-03-51489-8
Depósito legal: B-11.871-2016

Impreso en Soler Talleres Gráficos
Esplugues de Llobregat (Barcelona)

AG 14898